SIMEON NIEL-ASHER

［英］赛门·尼尔-亚瑟 ———— 著

王华健 ———— 译

后浪出版公司

激痛点简明手册

专业与自助处理方法

（第3版）

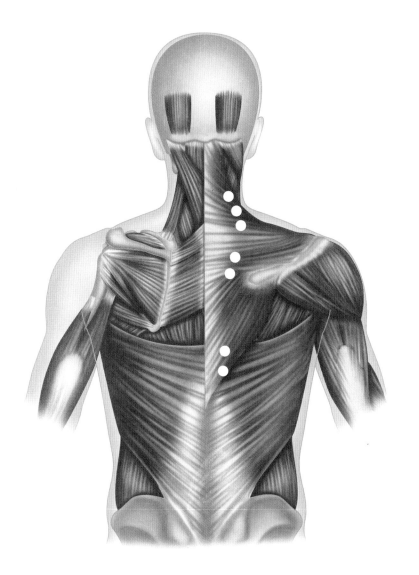

U0309060

THIRD EDITION

THE

CONCISE BOOK

OF

TRIGGER POINTS

A PROFESSIONAL AND
SELF-HELP MANUAL

科学技术文献出版社
SCIENTIFIC AND TECHNICAL DOCUMENTATION PRESS

·北京·

图书在版编目（CIP）数据

激痛点简明手册：专业与自助处理方法：第3版/（英）赛门·尼尔－亚瑟（Simeon Niel-Asher）著；王华健译. — 北京：科学技术文献出版社，2021.4（2025.1重印）

书名原文：The concise book of trigger points : a professional and self-help manual — Third edition

ISBN 978-7-5189-7420-7

Ⅰ.①激… Ⅱ.①赛…②王… Ⅲ.①疼痛－治疗－手册 Ⅳ.①R441.1-62

中国版本图书馆CIP数据核字（2020）第242694号

著作权合同登记号　图字：01-2020-6429

中文简体字版权专有权归银杏树下（北京）图书有限责任公司所有

Copyright © 2005, 2008, 2014 by Simeon Niel-Asher.

Published by agreement with North Atlantic Books and Lotus Publishing through the Chinese Connection Agency, a division of The Yao Enterprises, LLC.

激痛点简明手册：专业与自助处理方法（第3版）

责任编辑：彭　玉　王梦莹	责任出版：张志平	筹划出版：银杏树下
出版统筹：吴兴元	营销推广：ONEBOOK	装帧制造：墨白空间

出 版 者　科学技术文献出版社
地　　址　北京市复兴路15号　邮编100038
编 务 部　（010）58882938，58882087（传真）
发 行 部　（010）58882868，58882870（传真）
邮 购 部　（010）58882873
销 售 部　（010）64010019
官方网址　www.stdp.com.cn
发 行 者　科学技术文献出版社发行　全国各地新华书店经销
印 刷 者　天津裕同印刷有限公司
版　　次　2021年4月第1版　2025年1月第5次印刷
开　　本　889×1194　1/16
字　　数　398千
印　　张　14.5
书　　号　ISBN 978-7-5189-7420-7
定　　价　110.00元

献　词

献给我的妻子、儿子们、母亲、朋友们和其他家属，以及表现很棒的患者们。

免责声明

本书所提供的技术不能替代有执业资格的医生的正规治疗；尽管由激痛点引发的身体疼痛很普遍，但有时其背后也存在潜在的病理情况。这类情况需要得到有执业资格的医生的正确诊断。是否按照本书中的治疗技术进行治疗请自行斟酌。

推荐序

身体的疼痛，我相信很多人都经历过，尤其是那种痛彻心扉、影响工作和生活的慢痛。它的可怕之处在于，你不知道它什么时候会来，更不知道它什么时候会走。长期的慢痛，会导致很多人产生抑郁倾向。

但疼痛只是症状，并非疾病，有70%的疼痛源于肌骨问题。在我的工作中，我经常会遇到求助于我的朋友和客户，我会根据他们自身的问题而选择慢痛解决方案，但时好时坏，效果不持久。

2013年，我接触到了激痛点理论，可谓眼前一亮，被深深地吸引。于是，我按照书籍的理论和方法帮助周边有慢痛的人，效果之神奇让自己都大吃一惊。

激痛点是存在于肌肉上的"青春美丽痘"，深刻诠释了何谓"牵一发而动全身"。肌纤维的收缩以整齐划一著称，好比三军仪仗队，如果队伍中有一个人出现"顺拐"，必将会影响整个队伍的步调一致性。激痛点就是这种不协调的存在。恰恰是这种不协调，会导致动作质量下降、姿势异常，久而久之，疼痛开始来敲门。

寻找激痛点，就像抓蚊子，虽然被叮咬的皮肤处很痒，但蚊子可能已经不在皮肤上了。要想抓住蚊子，就必须努力在自己的周围寻找。

因此，对于激痛点理论，我经常说："你的疼痛区域可能不是第一案发现场。"要如何找到第一案发现场？那就必须依靠扎实的理论模型和实践指引。

非常荣幸可以第一时间读到《激痛点简明手册：专业与自助处理方法（第3版）》，本书指引之明确、感受之良好，是国内目前在治疗肌骨引发慢痛资料中的稀缺资源。

同时，这本书也为常年被慢痛困扰的人提供了价值极高的自我疗愈方法。疼痛不是坏事，疼痛的原因才是坏事。相信这本书会帮助你解决困扰。无痛的世界，人人期待。

李哲

广东医科大学功能康复及护理培训中心负责人

自　序

　　欢迎大家与我一道开始这段令人兴奋的旅程。很感谢您于众多关于激痛点的书籍中选中了这一本来阅读。2003年我受邀编写了《激痛点简明手册：专业与自助处理方法》第1版。值得高兴的是，自出版以来，本书已被译成20多种语言，成为世界范围内的畅销书。10多年后的今天，我对此书进行了全面的修改与更新。我很高兴能将这项在家即可完成的简便的自助治疗技术分享给大家，同时为大家介绍与之相关的最新研究、证据及专业治疗师使用的先进处理技术。

　　也许您正经受着一些不必要的身体疼痛和障碍，通过简单的激痛点治疗，可以使这些症状得到快速有效的缓解。我希望所有的患者都能在此书中找到适合自己的治疗方案。

赛门·尼尔-亚瑟

2014年

www.nielasher.com

缩略词表

ACh	Acetylcholine	乙酰胆碱
AIIS	Anterior inferior iliac spine	髂前下棘
ANS	Autonomic/automatic nervous system	自主／自律神经系统
ASC	Anterior sagittal chain	前矢状链
ASIS	Anterior superior iliac spine	髂前上棘
ATP	Adenosine triphosphate	三磷酸腺苷
BK	Bradykinin	缓激肽
CRHR	Contract and relax/hold and relax	收缩-放松／保持-放松
CNS	Central nervous system	中枢神经系统
CNSP	Cortico neuro somatic programming	皮质神经元体细胞重编程
COPD	Chronic obstructive pulmonary disease	慢性阻塞性肺疾病
DAC	Deep anterior chain	深前链
DSM	Deep stroking massage	深部按摩
EMG	Electromyogram	肌电图
ENT	Ear, nose, and throat	耳、鼻、喉
GCA	Giant cell arteritis (temporal arteritis)	巨细胞动脉炎（颞动脉炎）
GI	Gastrointestinal	胃肠道
GTO	Golgi tendon organ	高尔基腱器官
HLA	Human leukocyte antigen	人类白细胞抗原
ICT	Ischemic compression technique	缺血性按压术
IMES	Intramuscular electrotherapy stimulation	肌内电刺激
IMS	Intramuscular stimulation	肌内刺激
IT	Iliotibial	髂胫束
ITPH	Integrated trigger point hypothesis	整合激痛点假设
LC	Lateral chain	外侧链
LTR	Local twitch response	局部抽搐反应
MEP	Motor endplate	运动终板
MET	Muscle energy techniques	肌肉能量技术
MLD	Manual lymphatic drainage	手动淋巴引流
MT	Myotherapy	肌疗法
MTP	Myofascial trigger point	肌筋膜激痛点
NAT	Niel-Asher technique	尼尔-亚瑟技术
NLP	Neurolinguistic programming	神经语言程序
NMDA	N-methyl-D-aspartate	N-甲基-D-天冬氨酸
NMT	Neuromuscular technique	神经肌肉技术
OMT	Osteopathic manipulative medicine	骨病手法医学
PID	Pelvic inflammatory disease	盆腔炎
PIR	Post-isometric relaxation	等长收缩后放松
PMR	Polymodal receptor	多模态受体
PNF	Proprioceptive neuromuscular facilitation	本体感觉神经肌肉促进法
PNS	Peripheral nervous system	外周神经系统

POL	Posterior oblique link	后斜链
PRT	Positional release technique	位置释放技术
PSC	Posterior sagittal chain	后矢状链
PSLE	Primary short lower extremity	先天性下肢短小
RI	Reciprocal inhibition	交互抑制
RSI	Repetitive strain injury	重复性劳损
RTA	Road traffic accident	道路交通事故
SCS	Strain-Counterstrain	摆位放松
SCM	Sternocleidomastoideus	胸锁乳突肌
SLE	Systemic lupus erythematosis	系统性红斑狼疮
SNS	Sympathetic nervous system	交感神经系统
SR	Sarcoplasmic reticulum	肌质网
STP	Super trigger point	超级激痛点
TCM	Traditional Chinese Medicine	中医
TFL	Tensor fasciae latae	阔筋膜张肌
TMJ	Temporomandibular joint	颞下颌关节
TMJD	Temporomandibular joint disorder	颞下颌关节紊乱
TPR	Trigger point release	激痛点解除

导　论

关于我

14 岁那年，我从长辈那儿初次了解到了骨伤疗法。20 世纪 60 年代是现代医学发生巨变的一个时期，我的这位长辈既是骨科医生又是针疗医师，同时还是一位理疗专家。正因如此，他提倡的自助治疗观念在我心中产生了长久的共鸣。骨病手法医学（OMT）强调身体与生俱来的自愈能力，并教授可唤醒患者体内这个"半自动"反应的相关技术。至今，身体的自我调节和自我修复机制仍能完胜现代医学。在我还是一名整骨治疗师时，我学会了去感受和理解能量及潜意识中"语言的触摸"。我在大学二年级接触到激痛点（TPs）时，便知道我找到了一个与众不同的事物。在接下来的两年半时间里，每个周末我都和几个朋友一起去拜访整骨治疗师大卫·沃伦（David Warren）大师，学习和观察他是如何工作的。

自 1992 年毕业后，我一直以整骨治疗领域的研究员、学生和老师的身份工作着。22 年来，我很荣幸能够遇到并帮助成千上万的患者。这些年来我是幸运的，拥有了一个幸福的家庭，结识了很多志趣相投的朋友，得到了一份美好的事业。同时，也遇到了很多了不起的人，并参与了他们的康复之旅。另外，我还飞行于世界各地，与流行歌手、好莱坞演员、大师、政治家和奥运选手们合作。1999 年，我开创了自己的激痛点治疗技术，我将其称为尼尔-亚瑟技术（NAT）。所有这一切，都得益于我深入钻研了疼痛医学中保存最好的秘密之一——激痛点治疗。

关于你

急性和慢性疼痛都是高刺激性信号。当感到疼痛时，人会变得脆弱，经常会尝试各种治疗方法。你可能去看过医生，并进行了核磁共振成像检查和血液检查，但只得到一些药物，然后就会被送走或被告知身体没有任何问题，或者更糟糕的是被告知这一切都只是你的臆想。你可能也已经尝试过物理疗法、营养疗法、针灸、脊椎按摩法、整骨疗法、按摩、鲍恩技术、普拉提等方法，但都无济于事。在信息时代，我们越来越多地受到一系列令人眼花缭乱的新药、时尚饮食、治疗方法及治疗师全方位的"炒作"式的轰炸，他们都在兜售自己的"产品"。

这里介绍的激痛点疗法是一种切实的治疗方法：它见效快、成本低，可重复性好。重要的是，它是基于有力的证据提出的，同时也易于掌握。既然如此，那为什么不是所有的医生和手法治疗师都在练习或者都知道这项技术呢？事实上在将来，他们都会学习并使用这项技术。许多从业人员每天都会以某种方式在工作中使用激痛点，即便他们不知道那是激痛点。学习如何正确使用它们，能大大地提高治疗效果和治疗速度。

关于疼痛

肌肉疼痛（肌源性）和功能障碍可能是由许多因素引起的，如创伤、长期不变的姿势、运动损伤和全身性疾病。肌肉疼痛是我们自身保护和防御机制的关键部分。疼痛是一个宝贵的警钟，它能及时告诉我们身体哪里出了问题。

此外，激痛点与很多症状有关，常会造成假象。从头痛、耳痛、牙痛到背痛、网球肘（肱骨外上踝炎），甚至是头晕，在它们的核心部位往往都存在激痛点。

在这本书中，患者将学习如何识别疼痛的根源，以及可采用的简单有效的家庭自助治疗方法。对于已经掌握了激痛点疗法的治疗师们，我希望你能发现这本简洁、实用，且与临床治疗紧密相连的指南。在第 4 章和第 5 章中，我介绍了一些先进的技术，如干针、喷雾与拉伸、本体感觉神经肌肉促进法（PNF）、位置释放技术（PRT）和基础的 NAT 方案。

关于本书

本书以简明参考书的模式设计，向读者提供关于身体主要骨骼肌激痛点的有用信息，这些激痛点是按摩、塑身和理疗的核心。在本书中，每条肌肉的信息均以统一的形式呈现。如图 1 所示，用大号加粗文字标明主题（一些肌肉的名称可能采用简写）。

肌筋膜

请先将自己想象成一个橙子。皮肤是嵌入了毛发和受体的浅筋膜，皮肤下面是坚韧的白色深筋膜，包裹着每瓣橙子。再仔细观察，你会发现橙子的汁液被包裹在更小的筋膜囊中。我们的身体在某种程度上与橙子十分相似。身体的筋膜无处不在，它包裹和支撑着器官、骨骼和肌腱。其中，包裹肌肉的部分被称为肌筋膜。筋膜是一个活性组织，拥有记忆，且有助于体内化学成分和其他物质的循环。当我们提及"肌筋膜激痛点"时，我们往往指的是一块特定的肌肉及其表面的筋膜。肌筋膜连接身体的许多区域，因此它也常被称为结缔组织。

X 标记点

当在大多数常见激痛点区域进行点标记时，请注意，这并不是一个确切的位置，而是近似区域。激痛点的确切位置会受到许多因素的影响。肌筋膜是一个连续体，解剖学上的、姿势或负重的微小变化都有可能对激痛点的位置和形成产生影响。在实际应用中，激痛点的位置可能会与第 7 章至第 12 章中描述的部位有所不同。改变方向、幅度、施加力都将对激痛点的定位产生影响。

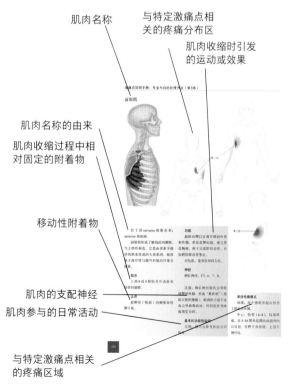

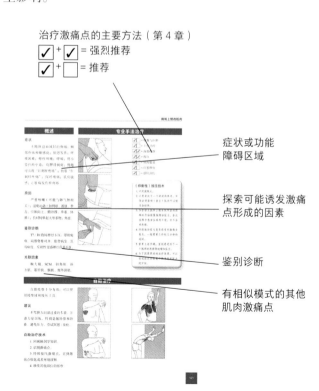

图 1　肌肉的页面布局

关于周围神经支配的注意事项

神经系统包括：

- 中枢神经系统（CNS），即大脑和脊髓。
- 周围神经系统，包括自主神经系统，即大脑和脊髓以外的所有神经结构。

周围神经系统由 12 对颅神经和 31 对脊神经（及其分支）组成。脊神经是根据产生它们的脊髓级别进行编号的（该级别被称为脊髓节段）。

本书提到的每块肌肉都列出了相应的支配神经。然而，关于神经纤维在脊髓节段中的来源（图 2），目前仍有不同的观点。因为解剖学家很难通过神经丛（神经丛即神经网络，来自拉丁词"braid"）中错综复杂的神经纤维走向追踪到它们的起源。因此，这些信息主要来自临床经验观察，而不是通过人体解剖进行的观察。

为了提供最准确的信息，我重复了由佛罗伦斯·彼得森·肯德尔（Florence Peterson Kendall）和伊丽莎白·肯德尔·麦克里里（Elizabeth Kendall McCreary）设计的方法。肯德尔和麦克里里（1983）参考了坎宁安（Cunningham）、德容（deJong）、霍斯特和布姆克（Foerster & Bumke）、格雷（Gray）、海梅克和伍德豪尔（Haymaker & Woodhall）及斯帕特霍尔茨（Spalteholz）等著名的解剖学家所发表的 6 篇文献资料。本书所提及的每块肌肉支配神经的纤维来源，是按照相同的步骤，将结果与肯德尔和麦克里里的结果进行交叉匹配后得到的。

以旋后肌为例，它由发自 C5、C6、C（7）颈神经的桡深神经支配。相应的脊髓节段用字母"C"和数字［5、6、（7）］表示。加粗数字（如 6）表示大多数（至少 5 个）来源观点一致。未加粗数字（如 5）表示 3/4 的来源观点一致。未加粗且用括号括起来的数字［如（7）］则表示只有 2 个来源观点一致，或者有 2 个或以上的来源明确地指出它有少量的纤维供给。只有 1 个来源被提及的脊髓节段忽略不计。因此，加粗数字表示主要的神经支配；未加粗数字表示少量的神经支配；括号内的数字则表示可能或不常见的神经支配。

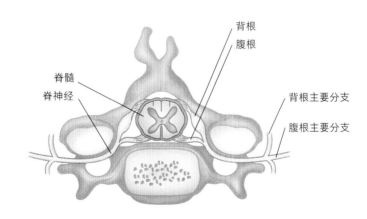

图 2　脊髓节段：神经根结合形成脊神经，然后分为腹支和背支

*脊髓节段是形成每对脊神经的脊髓部分（由左、右两侧成对的神经组成）。每个脊神经都含有运动和感觉纤维。在脊神经穿出椎间孔（相邻椎骨之间的开口）之后不久，分成背支（向后）和腹支（向侧面或前面）。发自背支的纤维支配着颈部和躯干的皮肤和伸肌。腹支则支配着四肢、躯干前面与双侧面。

目　录

1

通过自助技术进行自我治疗

一个真实的故事

让我们从一个关于约翰的真实故事开始。据他母亲说他是一个"非常非常羸弱的小男孩"，三岁生日前，他差点死于猩红热。五岁时，他又患上了百日咳和水痘，自此一直体弱多病。尽管他在十几岁的时候试图通过运动来保持健康，但还是出现了消化问题。14岁时，他的体重仅为95磅（1磅≈0.45千克）。更糟糕的是，他最终被诊断为结肠炎和乳糜泻。不仅如此，约翰还常年遭受背痛之苦。17岁那年，他的父亲非常担心，于是把约翰送到了位于明尼苏达州曼彻斯特的梅奥诊所，他最终被诊断为患有肾上腺艾迪生病（甲状腺功能减退症）。

后来，约翰又开始出现肌肉疼痛。这个问题是他在服役期间发生脊髓事故之后开始出现的，那次他做了一个大手术。但是手术只是部分成功，后来他便开始了长期的药物治疗，并且忍受着越来越严重的背部疼痛。他弟弟称之为"困难之泉"。随着病程的发展，他甚至无法触摸到自己的脚趾，连鞋带都无法系（图1.1）。即便一直在服药，有时他还是不得不使用拐杖。药物只能暂时为他提供有限的帮助，且给他带来了很多副作用，如抑郁症、骨质疏松症、慢性持续性肌肉疼痛和肌肉痉挛。

珍妮特和约翰

终于，在约翰30多岁时，朋友向他介绍了一位"极具争议但非常出色"的医学博士——珍妮特·特拉维尔（Janet Travell）医生。她是一种被称为肌筋膜激痛点疗法的新型治疗方法的创始人。认识约翰以后，特拉维尔经常为他治疗，并建议他用脚跟升降椅和摇椅来缓解疼痛。几周后，约翰的症状开始好转，这是他人生中第一次能够控制并减轻痛苦。事实上，特拉维尔医生的治疗是"极成功的"。她帮助约翰实现并维持了他的美好事业——一个可以改变世界的事业！

虽然没有得到当时最杰出医生的帮助，但约翰最终从他的痛苦中解脱出来了。他之所以出现疼痛，是因为肌肉中出现了激痛点，这个问题是机械性的。特拉维尔医生的治疗方法是"自然的"、徒手的，并且十分简单。她找到了一个消除隐藏在肌肉系统深层的痛点的方式。约翰公开感谢了特拉维尔医生的工作。在他成为美国总统后不久，便任命特拉维尔医生为他的"私人医生"。她成为了第一位担任此职务的女性，同时也是为数不多的平民之一（图1.2）。特拉维尔医生于1997年去世，享年95岁，她一生都在致力于探索和推进她的理论和激痛点背后的科学。一段时间后，她的遗产被广泛地研究、扩展和验证。现在是时候让患者从这些简单而强大的技术中获益了。

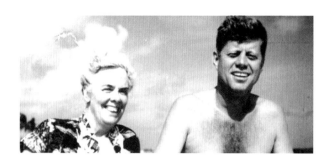

图1.2 珍妮特·特拉维尔和约翰·F.肯尼迪的合照；她最著名的成功故事。来源：http://www.janettravellmd.org

写在前面

形成激痛点的原因有很多，所以通过身体的整体性来考量激痛点疼痛十分重要。必须强调的是，本书所提供的技术不能取代专业治疗师的治疗。虽然源自激痛点的周身不适与平常一样，但可能是由某些潜在的病理性因素引起的。我们始终建议，在使用书中的方法进行自助治疗前，先找医生或有经验的手法治疗师做适当的诊断。

急性和慢性疼痛

权威数据表明，在75%～95%的肌肉疼痛病例中，肌筋膜激痛点是主要原因。正因为如此高的可能性，了解什么是激痛点和清楚如何消除激痛点，对于患者克服疼痛十分有益。

激痛点可能是由许多不同的因素引起的；需要注意的常见因素有：

- 头前屈姿势（上交叉模型）；
- 圆肩（上交叉模型）；
- 头偏向一侧——听电话姿势；
- 职业性的/人体工程学压力源；
- 不挺拔的站姿（下交叉模型）；
- 不挺拔的坐姿（如电脑屏幕/人体工程学）；
- 跷二郎腿；
- 习惯性姿势；
- 驾驶姿势；
- 脊柱侧凸；
- 关节不稳定性；
- 负重或受压；
- 颞下颌关节（TMJ）综合征；

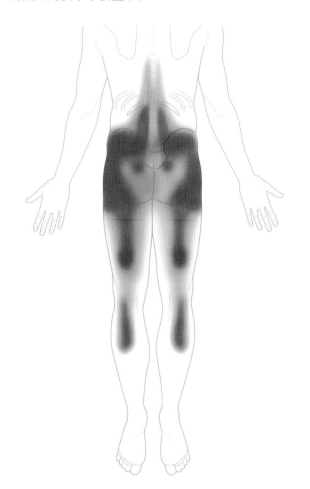

图1.1 约翰·F.肯尼迪（John F. Kennedy）的疼痛区：双侧竖脊肌下方，双侧臀大肌、臀小肌和臀中肌；双侧阔筋膜张肌；双侧腓肠肌

- 急性颈部扭伤；
- 先天性下肢短小（PSLE）；
- 重复性活动或运动；
- 慢性维生素和（或）矿物质缺乏；
- 缺铁和甲状腺功能减退症；
- 药物诱发（医源性）。

对于任何长期或慢性疼痛，在局部甚至远离疼痛区域的一系列肌肉中将会出现代偿和适应。

激痛点可以是处于活动期的（痛苦的）或不活跃的（潜在的），也可以出现在次级肌肉中或呈放射状投射至周围区域。它们类似于心绞痛、黏液囊炎、前列腺炎、阑尾炎、膀胱炎、关节炎、食管炎、腕管综合征、盆腔炎、憩室病、肋软骨炎、坐骨神经痛和心脏或胆囊发作性疼痛。

激痛点 101

"激痛点"这个术语是由珍妮特·特拉维尔医生于 1942 年首次提出的，用于描述紧绷肌带中可触摸到的疼痛性肿块或结节。激痛点具有以下特征：

- 在一个独立的点，出现剧烈的疼痛。
- 疼痛性结节隐藏在肌肉的紧绷肌带内。
- 压力能激活疼痛症状，并形成一个特定的、可重复性的分布（分布图）。
- 疼痛不能用神经学检查的结果来解释。

激痛点最重要的特征之一，是它们可以隐藏在远离痛觉区的肌肉中。我认为这便是大部分的治疗对激痛点无效的原因。另外，治疗师与医生更多的是关注创伤的治疗而非找到疼痛的根源。一个激痛点会让其宿主肌肉变得越来越短粗，功能逐渐下降。这将直接导致对神经血管的压迫。了解激痛点及其分布范围将有助于找到患者疼痛的根源。

激痛点的物理特征是什么？

我们描述触觉的语言并不十分复杂，不幸的是我却还没能找到合适的词汇来对激痛点的触觉进行分类。基于这一点，我将尽可能清晰地对激痛点的触觉进行描述：

- 针头大小的小结节；

- 豌豆大小的结节；
- 大肿块；
- 多个相邻的大肿块；
- 像绳索般，包含激痛点的半紧张的肌肉；
- 条索状像一盘意大利面般相互挨着的肌肉带；
- 激痛点处的皮肤比周围皮肤的温度稍高（激痛点会引发更多的代谢活动和自主活动）。

什么是激痛点疗法？

激痛点疗法涵盖了一系列旨在消除这些疼痛点的技术。所使用的大多数方法都是实用性的和"徒手"的。患者可以在家中与伴侣或自己通过激痛点"工具"完成。结合一些简单的生活方式的改变，激痛点疗法能产生激动人心的、快速的且可持续的效果。治疗目标很简单：

- 正确地识别激痛点；
- 查明激痛点出现的原因；
- 使用恰当的技术消除这些激痛点；
- 制订方案，防止激痛点复发；
- 激痛点按压；
- 减轻治疗部位的疼痛；
- 减弱疼痛反馈；
- 打破痛苦和痉挛的恶性循环；
- 对那些会间接影响其他组织的僵硬结构进行拉伸；
- 放松包裹、嵌入、支撑肌肉的如塑料薄膜般的肌筋膜；
- 刺激血液循环，清除杂物与毒素；
- 增加体内强效止痛剂——内啡肽的释放；
- 刺激自主神经系统。

什么是牵涉性痛分布区？

激痛点引起的疼痛有别于阑尾炎引起的肩部疼痛和心脏病引起的下巴或手臂疼痛。持续刺激激痛点 5 ~ 6 秒，与激痛点有关的所有疼痛区（激痛点牵涉性痛分布区，图 1.3）都将被激活，如此便能重现患者的症状（通常在远离施压点的区域）。

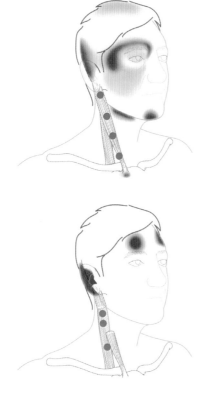

图 1.3　胸锁乳突肌牵涉性痛模式

什么是自主神经系统（ANS）？

人的自主神经系统与自主功能有关，如排汗、消化、呼吸。激痛点可引起很多令人困惑的自主神经症状，包括出汗、皮肤苍白、畏寒、起鸡皮疙瘩、潮红、多汗、头晕、痛经、洗护用品功能障碍、耳痛、鼻塞和呼吸困难。

自助治疗

简单地了解什么是激痛点及它们是如何成为疼痛根源的，非常有益于治疗。可以在治疗情景中再现患者的痛苦，证明患者不是"疯了"，并给予患者一个强大的自助治疗方法。我相信患者能够通过学习做得更好，"知识就是力量"。请在开始之前务必学习肌肉相关知识，理解治疗过程，并做好定位。

自助治疗可以帮助患者在家中、在没有治疗师的情况下，了解、处理并消除自己的疼痛。一旦你习惯使用激痛点疗法，你将发现你的朋友、邻居或者亲戚都可能想要得到治疗。谁知道呢，有一天你甚至能成为一名治疗师。

我将根据自己多年的实践经验，通过本书为读者展示最有效的自助技术和拉伸方法。

需要什么设备？

一张床或一张沙发，有时也可以是一张铺有垫子的桌子。在按摩术中可能会用到精华液或身体乳。还需要用一些工具来代替手指或者手臂进行施压。

怎样确定一个激痛点？

可通过以下特征对激痛点进行识别：

- 受影响／宿主肌肉呈僵硬状态；
- 点压痛（剧烈疼痛）；
- 一个可触摸到的结节或者条索；
- 存在牵涉性疼痛；
- 类似的症状逐渐增多；
- 激痛点区域的皮肤弹性可能下降。

受影响的区域可能比周围的组织更潮湿或更温热（或更冷），且有可能摸起来像砂纸。

如何用手指进行触摸？（第 4 章，图 4.1）

- 指尖：记得要修剪指甲（越短越好）。
- 平坦的手指：使用指尖滑过肌肉纤维周围的皮肤。
- 夹击：用拇指和其他手指的指腹夹住或握住肌肉，并来回摇动肌肉纤维。
- 平手触诊：适用于腹部（内脏）。
- 手肘：可作为一个强大的短杠杆，这可能具有明显的优势。

怎样按压或自助治疗激痛点？

对于那些曾经使用过激痛点疗法的人而言，这个概念应该是非常熟悉的。对于其他人，有两个非常简单且安全有效的技术：缺血性按压术（ICT）和深部按摩术（DSM）。

运用多大的压力？

在实际应用中，具体使用多大的压力，应根据经验而定。但有一个原则：组织的疼痛感越强，按压应该越缓慢、越深。在任何情况下，都应做到"缓慢""易感知"和"彻底"。深部按摩过程应该是类似于将牙膏轻轻地挤出牙膏管的过程。

另外，肌肉的类型（阶段性Ⅰ型／强直性Ⅱ型纤维）和患者的体形也是使用压力大小的决定因素。

同时，体形也将影响治疗的效果。如果患者是"矮胖型"，应该进行更有力道的按压，特别是在处理维持姿势的肌肉时。如果患者是苗条型，则不需要使用较大力量便可引起组织改变（第2章）。

应该向哪个方向施加压力？

对结节状或豌豆状的激痛点，应施以稳定的、垂直向下的力。我尝试用一个被称作"热区"（图1.4）的概念来代表它。激痛点的中心便在这个区域的某处。在尝试找到一个恰当的施力方向以准确地重现疼痛时，时常会出现令人震惊的情况：压力方向轻微变化就会引发别处完全不同的疼痛感。当到达激痛点时，患者能感觉到。

图1.4 热区

患者如何判断所施的力是否足够？

在激痛点上停留6秒：

- 如果疼痛迅速减弱，请继续停在此处，直到激痛点消失。
- 如果疼痛保持不变或恶化，请移开，15秒后再试。
- 如有必要，重复3次。
- 若重复3次之后激痛点仍未消失，请记下它，因为它可能是辅助点或放射点。

移开激痛点后该做些什么？

对刚处理的区域进行轻柔的按抚。此时，该区域可能仍处于敏感状态，但请不要避开它。这将有助于清除该区域中会引起疼痛的毒素，并刺激筋膜的修复。

每个人的激痛点与牵涉性痛都一样吗？

通常来说，是的。但它们有时也会在不同体形和体重的患者身上有轻微的偏差。这些因素能改变脂肪和肌肉的比例，从而使激痛点发生偏移。它们还会影响筋膜层，从而影响激痛点的位置。同样的，瘢痕组织或者瘢痕疙瘩也可能会引起肌筋膜张力的改变，从而改变激痛点的位置。

肌纤维类型与肌纤维的方向呢？

这取决于肌肉在身体中的位置及其作用的方向。肌肉纤维在不同的结构中变化很大（第4章，图4.1）。因此，肌肉能产生更精确或更细致的力量。根据特定肌肉内肌纤维的排布，中心激痛点的定位也将因此而发生变化。例如，羽状肌中每个功能部件的中心均可能存在激痛点。

可使用什么样的精华霜或者乳液？

一般来说，最好避免使用油性产品，因为它们可能导致患者无法停留在激痛点上。我使用的是妮维雅的经典蓝罐润肤霜。另外，山金车霜或添加少许维生素E油（用木匙舀）混合而成的纯水性精华霜亦可。如果对羊脂过敏，也可以使用石油凝胶、滑石粉或按摩油。

治疗的频率是多少？

根据我的经验，自助治疗的频率应该保持在每天不超过1次，最好是间隔3到4天进行1次。球、滚轴或按摩钩的单次使用时间最多10分钟，每天最多使用6次。

工具

虽然手指、肘部和拇指是最便捷的治疗工具，但是仍有各式各样的自助工具（图1.5）被开发并用于激痛点治疗，它们包括：

- 球；
- 按摩杖；
- 按摩节；
- 陀螺系统（TOLA System）；
- 泡沫轴。

每种工具都有不同的治疗效果。一般来说，它们是为特定激痛点的压力施加而设计的，或用于治疗之后进行的肌肉拉伸。市场上有很多工具，每个工具都有其优点和缺点。

诸如球和带球状头的工具均可代替手和手肘，用来增强压力，并能减少手指使力。其他工具，如深部按摩杖和陀螺系统，可以帮助患者对手难以接近的部位进行按压。

这些工具适用于多种姿势，如站立、坐姿、平躺或侧躺。因为激痛点很容易被过度刺激，所以应该缓慢、温和地施加压力，直到它感觉"恰到好处"。患者需要在激痛点上停留一下，直到它变得柔软或者疼痛减轻。根据自身问题的严重程度进行调节，一天最多可以使用6次压力工具。

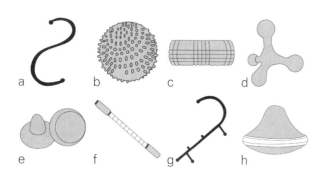

图1.5 激痛点自助治疗工具：a 背部按摩球；b 球；c 泡沫轴；d 穴位按摩器；e 按摩节；f 点穴棒；g 深部按摩杖；h 陀螺

球或钩在激痛点治疗中多久使用一次？

球或钩的使用频率需根据症状是急性还是慢性的来确定。对于慢性激痛点，患者可以每天使用6次，并长期坚持。急性症状与慢性症状相比，可能更容易被消除。在有经验的治疗师看来，工具的使用频率要根据实际情况而改变。但是，需要强调的是，由于受各种因素的影响，每个病例的使用频率应该有所不同。

会造成伤害吗？

如果患者确定了准确的激痛点位置并且小心谨慎地对其进行处理，则不会造成伤害。但在治疗48小时后可能会有一些疼痛。如果疼痛持续或者恶化，请立即停止治疗，并向医生寻求帮助。

会出现瘀伤吗？

如果患者遵从指示，则不会出现瘀伤。但如果你正在使用血液稀释类药物，则有可能会出现瘀伤。随着经验的积累，瘀伤会变得越来越罕见。同时，我发现造成瘀伤的并不是深部按压而是施压过快。试着去感受皮下的肌肉和触痛性结节。建议使用山金车霜和药物以减少瘀伤的发生率和降低瘀伤的程度。不幸的是，有部分人天生比其他人更容易产生瘀伤。

小窍门

试着去感受皮下的肌肉和触痛性小结，缓慢地施压，不要过快地移开激痛点。

治疗后会出现疼痛或者不良反应吗？

一般情况下，治疗24～36小时后极少会感到疼痛或出现瘀伤，但这些情况究竟是治疗效果还是不良反应尚不清楚。治疗反应最常出现在进行颈部治疗之后，且最严重。治疗反应与治疗效果成正相关，因此存在争议。治疗反应包括：疲劳或"类流感"症状、尿频、疲惫和嗜睡。

拉伸

建议在治疗当天，每小时进行1次拉伸；随后在持续几周到几个月的时间里，每天拉伸3次。针对每条肌肉的拉伸方法将在后续章节中进行介绍（图1.6）。

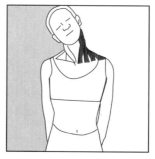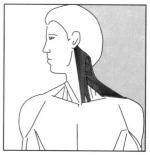

图1.6 拉伸胸锁乳突肌

生活方式与饮食

研究表明，潜在的健康问题，如缺乏叶酸、铁、维生素和（或）矿物质，都可能促成和延续激痛点的活动。值得注意的是，肌腱在有尼古丁存在的情况下是无法修复的！此外，最近的研究表明，现代生活方式往往会减轻肌肉和肌腱的负荷，从而导致内部脂肪发生变化，使组织更易受到损害。其他因素，如高脂饮食和暴露于自由基下也可能对我们的软组织有不利的影响。补充剂，例如omega-3脂肪酸、锌、镁、铁和维生素K、维生素B_{12}和维生素C，以及叶酸都有助于患者的恢复。

NAT 自助治疗方案

在每个着色肌肉章节末都标注了标准NAT方案。患者会注意到这些包含"超级激痛点"的肌肉。虽然对于身体的各个部位并不存在"一概而论"的方法，但我结合多年来治疗过成千上万患者的经验，制订了一套普适性方案。有关超级激痛点和NAT治疗的更多信息，请参阅第6章。

我的观点是什么？

在每个着色肌肉章节（第7章～第12章）的开始部分，都列出了一份激痛点检查清单。仔细学习肌肉部分的章节，看看是否有相似的疼痛区域。表1.1中提供的症状列表可以帮助缩小检查范围。

表1.1　激痛点位置及相关症状

症状和体征	激痛点可能存在的位置（TPs）
腹部痉挛性痛 / 绞痛	腹直肌 – 脐周边缘
饱腹感 / 腹胀 / 恶心	腹直肌，特别是腹直肌上部肌腹
踝关节无力	胫骨前肌、腓骨肌
厌食	腹直肌
尿床	活跃性激痛点在下腹部
嗳气	腹部（尤其是腹直肌）、上胸段椎旁
膀胱疼痛	大收肌上部
腹胀	腹横肌、腹直肌
耳朵堵塞 / 听力丧失 / 听觉过敏 / 听力减退	翼状肌、咬肌
视力模糊 / 视力障碍	头夹肌、眼部肌肉、胸锁乳突肌、斜方肌上部、眼轮匝肌、咬肌（近视）
膝关节屈曲	股内侧肌、股外侧肌
磨牙	颞肌
脚踝屈曲	腓骨

症状和体征	激痛点可能存在的位置（TPs）
髋关节屈曲	股直肌、股中间肌上部
小腿抽筋	腓肠肌
心律失常	胸大肌的第5～第6肋间部分或右侧乳头与胸骨骨间部分（先使胸骨TPs失活）；胸小肌
晕车 / 晕船	胸锁乳突肌
拇指灵活度下降（如书写障碍、不能系扣子）	拇收肌、拇对掌肌
绞痛	腹横肌、腹直肌
充血 / 鼻窦受压 / 鼻窦阻塞	咬肌、翼状肌、鼻和鼻窦区
便秘	腹部、肠系膜、闭孔内肌
咳嗽、干咳	胸锁乳突肌与胸大肌融合处
腹泻	下腹部、右侧腹直肌下部、腹横肌
爬楼困难	竖脊肌、腰方肌、胫骨前肌、比目鱼肌、趾长屈肌
吞咽困难	头长肌、颈长肌、翼内肌、二腹肌
弥漫性腹部 / 妇科疼痛	腹直肌下部、内收肌上部
光敏感	胸锁乳突肌
手重量感知力混乱	胸锁乳突肌
性交痛	梨状肌、大收肌上部
第一肋上提	前斜角肌（可导致肋锁骨综合征）
眼内压增高	头夹肌
眼睑上抬无力或缓慢	胸锁乳突肌伴眼轮匝肌痉挛
红眼	额肌、眼轮匝肌上部、胸锁乳突肌
眼部刺激、红眼	胸锁乳突肌、眼外肌
眼睛疼痛	胸锁乳突肌、枕肌、头长肌
眼、眼球后部疼痛	颞肌、枕肌、斜方肌
眼睛内部疼痛	胸锁乳突肌
泪液分泌过多	颞肌前部、中部，胸锁乳突肌、额肌、眼轮匝肌上部
女性性功能障碍	梨状肌和其他短内旋肌、盆底肌
胀气	腹肌
食物不耐症	腹横肌
足下垂	胫骨前肌
直肠坠胀感	闭孔内肌
生殖器疼痛	大收肌上部、腹横肌

续表

症状和体征	激痛点可能存在的位置（TPs）
握力减弱	冈下肌、斜角肌、手部伸肌、肱桡肌、拇短展肌
胃灼热	腹外斜肌上部、腹直肌上部肌腹、腹横肌
打嗝	反射性收缩隔膜、悬雍垂
听觉过敏	颞肌、翼内肌
肠易激综合征（IBS）	直肠、腹肌（尤其是斜肌）、中部和下背部多裂肌、盆底、大收肌上部
性无能	梨状肌和其他内旋短肌；阴部神经和血管卡压
无法直立	腰肌
无法静坐	臀大肌、闭孔内肌、臀大肌、大收肌上部
大、小便失禁	闭孔内肌（双侧）
消化不良	腹直肌
张口受限	咬肌，多区域存在激痛点；单纯颞大肌上激痛点可使张口限度减少 10～20 毫米
膝关节无力	股直肌、腘肌
光敏感	额肌、眼轮匝肌上部、胸锁乳突肌胸骨头、头直肌
注意力不集中	头前外侧直肌
腰痛	腰髂肋肌、胸背最长肌、梨状肌和其他短的外侧旋肌、竖脊肌、腰方肌、臀中肌、腰大肌
喉部肿块	颈长肌、头长肌、二腹肌
鼻和鼻窦充血	胸锁乳突肌、翼外肌
恶心	腹肌、上段胸椎旁肌、腹横肌、颞肌
乳头过敏 / 对衣服不耐受	胸大肌（检查双侧）
排便疼痛	闭孔内肌
板状腹和下腹部压痛	第九胸椎水平竖脊肌
癫痫小发作样症状	大头直肌、小头直肌
幻肢痛	在切除后，TPs 在缺失的腿、手臂、乳房或器官周围的肉会引起切除组织区域的疼痛
足底筋膜炎	深层或浅层足部固有肌
鼻后滴涕	翼状肌、胸锁乳突肌
喷射状呕吐	双侧第 12 肋肋角正下方
桡动脉截留	胸小肌
反流	腹外斜肌上部
久坐后疼痛	臀大肌、梨状肌、会阴横肌、腹股沟韧带、骶结节韧带

续表

症状和体征	激痛点可能存在的位置（TPs）
睾丸回缩	多裂肌、竖脊肌
耳鸣	翼状肌、咬肌、翼内肌、头夹肌、胸锁乳突肌、颞肌
流涎、紧张	颞中肌
对声音和光线敏感	枕肌
胫痛症（前）	趾长伸肌、胫骨前肌
胫痛症（后）	趾长屈肌、胫骨后肌
气促	肩胛提肌、斜角肌
肩撞击综合征	前锯肌
单侧剧痛	前锯肌、腹外斜肌、膈肌
吞咽疼痛	翼状肌、二腹肌、头长肌、胸锁乳突肌
足和踝关节肿胀	梨状肌、比目鱼肌
手肿胀	斜角肌
喉咙肿胀	二腹肌多处激痛点（类似于淋巴结肿大）
腿肿胀	梨状肌和其他内旋短肌、长收肌、短收肌
腺体肿大感	二腹肌、胸锁乳突肌、翼状肌、颈前区
心动过速、心律失常（包括心房颤动）	胸大肌、肋间肌、自律活动相关肌肉
大腿与小腿无力	股直肌
胸廓出口综合征型疼痛	斜角肌、胸大肌、背阔肌、大圆肌和肩胛下肌、胸小肌、斜角肌、肩胛提肌、肱三头肌
喉头水肿	翼状肌、颈前区肌肉、二腹肌
拇指痉挛	拇长展肌
潮气量减少	前锯肌、肋间肌
颞下颌关节综合征	翼外肌、深部咀嚼肌
脚趾抽筋	趾长伸肌
牙痛和牙敏感（冷、热、压迫）	锁骨上胸锁乳突肌、斜方肌、咬肌、颞肌、斜方肌上部、二腹肌、头长肌
扳机指	手和手指的屈肌、指屈肌腱鞘
扳机拇指	拇长屈肌腱鞘
上呼吸道功能障碍	胸大肌（支气管）、肋间肌
眩晕	胸锁乳突肌、斜方肌上部、头夹肌、颈半棘肌、颞肌
声带功能障碍	翼状肌、颈前区肌、二腹肌、喉肌
呕吐	腹肌（特别是腹直肌）
外阴痛	盆底肌、腰大肌、腹直肌和闭孔内肌
书写痉挛	肱桡肌、前臂伸肌

（改编自 Starlanyl&Sharkey，2013）。参考文献：Bezerra Rocha et al.(2008), Doggweiler-Wiygul (2004), Funt & Kinnie (1984), Qerama et al.(2008), Sharkey (2008), Simons et al.(1998), Starlanyl & Copeland (2001), Teachey (2004), and Travell & Simons (1992).

激痛点自助消除技术

接下来，将重点介绍按压与深部按摩这两项技术。这两项技术在西蒙斯（Simons）等人的治疗工作中被提出并使用（1998）。其他技术将在第4章中进行介绍。

抑制性按压术

该技术需要对激痛点的中心进行定位。当压力触及激痛点中心时，会触发特定区域的疼痛（最佳结果是能再现患者症状）。然后直接将持续稳定的压力温和地施于该点（图1.7）。

> **步骤**
>
> 1. 确定激痛点位置。
> 2. 保持一个姿势，保证宿主肌肉完全放松且能够被完全拉伸。
> 3. 温和地、缓慢地增加按压的力量，直到感受到肌肉抵抗。在这个过程中，患者可能会感到不适，但不会产生疼痛。
> 4. 持续施加压力直至感觉到激痛点软化。这可能需要几秒到几分钟的时间。
> 5. 根据需要，可以重复步骤3和步骤4，逐渐增加施加到激痛点的压力，直到激痛点完全消失。
> 6. 为了获得更好的效果，可以尝试在这些重复步骤中改变压力的方向。

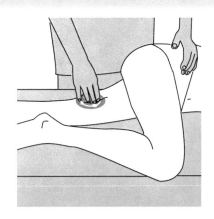

图1.7 抑制性按压术

深部按摩术

深部按摩术是特拉维尔和西蒙斯等人（Travell & Simons, 1992；Simons et al, 1998）所倡导的技术，该方法其实是将抑制性按压术中的施加压力改为向深部缓慢按摩。该技术不仅能够消除激痛点，还能刺激相应肌肉并使之恢复活力（图1.8）。

> **步骤**
>
> 1. 确定激痛点的位置并注意肌肉纤维方向。
> 2. 让患者处于一个舒适的位置，并保证受影响 / 宿主肌肉可以被完全拉伸。
> 3. 如有需要，可以使用润肤产品（我使用的是基础款妮维雅霜）。
> 4. 找出并确定激痛点或紧绷肌带的位置。
> 5. 一只手进行固定，另一只手从肌肉止点开始到肌肉起点，使用拇指 / 涂药器对紧绷肌带的深部进行缓慢的按摩；在这个过程中，患者会感到不适，但不会有疼痛感。
> 6. 保持10~15秒，然后按摩至肌肉末端。

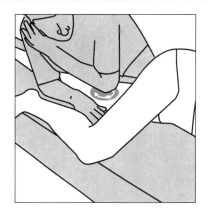

图1.8 深部按摩术

2

骨骼肌、肌肉力学和柔韧性

骨骼肌

我们所要寻找的激痛点就在肌肉内部。人体含有 215 对以上的骨骼肌，约占体重的 40%。骨骼肌因多数附着在骨骼上而得名，负责着人体的运动。

骨骼肌内含有丰富的血管和神经，这与骨骼肌的主要功能——收缩——直接相关。通常，每块骨骼肌有一条主要动脉负责运送血液带来营养，几条静脉负责带走代谢产物。一般情况下，血液和神经由肌肉的中心位置进入，但偶尔也会朝向一端，但最终都会穿透肌内膜到达每根肌纤维。

肌纤维

人体含有 3 种骨骼肌纤维：红色慢缩肌纤维、中间亚型快缩肌纤维和白色快缩肌纤维。肌纤维的颜色由肌红蛋白的含量决定，同时也反映了其储存氧气的量。肌红蛋白能够增加氧气扩散的速率，所以红色慢肌纤维能够收缩更长时间，这对于耐力活动有用。白色快肌纤维肌红蛋白含量较低；它们依靠糖原（能量）供能，因此可以快速地收缩，但是也会很快疲劳，所以在短跑运动员或者需要快速运动的运动者体内（如举重）更为常见。据报道，在世界级马拉松运动员的腓肠肌（小腿）中含有 93%～99% 的慢肌纤维，而世界级短跑运动员的同一块肌肉中慢肌纤维只占 25%（Wilmore & Costill，1994）。

骨骼肌纤维是一个长的圆柱形肌肉细胞（图 2.1），被一种叫作肌纤维膜的质膜包裹着。肌纤维膜形成的特定的开口被称为横（或 T）小管。［肌纤维膜保持了膜电位，允许冲动的发生，特别是肌质网（SR）可产生或抑制收缩。］

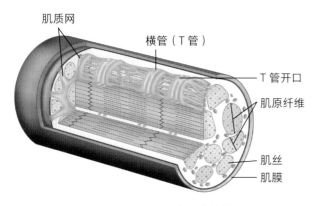

图 2.1 骨骼肌纤维是一个圆柱状的肌细胞

肌纤维由肌原纤维构成。肌原纤维由规律排列着的肌丝构成，呈平行排列，形成了肌肉细胞的条纹状外观。肌丝是蛋白质分子链，在显微镜下呈现交替的明暗带（图 2.2）。明带（又称 I 带）由肌动蛋白组成；暗带（又称 A 带）由肌球蛋白组成（另外，还存在第 3 种蛋白，被称为肌联蛋白，占肌肉蛋白总量的 11%）。当肌肉收缩时，肌动蛋白在肌球蛋白之间移动，形成横桥。在肌肉收缩的过程中，肌纤维缩短和增厚（见"肌肉收缩的生理机制"）。

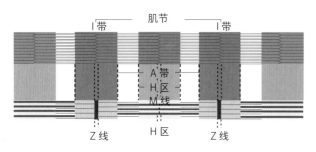

图 2.2 肌节以两端的 Z 线为界；M 带是肌节的中线；I 带由肌动蛋白组成；A 带由肌球蛋白组成

骨骼肌的构成

由成百甚至上千个肌纤维组成的纤维束被叫作肌外膜的致密结缔组织鞘包裹着，形成了具有特定外形的肌肉组织。肌外膜不仅塑造了肌肉的外形，而且为肌肉周围的组织提供了一个可以滑动的表面。

筋膜是位于肌外膜表层，包裹并分隔肌肉的结缔组织。

肌外膜的结缔组织会深入肌肉内部，将肌肉分隔成肌束。肌束是被肌内膜包裹着的肌纤维束（拉丁语：small bundle of twigs）。每条肌纤维束均由若干肌细胞组成，每个肌细胞被肌内膜（完整的结缔组织鞘）包裹着。

肌肉细胞被致密结缔组织形成的肌内膜鞘包裹着。

通常，肌外膜、肌束膜和肌内膜向肌肉组织外延续，形成束状、扁平的腱组织，被称为肌腱。肌腱和腱膜将肌肉连接于骨骼上，或与其他肌肉的结缔组织相连。然而，复杂的肌肉可能有多个附着点，如四头肌（4 个附着点）。因此，肌肉通常跨越关节通过两端的肌腱附着于两块骨骼上。其中一块骨骼保持相对固定或稳定，另一块骨骼则可随着肌肉的收缩而移动（图 2.3）。

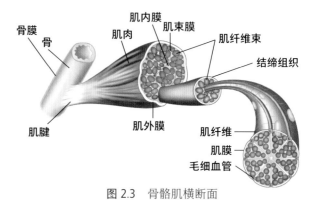

图 2.3 骨骼肌横断面

骨骼肌的分类

肌肉因其所处的位置和功能的不同，以及内在纤维束的排列方式的变化而呈现出不同的形状。长肌的肌纤维沿肌肉的长轴平行排布，如缝匠肌。羽状肌是束状短肌，通过肌腱以倾斜的形式附着于骨骼，呈羽毛状。三角肌有广泛的起源，肌束向单一肌腱汇合，例如胸大肌。而圆形肌（括约肌）的肌纤维束则呈同心圆样排列在开口处周围，例如眼轮匝肌（图 2.4）。

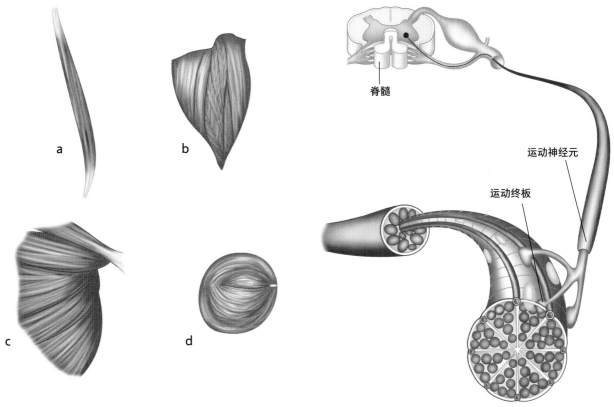

图 2.4　肌肉的形状：a 长肌；b 羽状肌；c 三角肌；d 圆
形肌

图 2.5　骨骼肌运动单位

运动单位

　　每条肌肉纤维由单一运动神经纤维支配，该神经纤维终止于肌肉纤维的中间处。一条运动神经纤维，连同其支配的所有肌肉纤维，被称为运动单位（图 2.5）。单根神经纤维支配的肌纤维的数量取决于运动需求。

　　当需要进行精确的、可控制程度的运动时，例如眼睛或手指运动，仅支配少量肌纤维；当需要进行更大幅度的运动时，像臀大肌那样的大肌肉运动，则可以支配数百根纤维。

　　骨骼肌的收缩依从"全或无"原则，当肌纤维受到刺激时，要么完全收缩要么完全不收缩，不存在"轻微收缩"这样的中间状态。任何一块肌肉的收缩都是指一部分纤维在某个时间段收缩，其余部分则处于松弛状态。

肌肉收缩的生理机制

　　神经冲动能使其终止处的骨骼肌纤维收缩。肌纤维和运动神经之间的连接处被称为神经肌肉接头，这是神经和肌肉之间进行信息交换的地方。神经冲动可到达靠近肌膜的突触末梢。神经末梢内含有成千上万的突触囊泡，囊泡内有神经递质乙酰胆碱（ACh）。当神经冲动到达突触末梢时，数百个囊泡会同时释放乙酰胆碱。乙酰胆碱打开通道，允许钠离子（Na^+）扩散进入。失活的肌肉纤维具有约 -95 毫伏的静息电位。钠离子的流入减少了电荷，进而产生终板电位。如果终板电位达到阈值电压（约 -50 毫伏），钠离子就会继续流入并在纤维内部产生动作电位（图 2.6）。

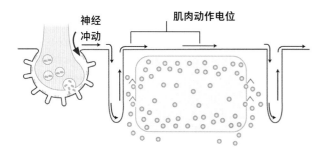

图 2.6 触发动作电位 / 肌肉收缩的神经冲动

在触发动作电位期间（以及之后），肌肉纤维中并未发生可见的变化。这个被称为潜伏期的时期通常会持续 3～10 毫秒。在潜伏期结束之前，乙酰胆碱酯酶将神经肌肉接头处的乙酰胆碱分解，钠离子通道关闭，并且该间隙会被清除干净以备另一个神经冲动到达。肌纤维通过钾离子的流出来恢复静息电位。恢复静息电位所需的短暂时间被称为不应期。

肌纤维收缩

肌肉纤维为什么会收缩？肌丝滑行理论（Huxley & Niedergerke, 1954）已经很好地解释了肌肉纤维收缩的原理。该理论提出，肌纤维接受神经冲动（参见上文），进而引起肌质网（SR）中储存的钙离子的释放。三磷酸腺苷（ATP）的分解为肌肉的有效工作提供了所需要的能量。ATP 使钙离子与肌动蛋白和肌球蛋白的长肌丝结合，形成磁性结合，引起纤维缩短，从而使肌肉收缩。肌肉的收缩一直持续到钙被耗尽，此时钙被重新移入肌质网内储存起来，以备下一次神经冲动。

肌肉反射

骨骼肌含有对肌肉牵张（拉伸）敏感的特殊感觉单位。这些感觉单位被称为肌梭和高尔基腱器官（GTO），它们在检测、响应和调节肌肉长度的变化中起着重要的作用（图 2.7）。

肌梭由螺旋状的梭内纤维和神经末梢组成，两者均被包裹在结缔组织鞘内；它们一起监测肌肉牵张的速度。如果肌肉牵张的速度过快，来自梭内纤维的信号将通过脊髓向神经中枢传递信息，神经中枢发出一个神经冲动下传回来，使被牵张的肌肉收缩。信号包含了关于肌肉位置和力量（本体感受）的连续性信息。

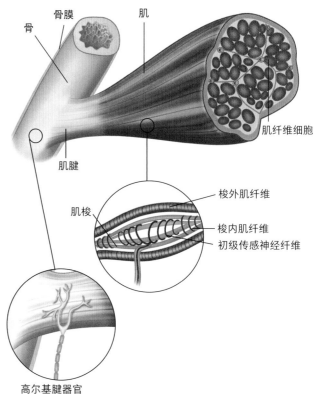

图 2.7 肌梭和高尔基腱器官的解剖示意

此外，当肌肉被牵张和保持时，只要保持伸展状态，肌肉就会保持收缩反应：这种功能被称为牵张反射。只要拉伸是持续的，肌梭的刺激也就会持续。

临床上经典的牵张反射实例为膝跳反射，主要是肌腱中牵张受体的激活，反过来引起附着肌肉（即股四头肌）的反射收缩。鉴于肌梭可监测肌肉的长度及肌腱中的 GTO 对肌腱复合体中的张力非常敏感，所以它们可以对单个肌纤维的收缩做出反应。GTO 本质上是抑制性的，通过降低受伤风险来对有机体实施保护。当受到刺激时，GTO 抑制收缩肌（主动肌）的收缩并激发对抗肌。

骨骼肌力学

骨骼肌在一端附着点保持相对静止，而在另一端附着点进行移动，从而产生一个协调的运动。近端的附着点相对稳定，为骨骼肌的起点；远端的附着点相对移动性更强，为止点。（在不同的运动中，肌肉的定点和动点是可以相互转换的。止点和起点是根据肌肉收缩时两端附着点的状态而定的。）

主动肌、对抗肌、协同肌

大多数运动需要肌肉施加力量，通常需要主动肌、对抗肌和协同肌共同完成。主动肌（或原动肌）主要负责实现运动并提供运动所需的大部分力量。对抗肌必须伸长以使得主动肌主导的运动得以发生，并发挥保护作用。

协同肌协助主动肌，有时参与运动方向的微调。它们还可以防止运动中可能出现的任何不必要的移动：在这种情况下，协同肌有时被称为缓冲肌。这在涉及两个关节的运动过程中尤为重要，因为当进行收缩时，若不是其他肌肉使其中一个关节保持稳定，将会引起两个关节的移动。例如，使手指弯曲的肌肉不仅穿过手指关节，还穿过腕关节，那么该肌肉的收缩可能导致两个关节同时移动。而因为有其他肌肉的协同作用稳定住了腕关节，所以我们才可以在弯曲手指握拳的同时不弯曲手腕。

屈肘动作是解释主动肌、对抗肌和协同肌作用最简单的例子。屈肘时，肱肌和肱二头肌（主动肌）收缩（缩短）而肱三头肌（对抗肌）舒张。然而，主动肌（原动肌）的拉力也会使前臂旋后（扭曲前臂，如拧螺丝）。如果你想仅屈臂但不旋后，那么必须有其他肌肉收缩，以防止旋后。肱桡肌通过辅助肱肌和肱二头肌发挥协同作用（图2.8）。

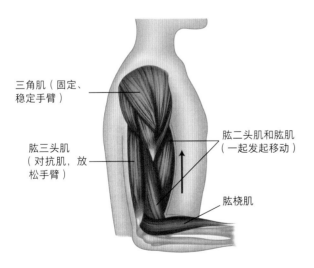

三角肌（固定、稳定手臂）

肱三头肌（对抗肌，放松手臂）

肱二头肌和肱肌（一起发起移动）

肱桡肌

图2.8　屈肘：肱肌和肱二头肌作为主动肌（原动力），肱三头肌作为对抗肌，肱桡肌作为协同肌

固定器

协同肌在活动中固定主动肌起点的附着骨时，为动作提供稳定的基础，因此常被更具体地称为固定器或稳定器。在上肢运动过程中稳定（固定）肩胛骨的肌肉就是很好的例子。仰卧起坐是另一个很好的例子。腹肌附着在肋骨和骨盆上。腹肌收缩实现卷腹，屈髋肌则将作为固定器发挥协同作用，以防止腹肌使骨盆倾斜，从而使骨盆静止以保证上身向前卷曲。

稳定肌和动力肌

骨骼肌可大致分为两类：

1. 稳定肌，主要作用是稳定关节。它们由慢肌纤维组成，提供耐力，并在维持姿势中起辅助作用。它们可以进一步细分为主要稳定肌和次要稳定肌：其中主要稳定肌在靠近关节的旋转轴线处有非常深的附着点；次要稳定肌力量更强，有承受较大力量的能力。稳定肌对重力起作用，随着年龄的增长，稳定肌会变得越来越弱（Norris，1998）。如：多裂肌和腹横肌为主要稳定肌，臀大肌和大收肌为次要稳定肌。

2. 动力肌，主要负责运动。它们所在的位置更表浅，与稳定肌相比虽不够强大，但能产生更大范围的运动。它们通常跨过两个关节，由能产生动力但缺乏耐力的快肌纤维组成。动力肌协助完成快速或急促的运动，并能产生强大的力量。随着年龄的增长和使用次数的累积，动力肌会逐渐变短，如股后肌群、梨状肌和菱形肌。

重要的是，所有的骨骼肌都可以是稳定肌或动力肌——这取决于身体的运动和位置，以及肌肉当时的作用。

肌肉收缩的类型

肌肉运动可以分解为3种类型的收缩：同心、偏心和静态（或等长）。在许多活动中，如跑步、普拉提和瑜伽，这3种类型的收缩都能产生流畅、协调的运动。

肌肉收缩时，肌肉所附着的两块骨骼相互靠拢，这样的收缩被称为同心收缩。由于引发了关节运动，同心收缩也被认为是动态收缩。如：拿起一个物体时，肱二头肌会发生同心收缩，手臂向上移动到肩膀，肘关节弯曲。

偏心收缩与同心收缩一样，由于关节发生了运动，也被称为动态收缩（图2.9）。发生偏心收缩的肌肉被拉长时，可能是被施加了一个力量。肌动蛋白丝从肌节的中心被进一步有效地拉伸。

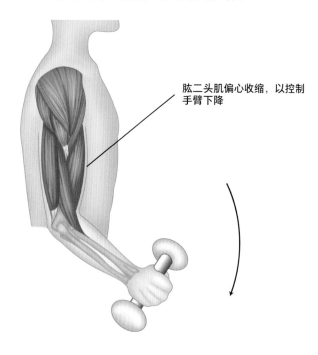

图2.9　当肘部伸展以降低一个重物时，肱二头肌的行为便是偏心收缩的例子。此时，肱二头肌通过逐渐伸长来抵抗重力，从而控制运动

在肌肉没有移动时产生力量，此时肌肉的长度保持不变，这种收缩方式被称为静态（等长）收缩（图2.10）。

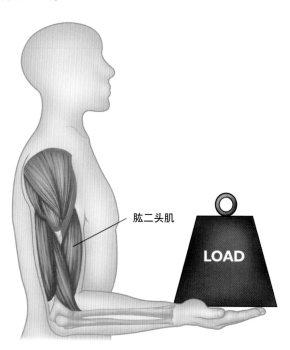

图2.10　静态（等长）收缩的例子：手持一个较重的物体，肘部静止并弯曲90°，保持不动

力的传递

杠杆是传输（但不产生）力的装置，并且由围绕固定点（支点）移动的刚性杆构成。更具体地说，杠杆由动力、阻力、刚性杆和支点组成。骨骼、关节和肌肉一起形成了有机体内的杠杆系统；在这个系统中，关节作为支点，肌肉产生力量，骨骼则承担着身体移动部位的重量。

可根据支点的位置、阻力（负荷）和相对动力来对杠杆进行分类。在一级杠杆中，动力和阻力位于支点的两侧。在二级杠杆中，动力和阻力位于支点的同一侧，或阻力位于支点和动力之间。最后，在三级杠杆中，动力和阻力位于支点的同一侧，但动力在支点和阻力之间起作用；这是人体中最常见的杠杆类型（图2.11）。

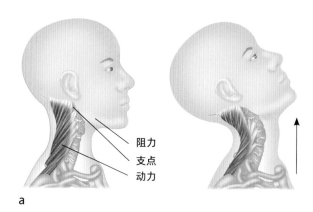

a

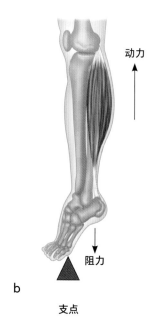

b

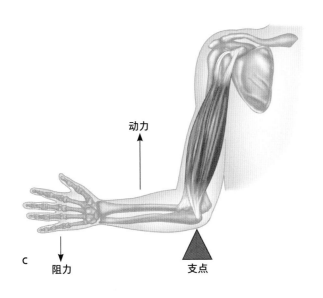

图 2.11　人体的杠杆示例：a 一级杠杆；b 二级杠杆；c 三级杠杆

力的产生

骨骼肌的力量直接反映了其产生力的能力。如果一个举重运动员可以举起 75 公斤的重量，那就意味着他的肌肉能够产生足够的力量来负重 75 公斤。即使没有举重，肌肉也必须产生足够的力量来移动它们所附着的骨骼。决定骨骼肌产生力的能力的因素很多，包括被激活的运动单位的数量和类型、肌肉的大小，以及关节的角度。

交互抑制（RI）

大多数运动都是由两个或两个以上的肌肉联合作用引起的，其中一块肌肉充当原动肌。通常，大多数原动肌都具有产生协同作用的肌肉来协助它们完成动作。此外，大多数骨骼肌均有一块或多块对抗肌，执行相反的行动。髋关节外展便是一个很好的例子，其中臀中肌作为原动肌，阔筋膜张肌（TFL）产生协同作用，内收肌作为对抗肌，与动力肌交互抑制。

交互抑制是当一块肌肉的对抗肌收缩时，该肌肉自动发生对抗的生理现象。在特殊情况下，主动肌和对抗肌可以一起收缩，这被称为共同收缩。

柔韧性

虽然骨骼、关节、韧带、肌腱和皮肤均对维持有机体整体的柔韧性有益，但是这些因素是无法人

为控制的。为了提高有机体的柔韧性，应该将肌肉和筋膜（鞘）作为柔韧性训练的重点。

骨骼和关节的构造方式限定了特定的运动范围。举例来说就是，不管我们多努力，膝关节不可能前屈。

韧带作为关节的稳定装置，将骨与骨连接起来。应避免拉伸韧带，否则可能导致关节的稳定性出现永久性下降，从而导致关节无力和损伤。

肌腱由结缔组织构成，强有力且柔韧性很高，它连接着肌肉与骨骼。肌腱在维持关节稳定中也起着一定作用，同时为关节灵活度提供了不到 10% 的作用，因此肌腱也不是拉伸的重点。

拉伸

了解柔韧性、肌肉和肌肉力学的相关概念，对理解"拉伸"十分有用。拉伸与健康的身体和良好的身材有关，是将身体的特定部位保持在能拉长肌肉和相关软组织的姿势上的过程（第 5 章）。

肌肉拉伸时会发生什么？

在进行定期的拉伸运动时，患者会注意到身体内部发生的许多变化，特别是在肌肉内部。身体的其他组织，包括韧带、肌腱、筋膜、皮肤和瘢痕组织，都会开始适应拉伸过程。

正如本章前面所讨论的那样，拉长肌肉从而增加运动范围的过程开始于肌肉内的肌节处。当身体某一个特定部位处于能使一块肌肉拉伸的位置时，粗肌丝和细肌丝之间重叠的部分开始减少。一旦达到这一点，所有的肌节都会完全伸展，肌纤维达到最大静息长度。此时，进一步拉伸将有助于延长结缔组织和肌筋膜。

筋膜的胚胎发育

纵观结缔组织的胚胎起源，我们会对激痛点的形成和位置有更深的见解（图 2.12）。激痛点会根据肌筋膜张力模式出现在肌外膜内，这种模式在胚胎发育的早期就已经开始形成，并且可能与胎儿在子宫内的姿势有关。这些张力模式随着生长发育而逐渐成熟，并且受姿势、体重增加和机械损伤等因素

的影响。筋膜支撑器官，包裹肌肉，汇聚形成韧带、腱膜，同时甚至与骨钙质渗透有关。

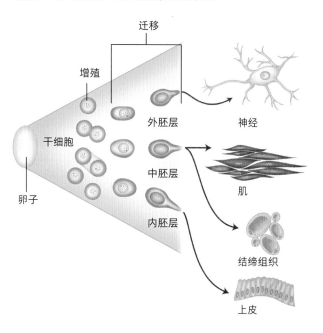

图 2.12 受精卵经过细胞增殖后发生迁移并分化成功能特化的组织

在胚胎发育的第 7 周末，胚胎的大部分器官、骨骼、肌肉和神经血管结构就已经准备就绪。"填充细胞"开始在这些结构周围扩充。这种填充物来源于中胚层组织，是由细胞、纤维和细胞间基质构成的原始筋膜（图 2.13）。基质呈果冻状，有一定的黏稠度。这种原始筋膜在身体的大多数部位，始终保持柔软状态，直到出生。然而，在一些部位，为了应对来自体内外的压力和张力，基质会发生汇聚并变得有一定的"方向"。在这些区域，韧带和肌腱开始形成。在这些组织中产生的压力和张力线，加上骨盐被释放，引发了原始骨化。随着骨骼的生长，一些结缔组织纤维融入"已分化"的韧带中。椎前软骨是一个很好的例子，它生长并进入中胚层结缔组织床。在这个过程中，它创造了一系列压力，有助于保持完整性，并为进一步的定向增长提供支撑。随着骨骼开始生长，拉力的复杂性和多向性形成了不同分化水平的脊柱韧带（黄韧带、后纵韧带等）。

此外，已经有可靠的证据证明原始器官生长依赖于中胚层细胞内基质。例如，"潜在的"胰腺只能在这种"原始"潜在筋膜的特殊存在下才能分化成一个成熟的器官。有人提出，原始或潜在的筋膜创

造了一个"特定的能量场"。在这个场中，器官的潜能细胞分化和成熟（Schultz & Feitis，1996）。当我们考虑到骨骼、肌肉、韧带和结缔组织的肌筋膜成分都具有一种特有的生长模式时，这可能更有意义。

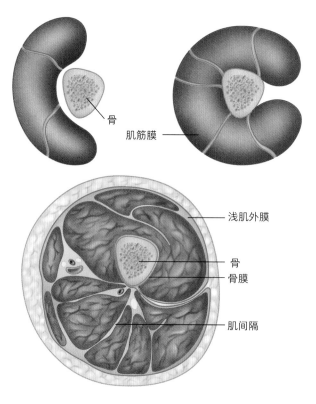

图 2.13 肌筋膜腔：肌筋膜与骨

发育中的肌肉与其周围结缔组织（肌筋膜）之间的关系是复杂的。应力线可能是理解它们之间关系的关键。有人提出，在胚胎发育的第 2 个月，结缔组织先于肌肉组织形成，一团"在这个定向拉力的作用下的潜在肌肉组织，分化为沿着拉力方向的成熟肌肉"（Schultz & Feitis，1996）。这些肌肉组织被定向拉力拉长。在这一点上，如我们所熟知的那样，它们通过有丝分裂进行细胞繁殖，并分化、成熟和增长，进而形成肌肉。

换句话说，应力是肌肉定向和发育的动力，筋膜沿着应力的方向生长。这也正好解释了为什么肌肉不是单一活动，而是相互联系的。例如，肱二头肌的收缩将对整个手臂、肩膀和颈部的筋膜施加力。筋膜既没有起点也没有结止点，由解剖学家根据其所在位置进行描述。仔细观察肌肉周围的肌筋膜，可以发现它们实际上是具有连续性的。这同样可以用来解释按压激痛点所涉及的疼痛分布模式。

3

激痛点及其形成机制

激痛点的定义

珍妮特·特拉维尔和大卫·西蒙斯（Janet Travell & David Simons，1992）对激痛点进行了定义："骨骼肌内可触及的、紧绷肌带内所含有的局部高度敏感的压痛点。"

这些高度敏感的点没有固定的大小，通常可被称为"小结节""小豌豆"和"大结节"。它们嵌在肌肉纤维内，可以被触摸到。如果这些点对压力敏感，那它们就是"激痛点"。激痛点结节的大小随着产生激痛点的肌肉大小、形状和类型的变化而变化。它们共同的特点是对压力敏感。由于痛觉过敏，当对它们施加压力时，患者往往会因为疼痛而畏缩；这被称为"跳跃标志"。

肌筋膜激痛点可能包含所有的骨骼肌和机械性肌肉疼痛类型。在儿童和婴儿身上，同样证实了它们的存在。疼痛或症状可直接归因于处于活动期的激痛点，或者疼痛可能因为潜在的或不活跃的激痛点的存在而逐渐加重。关于激痛点的调查和研究已经在特定患者群的身体各处进行。有越来越多的研究证据证明，骨骼肌疼痛与激痛点之间存在联系。激痛点的高发病率与肌筋膜疼痛、躯体功能障碍、心理障碍及相关的日常功能受限直接相关，这一点已经得到证实。

病因学（Dommerholt et al，2006）

激痛点形成的可能原因：

- 低水平的肌肉收缩；

- 肌肉压力分布不均匀；

- 直接性创伤；

- 异常的偏心收缩；

- 非条件肌的偏心收缩；

- 大幅度或大量的同心收缩。

胚胎发育

有证据表明，肌筋膜激痛点可能存在于婴儿和儿童体内（Davies，2004），并且在死后的患者肌肉组织中也出现过。

激痛点生长在肌筋膜内（因此被称为肌筋膜激痛点或MTPs），主要位于运动终板进入肌肉处的肌腹的中心（主要或中央）。但是，次级或卫星激痛点通常会伴随主激痛点生长。卫星点通常沿着应激的筋膜线生长，这些筋膜线在胚胎形成时就已经被建立了。外部因素，如衰老、身体形态、姿势、体重或先天性畸形也在激痛点形成中起关键作用。有人提出，肌筋膜激痛点是作为多模态受体被编织到肌筋膜线中的；这可能在脊索和体节分裂时就已经发生了。

证据

1957年，珍妮特·特拉维尔医生发现激痛点会"产生并接收"微小的电流。她通过实验确定激痛点活动可以通过肌电图（EMG）对这些信号进行测量来准确定量。她继而证明了可以通过相同的技术准确可靠地定位激痛点。

这是因为肌肉在静息状态下的电活动是"静默的"。当一小部分肌肉发生收缩时，如激痛点一样，电活动会产生小的局部峰电位。当使用单极有聚四氟乙烯涂层的EMG针头进行针刺时，事实证明激痛点可引起局部抽搐反应（LTR）（图3.1）。LTR表现为高幅度多相放电肌电图（Hong，1994；Wang & Audette，2000）。

激痛点已得到MRI的可靠证实，并且有大量的研究表明这种方法是有效的。事实上，只有几个问题还没有答案：

- 引起肌肉收缩的针头是怎样起作用的？
- 为什么会有抽搐痛？
- 为什么疼痛会很快消失？

进一步的证据

希纳等人（Shah et al，2003）进行了一个微透

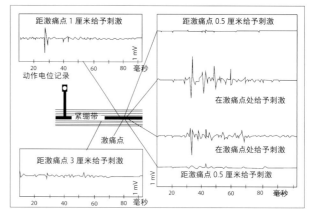

图3.1　兔子体内激痛点的局部抽搐反应；只有当针准确地放置在激痛点内时，LTR才被激发。（引自：Hong，1996）

析实验，将两个微管插入（在中空的针灸针内）斜方肌上部的激痛点内。一个微管用于泵送盐溶液，而另一个用于吸上局部组织渗出物；在超声引导下将微管从激痛点的外部区域精确地送入激痛点中心。

共9人参与研究；其中3人存在活跃性激痛点，3人存在潜在激痛点，另外3人无激痛点（对照组）。为了定位激痛点，首先对实验对象进行触诊，然后使用测力计（压力计）来测量引起症状所需的压力量。对9人斜方肌上方的同一区域进行测量。研究结果为激痛点内部的病理生理学提供了更多的线索，提示局部组织缺氧、急性炎症反应增强和pH降低（酸中毒）（表3.1）。

表3.1　微量透析结果

激痛点的类型	发现
活跃性	低痛阈，兴奋性增加，中度缺氧，低pH，P物质/缓激肽/去甲肾上腺素和白细胞介素−1浓度高
静息性	P物质、缓激肽、去甲肾上腺素和白细胞介素−1的水平适度升高
控制组	P物质、缓激肽、去甲肾上腺素和白细胞介素−1处于低水平

神经根痛和激痛点分布图

刺激激痛点引起的疼痛与神经受损引发的疼痛非常相似。但是，仍有几个关键的区别，如表3.2所示。建议进行神经测试以排除神经介入情况。

表 3.2　神经源性疼痛与激痛点疼痛区别

神经（根）引起的疼痛	激痛点引起的疼痛
特定的体表区域	可能跨越多个体表区域
皮肤敏感性丧失	皮肤敏感性不受影响
运动功能减弱，甚至瘫痪	运动功能减弱但没有功能丧失
不能由局部肌肉压力诱发	由局部肌肉压力诱发
深反射丧失	存在深反射

激痛点引起的疼痛有别于阑尾炎引起的肩部疼痛和心脏病引起的下巴或手臂疼痛。当对激痛点进行 5~6 秒的持续刺激时，与该激痛点相关的所有疼痛区都将出现疼痛。

针灸或指压穴位和激痛点

虽然激痛点和穴位可能有一些重叠，但它们并不相同。穴位是沿经络分布的局部高"能量"点。激痛点则是在肌筋膜组织中离散分布的结节，当受到刺激时，能引起特定且可被重现的区域性疼痛。

长期以来，穴位被认为是疼痛点或"阿什"点，常常位于特定的经络外部。部分学者认为它们是激痛点。有人提出，针灸穴位的一般理论可能是由古代中医对肌筋膜组织内可以明显被触摸到的激痛点的"解释"（Simons et al, 1998）。有学者（Chaitow, 1996）对此进行了更进一步的研究，并称激痛点和穴位之间有 70% 的相关性。

此外，有证据表明，在治疗期间穴位处存在激痛点时，疼痛会更容易得到缓解。

罗尔夫按摩治疗法（Rolfing；Hunt, 1997；Myers, 2001；Oschman, 2003）的倡导者已经根据由筋膜本身产生的生物能量场提出了"特定能量场"理论。有人认为，激痛点是沿着能量活动改变的方向发展的，或者至少是沿应力模式的改变方向。

纤维肌痛

"纤维肌痛是一种以疼痛放大、肌肉骨骼不适和全身症状为特征的复杂综合征"（Starlanyl & Copeland, 2001）。纤维肌痛意味疼痛位于身体的纤维结缔组织和肌腱组织中，同时纤维肌痛综合征的特征是广泛的肌肉骨骼疼痛和疲劳。引起该综合征的原因尚不明确。

像肌筋膜激痛点一样，纤维性疼痛源于结缔组织、肌肉、肌腱和韧带；同样不涉及关节。肌筋膜激痛点和纤维肌痛常常被混淆；然而，它们却是两个完全不同的概念。二者都可能与心理抑郁有关。与激痛点症状不同的是，纤维肌痛的起源被认为是中枢神经系统。斯塔兰利和夏基（Starlanyl & Sharkey, 2013）回顾了当前的证据，并主张虽然纤维肌痛和 MTPs 是不同的症候，但都是由中枢和（或）周围敏化维持的。

纤维肌痛患者描述的症状是"全身酸痛"（尽管有些患者确实描述了局部触痛点），但与激痛点患者不同的是，激痛点导致的是特定的和可重现的症状模式。纤维肌痛患者也称他们感觉到了肌肉"被拉"感或过度劳累。有时会出现肌肉抽搐，有时会有灼烧感。纤维肌痛在女性中的发病率高于男性，但与年龄无关。使用电子显微镜能成功拍摄到激痛点，可与纤维性点相区别。表 3.3 列出了他们之间的基本区别。

表 3.3　纤维肌痛与激痛点的基本区别（Juhan, 1987）

	疼痛的位置	疼痛类型	触诊的肌肉性质
激痛点	特定的且不连续的； 一般在周围神经末梢与肌肉形成运动终板的区域	可被描述的特定疼痛	紧张僵硬、温暖
纤维肌痛	一般性的中枢神经涉及的区域	模糊、酸痛、灼烧感、弥漫的和广泛的	面团似的和柔软的

查普曼反射点（压痛点）与激痛点

查普曼反射点是由弗兰克·查普曼博士（Frank Chapman）于 1920 年首次提出的。

查普曼将他的触诊发现描述为"位于皮下深筋膜的半固定的、坚硬的木薯粉珍珠"。查普曼反射点是将内脏疼痛与特定的病理情况联系起来的辅助诊断方法，同时也被用于骨病医学。

查普曼反射点是与激痛点有明显区别的不同实体。与激痛点（有特定的疼痛区域）不同，查普曼反射点总是小而离散的且伴有局部组织纹理变化；而且它们仅位于皮下。治疗师们认为，它们是器官系统内部功能障碍或病理的体外表征。目前的假设是，它们是由交感神经系统（SNS）的过度刺激引起的，进而形成了电解液的浓缩团，但是该假设目前还没有组织学基础。

营养与生物因素

西蒙斯等人（Simons et al，1999）认为，生化物质摄入的变化可能会影响激痛点的形成和（或）延续（表3.4）。格文等人（Gerwin et al，2004）详细叙述了该观点，称营养和生化因素共同决定了激痛点的发生和发展，在治疗中务必将二者均考虑在内。

表3.4 生化因素（Simons et al, 1999；Gerwin, 2004）

因子	发现
过敏/超敏反应	可能会有增强效果（Brostoff，1992）
激素	雌激素和甲状腺素缺乏可能影响内环境，引起激痛点产生和生长（Lowe & Honeyman-Lowe，1998）
慢性病毒、酵母菌或寄生虫感染	增加激痛点形成的可能性（Ferguson & Gerwin，2004）
维生素C缺乏	可能会延长激痛点的寿命
铁缺乏（铁蛋白缺乏）	10%~15%的慢性肌筋膜疼痛综合征患者存在缺铁现象（Simons et al，1999）；血清中铁含量减少15~20 ng/ml，最终低于50 ng/ml可能有更显著的影响（Gerwin et al，2004）
维生素B_1、B_6、B_{12}缺乏	可能会增加疲倦、疲劳和慢性激痛点形成的概率
镁和锌缺乏	对于部分人而言，常人的正常水平可能已经很低
维生素D缺乏	与近90%的慢性病患者的骨骼肌疼痛有关（Plotnikoff，2003）
细胞色素氧化酶	在肌肉痛患者中常处于低水平；与疲倦、寒冷、运动后极度疲劳和肌肉疼痛有关
叶酸	可能足以改变内环境，增加激痛点的产生和（或）生长的概率

自主神经紊乱

激痛点激活的另外一个重要特征是自主神经系统的改变。如上所述，各种炎性物质都会对中枢自主神经系统产生不同程度的影响。哈博德（Hubberd，1996）认为自主神经的改变是由肌梭发生功能紊乱引起的。格文和多莫赫尔特（Gerwin & Dommerholt，2006）提出了一个可能的机制，这个机制与运动终板上的 α 和 β 肾上腺素能受体有关。

上文所提到的活性激痛点周围可变化的化学环境（Shah et al，2003）也是交感神经促进和运动敏感的因素。这些化学物质能明显地增强血管收缩，促进交感神经释放去甲肾上腺素，以及增强对去甲肾上腺素的敏感性。此外，体液中白介素IL-8的存在也可能影响ANS的活动情况。IL-8已被证实可诱导机械性超痛觉，而机械性超痛觉是由 β - 肾上腺素能受体对抗肌所抑制的（Shah et al, 2005）。

已知的症状包括：

- 多涎——唾液产量增加；
- 溢泪——眼泪异常溢出；
- 结膜炎——眼睛变红；
- 上睑下垂——眼睑下垂；
- 视觉模糊；
- 鼻腔分泌物增加；
- 鸡皮疙瘩。

鉴别诊断

其他伴有肌肉疼痛和激痛点症状的疾病（Dommerholt & Issa，2003）：

- 甲状腺功能减退症；
- 系统性红斑狼疮（SLE）；
- 莱姆病；
- 埃里希体病；
- 白色念珠菌感染；
- 肌腺（嘌呤核）苷酸脱氨酶缺乏症；
- 低血糖；
- 寄生虫病（吸虫、贾第鞭毛虫、阿米巴病）。

激痛点与肌肉纤维类型

所有的肌肉都是含有1型和2型纤维的纤维束（Janda，2005；Lewit，1999）。这与未经治疗的慢性症状的发展有直接的联系。

1型纤维是姿势型的，倾向于通过缩短和变得高张来应对压力或过度使用。1型纤维含量高的肌肉中产生的激痛点可能需要更长的时间才能对治疗做出反应。

2 型纤维是为爆发性的短期活动而产生的，在长期或持续的压力下，往往变得无力、萎缩和高张。2 型纤维含量高的肌肉中产生的激痛点对治疗的反应时间相对较短。

激痛点的形成与姿势

不良姿势是肌筋膜激痛点的一个强有力的"激活因素和保持因素"（Simons et al，1998），在慢性激痛点综合征中起重要作用。姿势肌中 1 型纤维的比例较高，这个特征可能会导致形成一个更具抵抗性的激痛点。人类是四肢动物，和我们的表亲一样，我们天生就应当四处走动和寻找食物。我相信，如果让一只大猩猩一直待在椅子上，情况也会变糟！

事实上，目前许多职业都需长期坐在电脑屏幕前。人体工程学是一个蓬勃发展的行业，致力于研究人与工作环境的相互影响；对多数人而言，在电脑屏幕前度过漫长而单调的日子常导致习惯性的不良姿势。在可能的情况下，必须确定其异常位置及它们是如何影响患者症状的，并在人体工程学方面的建议下，通过治疗和（或）锻炼进行补救。

最常见的机械力学适应不良有：

- 头前屈姿势（上交叉模型，Janda）；
- 圆肩（上交叉模型，Janda）；
- 头偏向一侧——听电话姿势；
- 职业性的 / 人体工程学压力源；
- 不挺拔的站姿（下交叉模型，Janda）；
- 不挺拔的坐姿（如电脑屏幕 / 人体工程学）；
- 跷二郎腿；
- 习惯性姿势；
- "摇摆"的姿势（下交叉模型，Janda）；
- 驾驶姿势；
- 脊柱侧凸；
- 关节不稳定性；
- 负重或受压；
- 先天性下肢短小（PSLE）。

激痛点常在下列姿势肌中出现：斜方肌上部、肩胛提肌、胸锁乳突肌、竖脊肌、腰椎的韧带、臀

大肌、腓肠肌、比目鱼肌（图 3.2）。

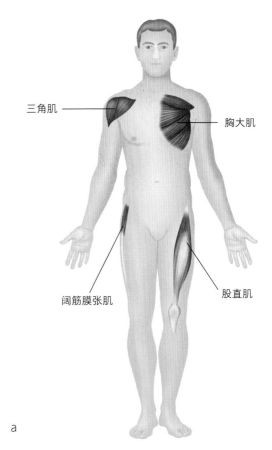

a

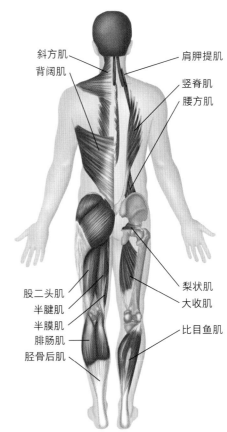

b

图 3.2 人体大部分的姿势肌：a 前视图；b 后视图

与姿势相关的激痛点和"交叉模型"

整骨疗法、脊椎按摩疗法和其他物理治疗方式均遵守身体内从上到下、从左往右的"交叉模型"的相互关系。让达（Janda，1996）记录了两种最常见的"交叉"姿势张力模型——上部和下部。梅尔斯（Myers，2001）在其开创性的《解剖列车》（*Anatomy Trains*）一书中进一步探索和发展了这些观察结果。这些肌筋膜张力模式对激痛点的产生和慢性发展有着深远的影响。激痛点可以在下面所列的肌肉中找到。

上交叉综合征

上交叉综合征可以在"圆肩、下巴前伸、瘫坐姿势"中被观察到，会影响正常的呼吸。在这种情况下，通常会在颈部、肩部、胸部和胸椎处出现疼痛（这些部位常出现活动受限）。通过盂肱关节可以画出一个斜行交叉，表明肌肉之间功能的"交叉"变化。图 3.3 显示了上交叉模型中受影响的主要肌肉。

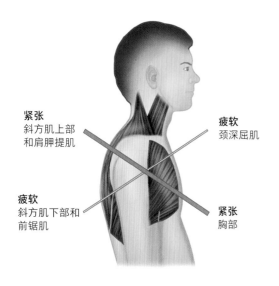

图 3.3　上交叉综合征

下交叉综合征

下交叉综合征可以在"摇摆"姿势、腹部和臀部肌无力，以及竖脊肌、腰方肌、TFL、梨状肌和腰大肌过度紧张等情况下被观察到（图 3.4）。

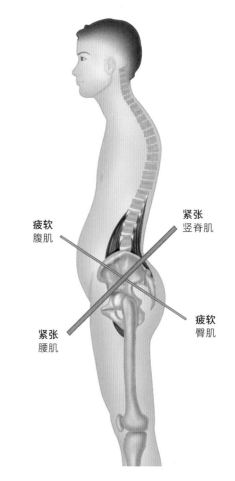

图 3.4　下交叉综合征

肌节内的激痛点

肌肉收缩发生在肌节层面（第 2 章）。即使是最细微的动作，也需要数百个肌节的协调收缩。肌丝滑动需要：（1）来自局部运动神经的原始刺激或冲动；（2）能量；（3）钙离子。

运动的生理机能

大脑想要移动肌肉时，它会通过运动神经立即发出信息。局部运动神经末梢通过产生大量的乙酰胆碱（ACh）来传递冲动，从而引起肌节活动增加。此过程中所需的能量由细胞中的线粒体（能量中心）提供。钙离子在骨骼肌的肌质网内（图 3.5）。

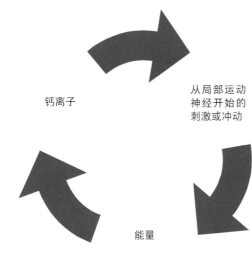

钙离子

从局部运动
神经开始的
刺激或冲动

能量

图 3.5　神经冲动引发肌肉收缩的流程

激痛点的病理生理特性

综合激痛点假说（ITPH）

ITPH 是最新的理论 / 实践假说：它解释了大部分的激痛点现象，并且是基于迄今为止最好的电诊断和组织病理学证据提出的。1981 年，特拉维尔和西蒙斯将之称为"能量危机理论"（Simons et al, 1998），多年来该领域的多位学者对 ITPH 进行了深化。

激痛点出现在肌节和肌梭外运动终板呈过度活跃状态的区域。显微镜检查表明，此时肌动蛋白和肌球蛋白肌丝停止相互滑动并被卡住。雷丁格等人（Reitinger et al）于 1996 年报道了线粒体中的"病理性改变"。

在这些肌丝内，A 带宽度增加的同时 I 带的宽度减小。受影响的肌节保持永久的"激活"状态，直接导致肌丝的收缩和相互"缠绕"。凝胶样的肌联蛋白与肌纤维发生棘齿效应，进一步阻止了它们的分离，因此肿胀、收缩的肌动蛋白和肌球蛋白被卡在 Z 带中（Dommerholt et al, 2006）。

最新的电生理学研究显示，"活动期激痛点"的电活动来自功能失调的异源性运动终板区域，而不是来自（如先前认为的）肌梭。研究显示，马、兔子和人类的"终板区"在正常情况下的放电频率为 10 ~ 1000次（Simons et al, 2002; Dommerholt et al, 2006）。

组织学检查显示，激痛点附近钙和 ACh 水平异常，ATP 缺乏。值得注意的是，格林内尔等人在 2003 年证实了肌肉的拉伸和（或）张力过高引起的整体蛋白肽在运动神经末梢的滑动，能进一步引发过量的 ACh 释放，但不需要钙离子。激痛点周围环境中的其他异常化学物质有（Shah et al, 2003）：

- 前列腺素；
- P 物质；
- 细胞因子；
- 缓激肽（BK）；
- 氢离子（H^+）；
- 降钙素基因相关肽（CGRP）；
- 肿瘤坏死因子（TNF-α）；
- 白细胞介素 IL-1β、IL-6 和 IL-8；
- 血清素；
- 去甲肾上腺素。

这些化学物质相互作用，是各种反馈环路的一部分。例如，已知缓激肽能激活和敏化肌肉疼痛纤维（伤害感受器）。这可能有助于解释一些炎症性痛觉过敏、压痛、疼痛及慢性激痛点患者疼痛阈值的降低。

能量危机的恶性循环

持续的功能障碍和肌节收缩会导致局部的细胞内和细胞外的化学变化，包括：

- 局部缺血 / 缺氧；
- 新陈代谢需求增加；
- 能量增加（需要维持收缩）；
- 钙离子重吸收到肌质网失败；
- 局部炎症（促进修复）；
- 局部血管上的受压或分水岭效应；
- 能量危机；
- 产生炎症因子［使局部自主神经和伤害感受（疼痛）纤维敏感］。

如果这种情况持续一段时期，上述变化将导致恶性循环。钙不能被肌动蛋白和肌球蛋白肌丝吸收，导致肌节出现"障碍"（图 3.6）。

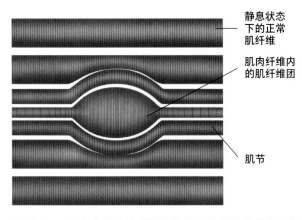

图 3.6 一个含有 100 个缩短的肌节，但无神经刺激和相关紧绷肌带的激痛点

这种异常情况的进一步发展结果是局部急性和慢性炎症细胞的迁移。炎症是级联反应：这种级联机制开始于功能失调的肌节周围。炎症带来的敏感物质，如缓激肽和 P 物质，是存在于神经细胞中的肽，不仅会增加胃肠平滑肌收缩，而且还引起血管舒张。这具有刺激局部（小）疼痛纤维和局部自主纤维的效应，其反过来又会增加 ACh 的产生，并因此形成恶性循环。

最终，大脑向激痛点所在的肌肉发出一个信号，使其进入静息状态，从而导致肌肉的高张、无力、缩短和纤维化（肌肉僵硬），以及其他肌肉群的反射抑制。在显微镜下，这些纤维呈"红色锯齿状"。因此治疗的目的是阻断和减弱这种恶性循环（图 3.7）。

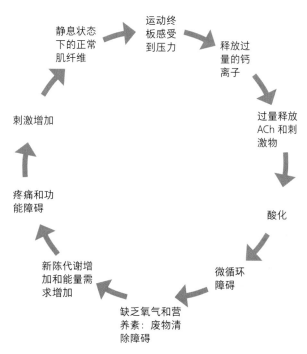

图 3.7 疼痛环：激痛点形成假设——环中的这些单独链接并不总是以这样的顺序发生。（引自：Starlanyl & Sharkey，2013）

其他理论还有神经根病变理论和多模态理论。

神经根病变理论

颜质灿（Gunn，1997）、奎纳特和科恩（Quintner & Cohen，1994）提出了激痛点形成的另一种机制。该理论认为激痛点与椎间盘病、神经根压迫和椎旁肌痉挛有因果关系。该理论指出，神经根受到刺激会产生神经血管信号，引起远端肌肉痉挛，是形成激痛点的发病源（图 3.8）。

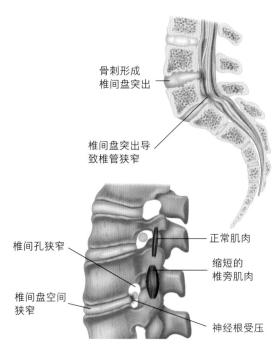

图 3.8 神经根受压

多模态理论

多模态理论是川北町等人（Kawakita et al, 2002）提出的，这种替代假设将激痛点描述为"敏感的神经结构"，称之为多模态受体（PMR）。

他指出 PMR 是一种伤害感受器，对机械、热和（或）化学刺激有反应。这些 PMR "感觉终端"可能以"游离神经末梢"的形式存在于全身的各种组织中（图 3.9）。理论上，潜伏的 PMR 会在某些生理刺激下被"激活"，并变得一触即痛，成为我们所称的激痛点。该观点虽然有些激进，但确实阐释了一些激痛点的研究结果。川北町（Kawakita）进一步提出 PMR 可以用以解释针灸和激痛点之间的联系。

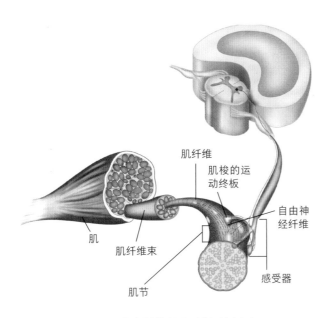

肌纤维

肌梭的运动终板

肌

肌纤维束

肌节

自由神经纤维

感受器

图 3.9　疼痛纤维积聚（树／树突）

外周与中枢敏化

疼痛是医学界的一个复杂领域，目前的研究已经有了一些与激痛点产生和持续相关的发现。疼痛系统需要足够敏感才能检测到潜在的有害刺激。但在产生了激痛点的情况下，系统最终会变得过于敏感，给有机体带来痛苦的同时也无其他益处。超敏的产生是因为疼痛路径在传递疼痛信息时实际上增加了信息的敏感性，而对于MTPs，该敏感机制已经逐渐明了。

外周敏化

在肌筋膜激痛点（MTPs）发展的 48 小时内，如果未经治疗，会引发炎症、慢性促进，以及宿主肌肉反馈的变化。在生理上，多模态伤害感受器的兴奋阈值（上文讨论过）会下降，即使通常无害的光刺激也能激活它们。在"疼痛纤维"敏化之后，通常非疼痛性刺激也能引起疼痛（Schaible，2006）；此外，机械性不敏感的神经纤维可能变成机械敏感的神经纤维。"这种静默的伤害感受器的增加使得传入脊髓的伤害性感受显著增加。静息放电可在痛觉感受器中得到诱导或增加（Schaible，2006）。这种情况的发生是因为慢性的处于活动期的激痛点向脊髓持续地传入信息。

可能的机制：

· 从伤害感受器终端释放的 P 物质带有可用于中枢处理的伤害性信号，并且可改变局部微循环和血管渗透性，导致局部水肿，激活机械感受器和伤害感受器，随后增加压痛感和疼痛感。

· 这些产生疼痛的物质的持续激活会引起外周和中枢痛觉反应的改变。

相关研究已经表明，多达 50% 的肌肉神经由伤害感受器组成，同时这些伤害感受器也支配着肌肉周围的结缔组织。这就是为什么在触诊肌肉时会产生严重的、精确的压痛。伤害感受器的持续激活会导致外周敏化，因此初级传入伤害感受器对自然刺激表现出较强的反应性。

中枢敏化（脊髓过度兴奋）

随着时间的推移，外周的变化传入深层的神经系统，这种模式就会在中枢建立起来。脊髓表面、深部和腹侧的反应特性会产生明显的变化（Schaible，2006）。这是神经可塑性的一种表现形式：在致敏之后，某一节段的神经元对炎症组织的刺激做出反应的比例增加。这种效应在脊髓头、尾两端上、下多个节段内被放大，这可能会导致其他MTPs 的激活阈值降低。

其更深层次的意义是：某一区域的慢性激痛点可能会使得传入节段上下多个脊髓节段均变得敏感。随着时间的推移，将导致中枢神经系统某一类神经可塑性的改变。这也将降低远离源头的其他区域的疼痛阈值，并可能降低疼痛分布区内其他潜在激痛点的疼痛阈值。中枢敏化可能持续数周、数月甚至数年，这取决于刺激的持续时间。

可能的机制：

· 肌肉伤害感受器的持续激活——诱导神经可塑性改变和后角神经元的敏化。

· 来自骨骼肌的伤害性输入远比来自皮肤的伤害性输入更能有效地诱导脊髓神经的可塑性改变。

· 初级传入伤害感受器的重复刺激导致动作电位放电逐渐增加——这种现象被称为"饱和"，可能会使神经元敏感性增加 20 倍。

• 其结果是因 N-甲基-D-天冬氨酸（NMDA）受体被激活——中枢致敏作用，引起脊髓后角中的疼痛强度和神经元敏化增加。

• 后根神经节的感觉神经元开始对机械刺激敏感，所以轻微的疼痛刺激也能引起更强烈的痛苦——机械性痛觉过敏。

• 来自活跃激痛点的持续性伤害信息的传入可能不仅会使后角神经元敏化，还会导致痛觉过敏和异常性疼痛，而且使得牵涉性疼痛区域扩大。

这种现象的潜在机制是先前多余的突触在后角被激活，以及新的脊髓末梢的产生，增加了后角的突触连接，这就是活跃性激痛点通常会存在牵涉性疼痛的原因。

外周和中枢敏化都会产生严重的不良后果：因此，建议尽快干预这一过程。好消息是，已经有证据切实地证明，肌筋膜激痛点疗法和干针疗法可以减少这些影响。

激痛点的分类

根据位置、触痛和持续时间，可将激痛点分为：中心（或主要）激痛点、卫星（或次要）激痛点、附属性激痛点、弥散性激痛点、非活跃性（或潜伏）激痛点和活跃性激痛点。

中心（或主要）激痛点

中心激痛点是指活跃时最为显著和"气色好"的激痛点，也就是通常被人们谈到的激痛点。中心激痛点总是存在于运动终板进入肌肉的位置——肌腹的中心位置。

注意：了解肌肉形状和纤维排列至关重要。例如，在多羽肌中，可能有几个中心点。另外，如果肌肉纤维是斜向的，则可能导致激痛点位置的变化。

卫星（或次要）激痛点

卫星激痛点是由于中心激痛点的作用而产生于其牵涉性疼痛区，作为响应的激痛点。在这种情况下，中心激痛点仍然是治疗干预的关键：一旦中心激痛点得到有效的治疗而进入非活跃状态，卫星激痛点通常

也会跟着被消除。显然，卫星激痛点也可能对治疗具有适应性，直到主要的中心激痛点被削弱为止；这种情况通常在脊柱旁和（或）腹部肌肉中出现。

附属性激痛点

如第 1 章所述，肌筋膜是一个连续的统一体。在肌腱附着骨骼（肌腱-骨质交界处）的区域通常疼痛剧烈（Simons et al，1998；Davies，2004）。这可能是压力汇聚的结果。该作者还提出，附属性激痛点可能是由相关联的慢性肌筋膜激痛点导致的。已证实，当中心激痛点得到治疗时，附属性激痛点的触痛也会相应地减轻，因此将这些激痛点称为附属性激痛点。此外，有学者指出，如果原发性和附属性激痛点未得到治疗而慢性发展，可能会促发和加速关节的"退行性改变"（Simons et al，1998）。

弥散性激痛点

激痛点有时会发生在多个中心激痛点之外的多个卫星激痛点周围。当出现严重的躯体畸形时（如脊柱侧凸），大面积的躯体会受累。在这样的情况下，二级激痛点呈弥散性分布。这些弥散的激痛点通常沿着应力或应力模式的改变反向发展。

非活跃性（或潜在）激痛点

体内含有的感觉上与激痛点相似的肿块或者结节，可以被称为潜在激痛点。它们可以发生在身体的任何部位，通常是次级激痛点。但是，这些激痛点并无痛感，而且不会引出相关的疼痛通路。肌肉内非活跃性激痛点的存在可能会增加肌肉硬度。有人认为，这样的激痛点在久坐的生活方式中更常见（Starlanyl & Copeland，2001）。值得注意的是，如果（重新）刺激中心或主要激痛点，潜在激痛点可能会重新被激活；外伤和损伤后也可能出现再激活现象。

活跃性激痛点

活跃性激痛点往往是中心或卫星激痛点。很多类型的刺激都能激活潜在激痛点，如在疼痛时强迫肌肉活动。这种情况常出现在传导通路发生障碍而

活动增加时；此时，可能会形成多个分散的激痛点。活跃性激痛点既存在触痛，也能引发牵涉性疼痛。

激痛点的症状

牵涉性痛

疼痛是一个复杂的症状，体验因人而异。但牵涉性痛是肌筋膜激痛点的诊断性症状。

最常见的牵涉性痛应该是内脏牵涉性痛，如心脏疼痛。心肌梗死（心脏病发作）通常不会出现胸部疼痛，而是表现为左臂、手部及左下颌的疼痛。胚胎时期的生皮肌节决定了这类疼痛的出现。心脏、下颌和手臂由相同的肌节发育而来。

肌筋膜激痛点产生的牵涉性痛与内脏牵涉性痛有所不同。它是精确的弥散性分布或区域性分布。且其疼痛分布区域恒定，没有种族或性别差异，因为刺激一个活跃的激痛点会产生疼痛。

患者描述激痛点疼痛区域的疼痛时，往往会描述疼痛的深度和程度；运动会加剧疼痛，使疼痛变得尖锐。如头痛，患者常出现的一类疼痛是在移动头部和颈部时疼痛会加重，变得尖锐。疼痛的强度会因以下因素的变化而变化（这个清单并不详尽）：

- 位置（附着点更敏感）；
- 激痛点敏感程度；
- 活跃或潜在激痛点；
- 中心或卫星激痛点；
- 激痛点的位置（有些区域比较敏感）；
- 相关的组织损伤；
- 位置/宿主组织僵硬度或柔韧性；
- 老化；
- 激痛点的慢性发展。

体格检查

我们描述触觉的语言并不十分复杂，不幸的是还没有找到一个合适的词汇来对激痛点的触觉进行分类。考虑到这一点，我将尝试对激痛点的触觉进行分类：

- 针尖大小的小结节；

- 豌豆大小的结节；
- 大肿块；
- 多个相邻的大肿块；
- 存在激痛点的半紧张状态的肌肉，感觉像绳索；
- 临近的条索状的肌肉带像一盘意大利面；
- 激痛点处的皮肤比周围皮肤稍暖（因为激痛点会导致更多的代谢活动和自主神经活动）。

检查

检查可以采用站位、坐位或卧位。根据被检查区域和肌纤维的大致类型进行选择。当怀疑负荷是加重疼痛的因素时，可以在负荷下检查肌肉。由简入繁，我将先从胸大肌的检查及其激痛点开始介绍。

胸大肌的中心激痛点位于肌肉的锁骨端。手呈钳样进行胸大肌区域的激痛点检查是最佳方式（图3.10）；而当激痛点位于胸骨旁肌纤维内时，则应采用平指触诊。

步骤：

- 引导患者（坐着或站立）将手臂外展90°，以使肌肉处于适度的紧张状态。
- 触到结节或紧张肌带。
- 感觉到肌肉有跳动的迹象或抽搐反应。
- 压力能重现患者所经历的症状。
- 压力能引发牵涉性疼痛。

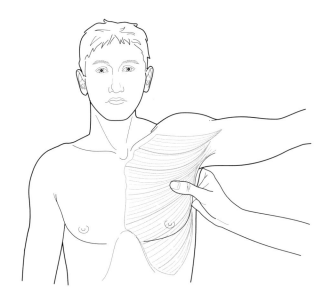

图3.10　胸大肌检查

维持因素

已经证实激痛点存在多个维持因素。以下一个或多个因素的存在可能会导致激痛点长期无法消除：

- 老化；
- 姿势（包括工作）；
- 肥胖；
- 厌食症；
- 瘢痕组织（手术后）；
- 体育、爱好、习惯；
- 压力和应力；
- 代谢紊乱；
- 疾病；
- 睡眠障碍（包括呼吸暂停）；
- 缺铁；
- 维生素和矿物质缺乏（叶酸，维生素 C、D、B_1、B_6、B_{12}，铁，镁和锌）；
- 先天性（骨性）畸形；
- 肌纤维类型；
- 肌纤维的方向 / 起源；
- 肌肉形状 / 形态（梭形等）；
- 心理因素——抑郁、焦虑、愤怒和绝望；
- 激痛点的慢性发展。

给患者的建议

一旦开始治疗，建议鼓励患者参与症状的自我管理。本书中，在"给患者的建议"标题下提供了一些具体的建议。作为一个更具概括性的概述，患者可能希望包含提示、技巧和建议等元素。

在此，仍然以胸大肌为例进行说明。

强化锻炼

瘦弱的肌肉，更易受到损坏，更易产生疲劳和伤病。在肌筋膜激痛点的发病机制中，瘦弱往往是促进因子：这是因为身体在肌肉虚弱、紧张、超负荷及运动终板受到过度刺激时会出现失代偿。

肌肉无法单独增强。如果要强化肌肉，请注意它们始终是相互关联的，需要制订一个全面的拉伸计划。可以参考瑜伽的设计理念。

拉伸

拉伸应该缓慢地进行，且不要跳跃式地进行。必须尽可能地对特定的肌肉进行拉伸。拉伸原则是，每次拉伸 3 回，力度应在每次深呼气时稍微加强。按步骤每天进行几次，每次 15～20 分钟，可参考第 5 章。胸大肌拉伸术如图 3.11 所示。

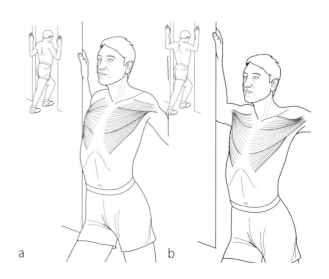

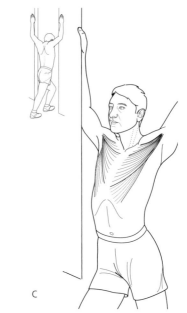

图 3.11　胸大肌拉伸术：a 上部纤维；b 中间纤维；c 下部纤维

忠告

能给出的大部分建议其实都是常识。发现和解决任何化学或营养物质缺乏问题。帮助患者分析不同的情况：例如"审视驾驶位置"和"审视日常工作情况"。例如针对胸大肌，可以询问患者日常压力或焦虑水平（肋骨呼吸力学）。如果患者乳房丰满，则可以建议穿戴更合适的胸罩。本书将针对每一块肌肉提供一些建议。

姿势

姿势在维持激痛点活度中可能起着至关重要的作用。坐姿、站姿不当是激痛点活跃的致病因素和维持因素。针对姿势的建议和练习通常是消除中心点和卫星点的关键（图 3.12）。

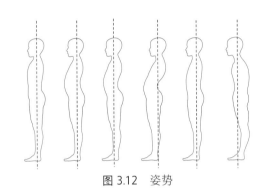

图 3.12　姿势

睡姿

有些患者晚上常会采用奇怪的睡姿来减少活跃性或者潜在激痛点的疼痛。在一些病例中，患者常常选择能够缩短受累肌肉的姿势睡觉，例如，将手放在头上方（冈上肌）或将手叠放在胸前（胸大肌）。在另一部分病例中，睡眠姿势可能是致病因素或维持因素。

工作姿势

有些患者可能在工作时进行体力或重复性活动；这些可能会在激痛点发病或维持中发挥作用。许多患者工作时需久坐；而图 3.13 向我们展示了一个正确的工作坐姿。

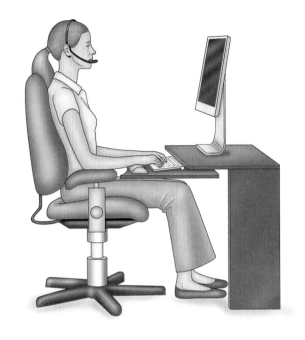

图 3.13　正确的工作坐姿

习惯性活动、兴趣爱好和运动

同样，询问患者是否在工作之余常执行重复性或习惯性的活动也很重要。例如，整天单腿站立，可能会使阔筋膜张肌超负荷。长期盘腿而坐则可能会影响一系列肌肉，如屈髋肌（髂腰肌）、臀部肌肉（臀肌及梨状肌）和大腿肌肉（四头肌）。大量吸烟者可能导致肩（三角肌）和手臂（肱二头肌）肌肉内形成激痛点。

某些爱好和运动也可能导致激痛点发病率升高。仔细询问是否有这些活动十分重要。能力水平如何？是否进行了热身和放松？求胜心如何？运动量是否适合年龄？姿势怎样？体形如何？身体健康状况怎样？这些问题往往可以使你了解到更多情况。这些问题将有助于实现治疗目标，并且可以据此在治疗期间为患者设定较合适的运动目标。

4 治疗技术与方案

触诊

触诊是艺术与科学的结合。开始时，应该尽量让患者放松，以更好地进入可能会产生疼痛的治疗过程。触诊是治疗激痛点的关键，需要经验的积累和全面的解剖学知识。周到的指导性质询亦至关重要，这样可获得详尽的病史，对患者而言也是一种有吸引力的方法。与患者交流十分重要：解释治疗过程，并允许患者参与到治疗过程中，可以减少患者的焦虑。患者也是治疗的关键，因为在治疗过程中需要依赖患者的反馈来确切定位中心激痛点的位置。

如何确定一个激痛点？

可通过以下特点识别：

- 受影响／宿主肌肉僵硬；
- 点压痛（剧烈疼痛）；
- 一个可触摸到的结节或者条索；
- 存在牵涉性疼痛；
- 患者的症状可准确地重现；
- 较周围组织暖（或冷）；
- 较周围组织更潮湿；
- 沙粒感；
- 激痛点区域皮肤弹性可能下降。

STAR/TART

骨病医学早就认识到肌筋膜激痛点的存在及其临床症状。1998 年，道林（Dowling）提出用 STAR 或 TART 来描述与肌筋膜激痛点相关的躯体功能障碍：

- 敏感度（Sensitivity）；
- 组织纹理改变（Tissue texture change）；

- 不对称（Asymmetry）；
- 活动范围缩小（Range of motion reduced）。

可使用什么工具进行触诊？

- 指尖触诊：务必剪短指甲（越短越好）。
- 平指触诊：使用指尖滑过肌肉纤维周围的皮肤（图 4.1a）。
- 掐捏触诊：用拇指和其他手指的指腹夹住或握住肌肉纤维，并来回摇动（图 4.1b）。
- 平掌触诊：腹部（内脏）触诊时使用。
- 手肘：优势是力量足。

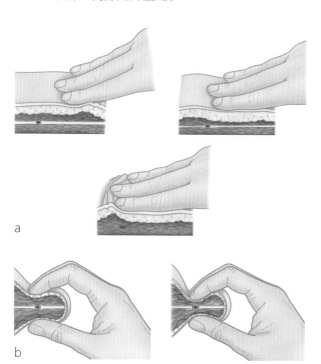

图 4.1　a 平指触诊；b 掐捏触诊

在触诊的过程中可能需要工具辅助，比如皮肤电阻针能精确测量皮肤电阻降低的程度（需要校准），而痛觉计则可用于测量由压力产生的压痛和疼痛。

"跳跃和抽搐"的迹象

该现象于 1949 年首次被描述（Good，1950；Kraft et al，1968）。首先，该现象在中心激痛点中更容易被发现。稳定的按压会产生剧烈的疼痛，并常导致患者跳开。使用快速掐捏触诊手法，或用针刺（更强）激痛点，往往会引起肌肉的局部抽搐反应

（Simons et al，1998）。抽搐是由疼痛纤维的兴奋性增强所致（第 3 章）。活跃性中心激痛点引起的疼痛通常能引发特定区域的牵涉性疼痛。

注射与干针疗法

干针疗法能有效地缓解激痛点症状，但会引起长时间的注射后痛苦（图 4.2）。表 4.1 是对何时使用注射 / 针刺或手法治疗的建议。

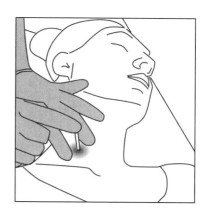

图 4.2　治疗技术

表 4.1　使用注射 / 干针或手法治疗条件推荐表

	注射 / 干针	手法治疗
没有经验的治疗师	不建议	不建议
是否具有侵入性	是	否
起效快	是	否
是否可以自助进行	否	是
激痛点总是可触及	否	是
患者低阈值	是	否
患者怕针	否	是
慢性过程	是	多数情况下需要多个疗程

针刺有 3 种不同的方法（Simons et al，1998）：

1. 注射局部麻醉剂（单次）；
2. 注射肉毒杆菌毒素 A；
3. 针灸针干针法。

有时单次注射便能起效，但是多数情况下需要多次注射。建议使用少量（小于 1 毫升）的非肌毒性麻醉剂。局部抽搐反应是判断刺入正确位

置的可靠指示，但肌电图监测具有更高的准确性和特异性。

以下是推荐使用的注射剂：
- 1% 盐酸普鲁卡因溶液；
- 盐酸利多卡因（0.5%）；
- 长效局部麻醉剂；
- 等渗盐水；
- 肾上腺素；
- 皮质类固醇；
- A 型肉毒杆菌毒素。

干针疗法

干针疗法（Simons et al，1998）也被称为肌内刺激法（IMS）和"颜氏技术"（由加拿大医生颜质灿博士开创）。"颜氏技术"借鉴了中国传统针灸技术，并结合解剖学和神经生理学进行了优化。

比较研究结果已经证实，干针疗法与注射麻醉剂（盐酸普鲁卡因或盐酸利多卡因）一样能有效消除激痛点。然而，干针疗法在 2～8 小时内会引起注射处局部酸痛；酸痛的强度有时明显会比注射局部麻药更大；酸痛持续时间有时会比注射局部麻药更长。

为了更好地进行实践，在治疗激痛点之前应该遵循一些原则：包括必要的培训、合适的保险、良好的卫生、激痛点的解剖或机械性风险，以及患者的知情同意。

干针疗法的并发症（Simons et al，1998）

气胸

气胸是干针疗法最严重的并发症之一。气胸是指空气进入脏层胸膜和壁层胸膜之间的胸膜腔的现象。气胸可能是局部的，也可能是完全的。气胸的症状包括呼吸和咳嗽时的剧烈胸痛、呼吸短促、胸闷。症状的严重程度可能存在明显的个体差异。其他可能的症状有疲劳、呼吸频率增加（呼吸急促）和心动过速。气胸可以通过胸部 X 射线影像进行确诊。任何怀疑有气胸者需立即转诊到医院，或者至少要做进一步检查，特别是听诊时发现呼吸音减弱

的患者。

气胸的发生率

日本的一项研究虽然存在选择性偏差，但其表明，在 255 例继发性气胸病例中有 9% 是针刺引起（Nakamura et al，1986）。另外的一项研究还报道了两例死亡病例（Gee，1984）。单侧气胸可能会引发严重的并发症，而双侧气胸则会危及生命。因此，建议不要同时对双侧胸部施行干针疗法。

感染

感染可能导致其他严重的并发症，如丹毒（一种通常由 A 群链球菌引起的细菌性皮肤感染）、病毒感染。免疫系统受损的患者（艾滋病毒/艾滋病、晚期糖尿病或药物滥用）需要特别小心。针刺时，应避免扎进关节腔或关节囊。淋巴水肿是针刺的禁忌证，会显著增加感染风险，应注意避免。

内脏、神经、静脉和动脉损伤

干针疗法引起的内脏、神经、静脉和动脉严重损伤较罕见。然而，浅静脉和动脉出血却相当普遍：一般来说，它们是无害的，但可能会导致血肿。为防止再次出血，应该直接加压止血，特别是对服用抗凝剂的患者来说。偶尔可能会触及神经，引起急剧的下肢或腹股沟区疼痛。通常情况下触及神经并不会造成损害，但是枕骨下区域、枕骨大孔与胸骨之间的区域需要特别注意。

自主神经症状

晕厥、头晕、眩晕，以及突然的多汗时有发生，但通常是短暂的。为了降低风险，治疗时患者应该呈仰卧、俯卧或者侧卧位。

断针或丢针

针的卷曲金属手柄可能会脱落，针头有被"吸入"体内的风险（我的一位同事遇到过这类情况），但这种情况十分罕见。一旦发生后果十分严重。为了避免出现这一情况，不应一直用手握住针柄，同时应该准备一组常规手术钳，以防万一。若在治疗中需要用到多根针，结束时需清点针的数量。

心律失常

对于植入心脏起搏器或除颤器的患者，应禁用肌内电刺激（IMES）。

怀孕

在传统针灸中，怀孕期间应避免使用部分穴位。但该观点并没有相关证据的支持。

卫生

卫生是保持健康的关键。对于干针疗法，相关的卫生措施包括清洁（如保持指甲短而干净）、洗手（至少用肥皂清洗10秒）、消毒和防护（使用手套防止感染）。在某些地区，当地卫生法规可能包括特定的临床卫生指南。

干针疗法的禁忌证

一般禁忌证

- 急性感染；
- 服用血液稀释剂；
- 患者不同意；
- 发热；
- 急症；
- 淋巴水肿；
- 血肿；
- 骨折固定术。

相对禁忌证

- 怀孕；
- 儿童；
- 精神疾病；
- 高感染风险，如HIV或糖尿病；
- 传染性疾病。

并发症

考虑并遵循禁忌证，专业的激痛点干针疗法是不会出现并发症的。常出现的不良反应是血肿。部分患者在治疗4天后，接受治疗的肌肉区域仍有局部酸痛或疼痛。这些情况，治疗前需向患者说明。

知情同意

建议获得患者的知情同意，无论是口头的还是书面的。

设备

干针

干针疗法需使用无菌的针灸针。目前在用的针灸针类型很多，最常用的是中国和日本的针灸针。中国针呈圆锥形，针尖是针体最细的部分。日本针则是圆柱形。针灸针非常容易钝，无论选择哪一种针进行治疗，均建议一次性使用。必须强调的是针灸针在患者之间不可交叉使用。根据本人的经验，50毫米×0.3毫米的针可用于治疗大多数的激痛点，但是对于一些更深层肌肉上的激痛点可能需要更长的针（最长可达10厘米）。

消毒液

尽管干针疗法的感染率很低，但还是建议针刺前使用消毒液（酒精或异丙醇）进行皮肤消毒。消毒时间应至少达30秒，以获得最佳的消毒效果。

锐器箱

使用过的针头需放入锐器箱内。不同国家的相关规定可能有所不同；如有需要，应根据当地主管部门的具体要求进行注册。

手套

戴（乳胶）手套是临床医生主要的自我保护措施，能防止意外的针刺伤；手套还是一个屏障，能降低感染的风险。为了安全起见，建议戴手套，至少实施触诊的那只手必须戴。

棉签和创可贴

当拔出针灸针时，偶尔会出现轻微的静脉或动脉出血。此时，应该使用酒精棉签按压1分钟，然后根据情况使用创可贴。

缓解焦虑的玩具

部分治疗师认为，在治疗时提供毛绒玩具或者枕头给患者，能够减少患者的焦虑，并增加依从性。

干针疗法

　　干针疗法虽然有不同的变式，但总体上是一项相对简单的技术。实施干针疗法时，患者可采用坐位、俯卧位、仰卧位或者侧卧位。一般建议采用卧位，这样不仅更舒适，而且能减少晕厥带来的风险。

> **步骤**
>
> 1. 找到中心激痛点；确定肌肉和肌肉纤维方向。
> 2. 注意神经、神经丛或血管在该区域可能出现的任何变异情况。
> 3. 根据肌肉形态和治疗技术选择握持方式：
>   （1）掐捏：用于斜方肌、胸大肌等。
>   （2）平指伸展：用拇指和食指在针两侧顺着肌肉纤维的方向滑动舒展皮肤。该动作有助于触诊和评估抽搐反应。
> 4. 垂直于肌纤维方向进针，直到出现抽搐反应。
>   （1）治疗时间从立即取出针头到将针头留在针头上长达 26 分钟不等。有证据表明，将针头留在原位几分钟就能减弱 C- 纤维的活性，缩短治疗后酸痛的持续时间。
>   （2）向不同的方向转动针头可以触及激痛点的不同区域；然而，研究表明，干针一旦刺入，则很难通过转动针头改变针尖位置（图 4.3）。
> 5. 格温等权威人士提出了"激痛点群"的概念，并提出一个新的针刺技术：在一个进针点通过干针进行轻柔而有节奏的抽刺，即在肌肉内移动针，然后刺入激痛点群中的另一个激痛点。
> 6. 旋转或扭动针头会损伤肌梭，故一般不推荐使用。

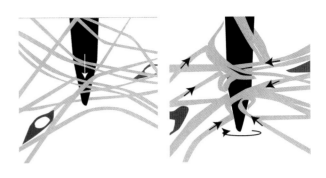

图 4.3　旋转针尖引起的"清理"效果

> **步骤**
>
> 1. 不需要像注射一样精准定位激痛点。
> 2. 向受影响 / 宿主肌肉喷 2 ~ 3 次喷雾，同时轻轻地将肌肉拉伸至完全伸展的状态。
> 3. 进行喷雾时，喷嘴与皮肤之间的距离应保持在 30 ~ 50 厘米，且与皮肤成 30° 角，无须瞄准某一点。

　　胸大肌干针治疗参考图 4.4 和图 4.5 所示。

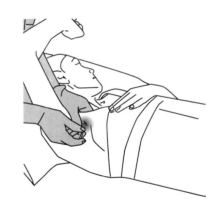

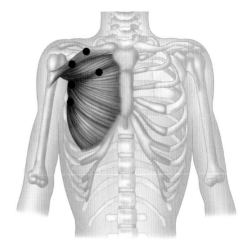

图 4.4　干针治疗方案

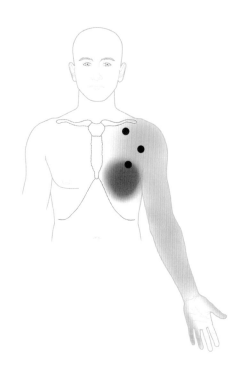

图 4.5　胸大肌针刺

干针疗法的辅助手段

以下辅助手段可有助于治疗慢性激痛点群：

- 激活肌筋膜平面；
- 轻扎骨膜（针对附属性激痛点）；
- 双针术；
- 神经根激活针刺术；
- 基底神经节术。

肌源性神经压迫综合征

当出现激痛点时，宿主肌肉会变短、增厚且效能降低。由于肌肉的含水量达 75%，且水的抗压能力较弱。所以当发生功能性肿胀时，往往会形成一条紧绷肌带，对周围组织产生压迫。这种情况在身体部分区域表现明显，如有神经血管束通过的胸廓出口。以下情况中的激痛点通过干针治疗效果明显：

- 枕大神经痛：
  — 头半棘肌
  — 斜方肌上部
  — 多裂肌

- 胸廓出口/进口综合征：
  — 前斜角肌和中斜角肌

  — 冈上肌
  — 冈下肌
  — 肩胛提肌
  — 背阔肌
  — 胸大肌
  — 肩胛下肌（手腕疼痛）

- 前臂——尺神经、桡神经和正中神经易被以下结构卡压：
  — 旋前圆肌
  — 旋后肌
  — 尺侧腕伸肌
  — 指屈肌
  — 肱桡肌

- 感觉异常性股痛：
  — 缝匠肌（主要）
  — 阔筋膜张肌（轻微）

- 坐骨神经痛（假性）：
  — 梨状肌

增生疗法

增生疗法也被称为"增殖治疗"或"增殖注射疗法"，由美国的乔治·S．哈克特（George S Hackett）于 20 世纪 50 年代提出。该治疗是向激痛点区域、肌腱或者韧带注射刺激物，据说可以增强"柔弱的结缔组织"并缓解慢性或顽固性肌肉骨骼疼痛。增生治疗通常由医生执行；其主要作用是稳定关节及其周围的软组织 ——对因关节功能障碍而引发的激痛点有较好的疗效。

常用药物：
- 高渗葡萄糖（糖）；
- 甘油；
- 利多卡因（一种常用的局部麻醉剂）；
- 苯酚；
- 鱼肝油钠（一种鱼肝油提取物的衍生物）。

注射点多在关节、韧带与骨附着处或激痛点内。

在增生疗法中，一般连续几个月每隔 2~6 周进行一次治疗，疗程通常为 3~6 个或更多。

喷雾与拉伸

1941 年，汉斯·克劳斯（Hans Kraus）率先使用氯乙烷喷雾与拉伸术治疗摔跤选手的疼痛和扭伤。从那时起，冷却技术几乎被用于所有激痛点治疗。使用喷雾几秒后便会出现肌松效果。

喷雾与拉伸术是治疗激痛点"最有效的无创方法"（Simons et al，1998）。氯乙烷喷雾不仅高度易燃，具有毒性，且降温效果过强。因此，氯乙烷喷雾的使用曾引发事故，造成数名医生和患者死亡。氟化气雾剂，如氟甲烷喷雾剂是一种安全的替代品，虽然它是氟碳化合物，但仍然可能会对臭氧层造成影响。而格鲍尔喷雾剂（Gebauer's Spray）无毒且不易燃，是个不错选择。基于机器的产品如 CRYO ＋人体冷冻法（Cryonics CRYO ＋）等更便于使用，且越来越受欢迎。

这些产品的生理基础都是"热冲击"。研究表明，这些技术对下丘脑有相应的作用。皮温的快速降低会激活自主神经反射通路，从而起到治疗作用。一般情况下，将皮温降低 2~5℃便能起效。目前公认的疗效有：
- 镇痛；
- 抗炎；
- 舒张血管；
- 肌松作用。

喷雾与拉伸禁忌证
- 冷过敏；
- 雷诺综合征；
- 皮肤过敏；
- 冷球蛋白血症。

喷雾与拉伸术

常规的喷雾与拉伸术都非常简单，不需要像干针或注射那样精确地定位激痛点；相反，只需要找到宿主肌肉并确定其纤维分布即可。但还是建议先进行激痛点定位，这样更能获得患者的信任。

步骤

1. **喷雾**处理是拉伸前的准备工作。喷雾时，喷嘴距皮肤 30~50 厘米，与皮肤成 20° 角，无须瞄准某一点。
2. **拉伸**是该技术的治疗部分。向受影响／宿主肌肉进行 2~3 次喷雾处理，同时轻轻地将肌肉拉伸至完全伸展。

何时使用喷剂与拉伸术
- 幼儿；
- 怕针患者；
- 激痛点注射后；
- 偏瘫后的中风康复；
- 重大创伤后，如骨折或脱位；
- 扭伤后；
- 有肌筋膜激痛点和高尿酸血症（尿酸过量）的患者；
- 慢性或抑制性激痛点；
- 附属性激痛点；
- 扭伤和烧伤后。

建议
- 建议根据特定的牵涉性疼痛定位中心激痛点，这能为患者提供一个接受治疗的合理缘由。
- 确保患者是饭后接受治疗，因为低血糖会加重激痛点疼痛。
- 在温暖舒适的房间进行。
- 治疗过程中使用毯子保暖，温暖的状态有助于肌肉放松。
- 在适当的时候遮住患者的眼睛。
- 不要只针对一处，否则容易引发烧伤或荨麻疹。
- 切勿强迫伸展。
- 如果患者焦躁不安，请让他们专注于自己的呼吸。
- 在实施喷雾与拉伸术前后，进行活动范围测试。
- 确保待治疗的肌肉处于完全放松的状态，在允许的情况下，可以使用坐位、侧卧位或者仰卧位。

• 为了使肌肉完全拉伸，固定肌肉的一侧，然后伸展另一侧（被动）。

> **步骤**
>
> 1. 不需要像注射一样精准定位激痛点。
> 2. 向受影响/宿主肌肉实施 2~3 次喷雾，同时轻轻地将肌肉拉伸至其完全伸展。
> 3. 喷雾时，喷嘴距皮肤 30~50 厘米，与皮肤成 30° 角，无须瞄准某一点。

使用喷雾与拉伸术治疗胸大肌如图 4.6 所示。

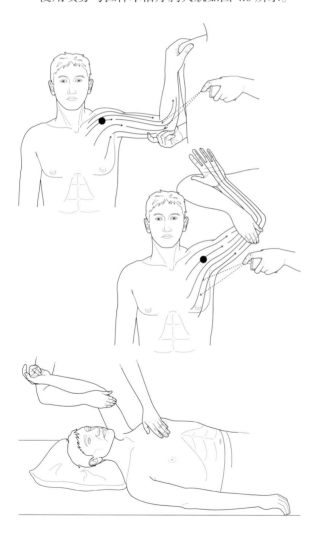

图 4.6　使用喷雾与拉伸术治疗胸大肌

徒手治疗激痛点的方法

尼尔-亚瑟技术

尼尔-亚瑟技术（NAT）是 1999 年由整骨治疗师赛门·尼尔-亚瑟首创的一项先进的治疗技术。最初，该技术被用于治疗复杂的肩周问题，如肌肩袖功能障碍、肩周炎综合征和粘连性关节囊炎。

NAT 涉及特定的可重复性和特异性神经肌肉及激痛点按摩、按压手法。NAT 技术将激痛点疼痛视为一个神经输入，可引起大脑传入神经和传出神经发生变化。通过 NAT，这些神经输入受到了有条不紊的管理，来回穿梭于主动肌、对抗肌内的激痛点及关节周围的超级激痛点之间。该技术的主要目的是在结构允许的情况下尽可能地减少神经传入。NAT 专门使用的自动反射包括：

• 协同作用；
• 交互抑制；
• 等长收缩后放松；
• 激活后抑制；
• 单纯易化；
• 协同易化；
• 自主神经反应；
• "疼痛阀门"；
• 脊髓反应；
• 神经可塑性。

英国剑桥艾登布鲁克医院进行的随机安慰剂对照试验（Weis et al, 2003）证明，NAT 是一项快速、有效且可靠的治疗技术。该技术现已被全世界范围内成千上万的治疗师用来治疗一系列常见的肌肉骨骼疾病（第 6 章）。

神经肌肉术（NMT）

欧洲版神经肌肉术由整骨疗法医生斯坦利·立夫（Stanley Leif）在 20 世纪 30 年代首创。而美国版神经肌肉术则由脊柱外科医生雷蒙德·尼莫（Raymond Nimmo）在 20 世纪 20 年代提出。NMT 包含一系列缓解或消除潜在性和活跃性激痛点的方法。

NMT 将激痛点治疗看作多维治疗方法的一部分。通过解决以下 6 个方面的问题来治疗疼痛（Chaitow & Delany，2000）：

• 局部缺血；
• 激痛点；

- 神经卡压；
- 姿势变形（生物力学）；
- 营养健康；
- 情绪健康。

肌疗法（MT）

肌疗法是由美国健身教练邦妮·普罗迪登（Bonnie Pruddent）根据特拉维尔、西蒙斯、颜质灿和尼莫的工作和研究创建的徒手治疗系统。

MT 被定义为综合评估、治疗和管理由异常的生物力学功能引起的神经肌肉骨骼疾病的方法。

在治疗时，治疗师会综合考虑患者健康和保健方面的多种因素 —— 个人的身体、心理和职业等方面。MT 可单独使用，也可与其他治疗方法及由其他专业医生提供的治疗方案结合使用。

徒手技术的详细步骤

（抑制性）按压术

（抑制性）按压术是治疗处于活跃期的中心激痛点的最佳方法。首先，需要对激痛点进行定位，可通过按压引发特定的牵涉性痛来进行判断（最好是能够重现患者的症状）。然后，再对该点施加直接的抑制性压力。虽然按压被认为是缺血性的，但目前采取的力道并不能将激痛点按压至缺血的程度，尽管你可能希望如此。该技术十分有效，与其他拉伸和放松技术结合使用效果更佳。我制订了一个包含当前方法的治疗方案。

倚靠在激痛点上比推动或按压它更为方便，对治疗师和患者而言也都更加舒适。这指的是，一旦找到激痛点，可以通过辅助工具将自身体重倚靠在该点上，而不去推动或按压它。

步骤

1. 识别激痛点。
2. 让患者处于一个舒适的体位，并保证受影响 / 宿主肌肉可以被完全拉伸。
3. 当在受影响 / 宿主肌肉上感受到明显的阻碍时开始缓慢地增加压力。在此过程中会感到不适，但不会有疼痛。
4. 持续施加压力直至感觉到激痛点软化。一般需要几秒到几分钟的时间。
5. 重复上述步骤，直到感受到下一个阻碍时再缓慢地增加压力。
6. 为了获得更好的治疗效果，可以尝试在这些重复步骤中改变压力的方向。

建议

移开时速度不可太快，否则会刺激激痛点使症状加重。感受并思考。

深部按摩术

深部按摩术比喷雾与拉伸术更有针对性，因此大多数权威人士认为深部按摩是最安全也是最有效的徒手治疗方法（Simons et al，1998）。

步骤

1. 让患者处于一个舒适的体位，并保证受影响 / 宿主肌肉可以被完全拉伸。
2. 根据需要润滑皮肤。
3. 找出并确定激痛点或紧绷肌带的位置。
4. 将拇指或工具放在紧绷肌带的边缘，使用另一只手来加固。
5. 施加持续的压力，直到感觉到激痛点变软，保持力的方向不变继续向紧绷肌带的附着点处按压。过程中会感到不适，但不会有疼痛感。
6. 反方向重复一次。

建议

移开时速度不要太快，否则会刺激激痛点，使症状加重。

深部按摩的一种变体是弹拨法，将工具垂直放置于紧绷的肌纤维带上方，然后进行缓慢而有节奏的弹拨，当触到激痛点时停住，然后轻微按压。该方法用于治疗翼内肌和咬肌激痛点尤为有效。

手动淋巴引流（MLD）

越来越多的证据表明，MLD 技术在治疗激痛点方面非常有效。实施手动淋巴引流，需要具备更精细的步骤和良好的淋巴系统解剖知识（图 4.7）。建议使用轻微的压力促进淋巴液的流动，不主张迫使血液流动。MLD 对由急性颈椎过度屈伸引发的斜角肌、颈前肌群及锁胸筋膜上的激痛点有特效。

活跃期激痛点已被证明会通过以下方式减慢淋巴液的流动（Simons et al，1998）：

· 斜角肌激痛点（特别是前斜角肌）引发的紧张会干扰胸导管淋巴液的流动。

· 与第 1 肋骨的压迫密切相关（仅次于前、中斜角肌的影响）。

· 淋巴的蠕动被斜角肌内的激痛点阻断。

· 手臂和乳房的淋巴回流被肩胛下肌、大圆肌和背阔肌的激痛点阻断。

· 流向乳房的淋巴液可能被腋前襞（尤其是胸小肌）进一步阻断。这种情况通常是长期不当的肩背姿势所致。

建议在深部按摩之前或之后使用 MLD，有助于清除组织中过多的毒素和废物（Chaitow & DeLany，2000）。

步骤（Harris & Piller，2004）

1. 使用轻柔且有节奏的压力进行交替式轻抚。
2. 拉伸皮肤，并沿着长轴和对角进行旋转。
3. 向期望淋巴流动的方向施加压力并拉伸（并不总是沿着淋巴流动的反方向）。
4. 在柔软或水肿区域使用轻柔的压力，在纤维化组织上施加较大的压力。
5. 最大压力不要超过 32 毫米汞柱。

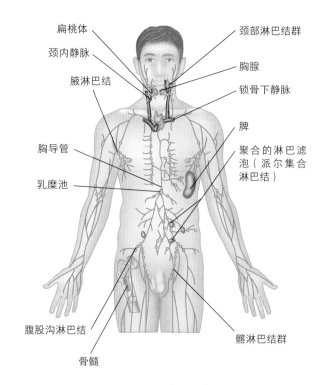

图 4.7　淋巴系统

（图中标注：扁桃体、颈部淋巴结群、颈内静脉、胸腺、腋淋巴结、锁骨下静脉、脾、胸导管、聚合的淋巴滤泡（派尔集合淋巴结）、乳糜池、腹股沟淋巴结、髂淋巴结群、骨髓）

拉伸与放松技术

拉伸与放松需要患者的积极参与，按要求主动收缩和放松受累肌肉（图 4.8）。这个序列构成了几种非常有效的抑制技术的基础：

· 等长收缩后放松（PIR）；
· 交互抑制（RI）；
· 收缩-放松/保持-放松（CRHR）；
· 收缩放松/对抗收缩（CRAC）；
· 肌肉能量技术（MET）；
· 位置释放技术（PRT）；
· 肌内效贴布。

如果考虑到过度刺激运动终板的概念，那么这些技术都是有效的，在本书第 2 章中已进行了讨论。通过固定激痛点时的收缩和松弛可以很好地规整肌节长度。这就形成了一个级联反应，可释放受影响的肌动蛋白和肌凝蛋白，减少能量危机。在这样的情况下，限制激痛点的同时绷紧松弛的部分（如在 PRT 中），效果更佳。

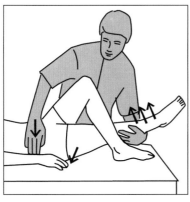

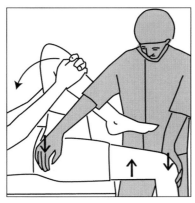

图 4.8 拉伸与放松技术

等长收缩后放松（PIR）

该技术最初是由卡雷尔·莱维（Kard Lewie）在 1981 年提出的。该技术完整的治疗步骤应包括协调的眼和呼吸运动（反射增强）（图 4.9）。

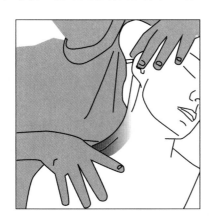

图 4.9 使用等长收缩后放松技术治疗斜方肌上部激痛点

交互抑制（RI）

该技术依赖于主动-对抗的神经反应。它常被用于增加其他技术的效果，有着"画龙点睛"的作用。

收缩-放松/保持-放松（CRHR）

该技术最初由整骨治疗师诺特（Knott）和沃斯（Voss）教授于 1968 年设计，主要用于增加僵硬关节的被动活动范围。该技术的原理与激痛点治疗有直接关系，就如我们讨论的那般，肌肉紧张常常是存在活跃性或潜在性激痛点的标志。

步骤

1. 识别激痛点。
2. 让患者处于一个舒适的体位，并保证受影响 / 宿主肌肉可以被完全拉伸。
3. 使僵硬的关节保持一个舒服的姿势，尽量接近其活动极限，并要求患者主动收缩受累肌肉。
4. 轻轻地抵抗患者的自主收缩。
5. 允许放松。
6. 在放松过程中，拉伸关节到一个新的极限。

收缩放松 / 对抗收缩（CRAC）

CRAC 是一种混合技术，融合了调节神经传入的等长收缩后放松和交互抑制两项技术。该技术能很好地治疗中度至慢性关节限制状态和顽强性激痛点，特别适用于疼痛强烈、棘手的区域。

步骤

1. 找到关节或软组织受限的原因或"咬合点"。
2. 收缩主动肌；放松主动肌。
3. 收缩对抗肌；拉伸主动肌。
4. 保持拉伸 15～30 秒。
5. 重复 3 次。

肌肉能量技术（MET）

广义的 MET 主要是用于改善肌肉骨骼功能和减轻疼痛的徒手治疗方法。

从历史上看，这个概念来自一种骨科手术诊断和治疗过程。患者根据要求活动肌肉，从特定的位置，向特定的方向，对抗医生施加的一个明确的阻力。MET 最初由弗雷德·米切尔（Fred Mitchell）在 1948 年提出，用于治疗躯体功能障碍，特别是活动范围减小、肌张力过度和疼痛。

该技术适用于以下损伤模式：

• 肌肉痉挛状态引起的活动范围减少；
• 僵硬；
• 高张性或低张性。

在神经元间损伤的情况下，关节发生功能障碍或部分出现功能障碍时，相关的主动肌也将受到影响。如果不进行矫正，最终对抗肌也会受影响，引起两个肌肉群的功能障碍。临床表现为该区域活动范围减小，并伴有疼痛和（或）压痛。

肌肉能量技术是一种直接的主动性方法，这意味着它需要一个限制性障碍（图 4.10），并要求患者参与以获得最大的效果。当患者肌肉进行等长收缩时，机体会发生以下生理变化：

• 高尔基腱器官受到刺激而引起主动肌的直接抑制。

• 在对抗肌中发生相反的抑制作用。

• 随着患者的放松，主动肌和对抗肌仍然受到抑制，使关节在受制的活动范围内进一步移动。

尽管关于肌肉能量技术的功效众说纷纭，但只有两项同行评议的研究结果表明，MET 可显著降低患有腰痛等疾病患者的残疾率，以及改善其身体功能。

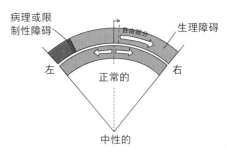

图 4.10　当评估一块紧张的肌肉或一个"卡住"的关节时，会遇到一个源于生理或保护机制的限制性障碍。此图揭示了障碍处的终端感受

MET 能够应用到身体的大部分区域。

该技术包括 8 个完整的步骤：

1. 正确的诊断。

2. 在尽可能多的平面上使用限制性障碍。

3. 患者与医生进行力量匹配，最终达到一个相互抗衡的状态。

4. 患者进行等长收缩需使用合适的力量、正确的方向（远离限制性障碍）和恰当的持续时间（3～5 秒）。

5. 完全的肌肉放松发生在肌肉紧张之后。

6. 尽可能多地使患者使用新的限制性障碍。

7. 将步骤 3～6 重复 3～5 次，或直到活动范围不能得到进一步拓展为止。

8. 当功能障碍缓解或者加重时，应对诊断结果进行重新评估。

该技术还可以被分为 3 个独立的技术（Kuchera & Kuchera，1994）。

等长收缩术

> **步骤**
>
> 1. 保持或固定住宿主肌肉或受激痛点影响的肌肉。
> 2. 让患者使用最小的力量收缩肌肉。
> 3. 直到激痛点变得柔软。
> 4. 主动或者被动拉伸肌肉。

等张收缩术

> **步骤**
>
> 1. 将肌肉置于中等舒适的位置。
> 2. 要求患者主动收缩肌肉，使肌肉收缩 35% ~ 45%，并保持 7 ~ 15 秒，同时治疗师使用较小的力进行抵抗，保证肌肉能进行同心收缩。
> 3. 在呼气之前，休息 5 秒，再将肌肉拉到新的限制障碍保持 30 秒。
> 4. 重复 3 次。

同心收缩术

> **步骤**
>
> 1. 将肌肉固定在限制障碍处。
> 2. 要求患者主动收缩肌肉，使肌肉收缩 10% ~ 25%，并保持 2 ~ 4 秒，同时治疗师进行抵抗。
> 3. 克服阻力，积极推动肌肉向生理屏障进行偏心收缩 15 ~ 30 秒。
> 4. 重复 3 次。

位置释放技术（PRT）

PRT 是由骨伤专家哈罗德·胡佛（Harold Hoover）、查尔斯·H. 鲍尔斯（Charles H. Bowles）和威廉·L. 约翰斯顿（William L. Johnston）提出的。PRT 是一系列变化的方法，无须恪守某一定式；位置释放技术试图提供一种"变化的可能性"。这些技术与其他技术有很多交叉（图 4.11a）。

3 种主要的位置释放技术：
- 摆位放松术；
- 功能术；
- 促进位置释放术。

摆位放松（SCS）术

由劳伦斯·琼斯（Lawrence Jones）于 20 世纪 60 年代早期创立，SCS 术使用非常特殊的治疗姿势，并维持 90 秒进行治疗（但对于神经系统疾病患者而言可能需要坚持 3 分钟）。在治疗过程中，所涉及的组织被"松解"，从而使得"痉挛"得到松弛，困在疼痛组织中的局部炎症得以消散。在"放松"之后，相关组织疼痛和紧张会立即减轻。

一项对照实验（Lewis et al，2010）针对应变反应链干预对腰背部压痛点压痛阈值的即时和短期影响进行了研究，结果显示应变反应链处理确实引起了可即刻量化的压痛点压痛的降低。然而，有一部分压痛是由手法治疗引起的。在降低腰痛和残疾程度方面，在运动方案中加入摆位放松术并不比单独的运动更有效（Lewis et al，2011）。

功能术和促进位置释放术（图 4.11b）

> **步骤**
>
> 1. 用一只手检查（获取信息），另一只手协助运动，将组织带到所有可用的运动方向上最舒适的姿势——一个动态中立的点。在这个点上，一个舒适的位置被"叠加"在另一个位置上。
> 2. 从先前评估的舒适点开始，对不同的运动方向上的舒适度进行重新评估。如果有必要，重复该步骤。

3. 保持动态中立的姿势，直到感觉到温暖、脉动或更大程度的舒适感（建议至少90秒）。

4. 以上的整个流程至少重复1次（由于之前的"治疗"导致的变化，在舒适位置中会有明显的变化）。

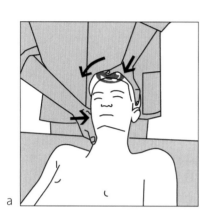

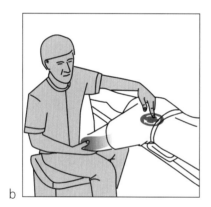

图 4.11 　a 位置释放技术；b 促进位置释放

肌内效贴布

作为手法治疗的辅助手段，肌内效贴布的使用越来越广泛。激痛点疗法中有许多使用肌内效贴布的绝佳机会。《运动医学杂志》（2013年2月）对10篇关于运动肌内效贴布预防运动损伤的有效性的研究论文进行了回顾性分析：

• 临床上没有发现可以支持肌内效贴布能缓解疼痛这一观点的有意义的结果。

• 在活动范围方面结果不一致。

• 与力量有关的7项结果是有意义的。

• 肌内效贴布对肌肉活动有一些实质性的影响，但不清楚这些改变究竟是有益的还是有害的。

• 综述的结论是，没有高质量的证据支持使用运动肌内效贴布来管理或预防运动伤害较其他类型的弹性胶带效果更好。

在手法或针刺治疗后，通常会使用肌内效贴布，以"放松"治疗过的肌肉或改善淋巴引流。运动贴布正变得越来越普及，多种贴带（氧化锌等）都可以使用。有些证据证明贴布能够缓解疼痛（Thelen et al，2008）。

贴布放松术（图 4.12）

步骤

1. 使用肌内效贴布将宿主肌肉或受影响的肌肉固定到一个舒适的位置。

2. 保持几个小时到几天。

3. 贴布可能会降低伤害性感受器的活动。

4. 贴布也可以改善氧合作用并减少缺血性问题。

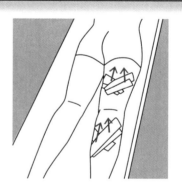

图 4.12 　贴布放松术

星形技术（图 4.13）

步骤

1. 剪6条贴布备用。

2. 根据肌肉的长度裁剪贴带，长度可达15厘米。

3. 以激痛点为中心点，将贴布以星形贴在皮肤上。

4. 每段贴布端点部位的拉力应该尽量小，中间部位则需拉伸30%。

5. 在贴带上切开小缝有助于引流和瘀伤或血肿的恢复。

图 4.13　星形技术

多激痛点贴带

这是一个大范围使用的很有效的治疗后处理方式（图 4.14）。将贴带条放置在治疗区域或最大激痛点活动区域上。贴带可以留置 3 天。一些研究表明，这会增加瘀伤和软组织肿胀的速度，也可能有助于消除大面积激痛点。

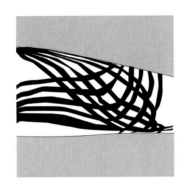

图 4.14　多激痛点贴带

从业人员常见问题（FAQs）

使用多大的压力？

具体使用的压力根据经验而定，但有一个原则：组织的疼痛越强，按压应该越慢、越深。在任何情况下，都应强调"缓慢地""敏感地""彻底地"按压。

决定使用压力大小的另一个因素是患者的肌肉类型（红色 / 白色纤维）和形态。而且也会影响治疗的效果。如果患者是"矮胖型"，按压力道应该加大，特别是治疗姿势肌时。如果患者是苗条的，则不需要太大的力量便能引起组织改变。

应该向哪个方向施加压力？

对于曾经使用过激痛点疗法的人而言，这个概念应该非常熟悉。而针对其他人，下文将对肌筋膜激痛点按压技术进行讨论。对结节状或豌豆状的激痛点施以稳定、垂直向下的力。我试图用"热区"（图 4.15）这个概念来进行解释：激痛点位于这个区域的某处。若想找到施力的方向，需要在可能的情况下，再现患者正在经历的确切的疼痛。时常令人震惊的是，轻微改变压力方向就会引起其他部位完全不同的疼痛感。再者，需要在这些特定区域重现患者的痛苦，并要求患者告知何时治疗师的施压出现"在那里"。

图 4.15　热区

如何知道自己何时给了足够的压力？

按住激痛点，直到疼痛大幅度减轻，或激痛点在压力下软化或消失。使用 NMT 时，建议如果激痛点在 6 ~ 10 秒内没有变软，可以移开，稍做按摩，然后重复 3 次。

温柔地按摩刚刚处理的区域。该区域可能仍处于脆弱状态，但请不要避开它。这样有助于清除该区域引起疼痛的毒素，并促进筋膜的修复。

每个人的激痛点与牵涉性痛都一样吗？

通常是的，虽然下面的因素会有影响：

- 老化；
- 姿势；
- 肥胖；
- 厌食症；
- 瘢痕组织；
- 肌筋膜张力模式；
- 先天性畸形；
- 肌纤维类型；
- 肌纤维的方向 / 起源；
- 肌肉形态类型（梭形等）；
- 激痛点的慢性发展。

肥胖、厌食和瘢痕组织会产生什么影响？

这些因素将改变脂肪／肌肉比率和使激痛点发生移位。它们还会影响筋膜层，从而影响激痛点的位置。同样的，瘢痕组织或者瘢痕疙瘩可能会引起肌筋膜张力的改变，从而改变激痛点的位置。

关于肌纤维类型与肌纤维的方向

根据肌肉在体内的部位和功能，肌肉纤维被排列成各种形态。这样一来，肌肉能产生更精确、细致的力量。中心激痛点的定位也将因特定肌肉内肌纤维的排布而发生变化。例如，在羽状肌中，每条肌纤维束内都可能存在多个激痛点。

会出现瘀伤吗？

如果患者正在使用血液稀释药物，则可能会发生瘀伤。随着经验的积累，瘀伤会越来越罕见。根据本人的经验，治疗的深度（力量）不会导致皮肤发青，出现瘀伤的真正原因是治疗过快（速度）。有经验和缓慢的手法，有助于感受正在处理的组织。

建议
试着去感受皮下的肌肉和触痛性小结，并缓慢地增加压力，切勿移开得过快。建议使用山金车霜和片剂以减少瘀伤的发生和降低瘀伤程度。

可以使用什么样的药膏或者乳液？

一般来说，最好避免使用油基产品，过度润滑可能会导致从刚找到的激痛点上滑开。

可使用一些皮肤润滑剂——我通常会使用基础款妮维雅霜。另外，山金车霜或添加了少许维生素E油（用木匙舀）混合成的纯水性精华霜亦可。如果对羊脂过敏，也可以使用石油凝胶、滑石粉或按摩油。

什么样的治疗频率是合适的？

根据我的经验，对于徒手治疗，应该1周分开进行3次，4周后再进行1次，然后在12周后进行最后1次。这样的频率与筋膜的机械修复周期相符合。此后，可能需要复查。注射和干针治疗的效果产生得更快。

针刺的最佳体位是？

干针治疗时，患者可采用坐位、俯卧、仰卧或者侧卧位。除非非常有经验，否则一般建议卧位：可以减少晕厥（晕倒）等副作用，并且更加舒适。

如果卡针，怎么处理？

如果患者可以忍受，最多可等待一分钟，否则应尽快通过在旁边插入另一个针头来释放它，然后按照先进先出的顺序将其取出。

如果伤到神经或血管会发生什么？

"安全第一"，治疗前需仔细学习解剖知识和了解表面解剖标志，并在针刺前轻轻触摸该区域。记住，要寻找的是一条紧绷的肌肉束。动脉管壁厚而圆，大多数情况下，针头会在其边缘处被弹开（图4.16）。如果真的扎到动脉，应该能感受到强烈的脉搏，此时应该停止进针。万一出现动脉出血，请在该区域加压按压2分钟。同样的，如果在罕见的情况下伤到神经，当拔出针头时，尖锐的撕裂痛就会缓解；如果使用针灸针，则几乎没有任何永久性损伤出现的可能性。

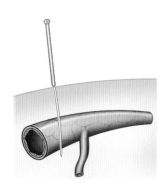

图4.16 动脉的管壁厚而圆

5

拉伸和训练

健康与柔韧性

决定一个人身体健康程度的因素有很多，柔韧性只是其中之一。尽管柔韧性是身体素质的重要组成部分，但还是只能将其视为"健身轮"中的一个"话语者"。其他组成部分还包括力量、速度、耐力、平衡、协调性、灵敏性和技能。

虽然不同的运动需要不同的能力，但是一个涵盖身体健康所有组成部分的规律性健身或训练计划十分重要。例如，英式橄榄球和美式足球（橄榄球）很大程度上依赖于力量；然而，若缺乏技能训练和柔韧性训练则将导致严重的损害和糟糕的场上表现。力量和柔韧性是体操运动员最关心的，但是一个合理的训练计划也应该能提高力量、速度和耐力。

对常人而言也是如此：有些人似乎天生强壮或柔韧性好，这些人有时会愚蠢地完全无视体能的其他组成部分。一个人在一个关节或肌肉群上表现出良好的柔韧性，并不意味着整个身体都具有良好的柔韧性。因此，柔韧性是针对特定的关节或肌肉群而言的。

柔韧性差的危害和局限性

僵硬的肌肉会限制正常的活动范围。在某些情况下，缺乏柔韧性可能是导致肌肉和关节疼痛的主要因素。在极端情况下，缺乏柔韧性可能意味着活动困难，甚至如弯腰或者旋肩都会很困难。

僵硬的肌肉也会干扰正常的肌肉活动。肌肉不能收缩和放松会导致运动效率下降和对运动控制能力的下降。而且，短而紧绷的肌肉会导致体力活动中力量、爆发力和效率显著降低。

在极少数情况下，紧张僵硬的肌肉甚至会限制血液循环。良好的血液循环对帮助肌肉获得足够的氧气和营养物质至关重要。血液循环不良可增加肌肉疲劳感，最终影响肌肉的修复过程和从剧烈运动中恢复的能力。

这些因素中的任何一个都会大大增加受伤的概率。最终出现肌肉不适、性能下降和伤害风险增加，以及加大出现重复性伤害的可能性。

限制柔韧性的原因

肌肉系统需要柔韧才能达到最佳性能，而拉伸是增强和保持肌肉和肌腱弹性最有效的方法。但是，其他一些因素则会导致柔韧性下降。

内部和外部因素都能影响柔韧性或活动范围。诸如骨骼、韧带、肌肉体积、肌肉长度、肌腱和皮肤等内部因素都会限制任何特定关节的活动范围。举例来说，由于构成膝关节的骨骼和韧带的结构性限制，人的腿不能向前弯曲超过直线位置。

年龄、性别、气温、限制性服装，当然还有损伤或残疾等外部因素也会影响柔韧性。

柔韧性和老化过程

事实上，每过一年，肌肉和关节就似乎变得僵硬一点。这是衰老过程的一部分，是由身体衰退和不活动共同造成的。虽然我们无法阻止年龄增长，但这并不意味着我们就要放弃提高柔韧性的努力。

年龄不应该成为寻找合适且积极的生活方式的障碍，但随着年龄的增长应该采取一定的预防措施。参与者只需要多点时间，多一点耐心，再加多加小心就好。

拉伸和拉伸锻炼

锻炼需要在专业医师的指导下进行：必须适量，并且为了达到最大的效果，需要根据不同部位进行不同量和不同类型的锻炼。虽然第 7 章 ~ 第 12 章含有一些具体的锻炼建议，但为了达到最佳效果，还是建议听从治疗师的意见。

拉伸

拉伸的好处很多，包括：

- 增加活动范围；
- 增加爆发力；
- 减轻治疗后疼痛；
- 减少疲劳。

拉伸存在激痛点的肌肉或者需要增强力量的肌肉，对于打破旧的固定方式、恢复活动范围，以及防止受伤都非常重要。激痛点治疗后或强化运动后稍做拉伸可帮助人体减轻肌肉酸痛，保持肌肉长度和柔韧性。

拉伸的类型

拉伸有不同的方式，各有各的优势与劣势。最好的两种拉伸术有：（1）被动／静态拉伸，最好在家中使用或在治疗后使用；（2）本体感觉神经肌肉促进法（PNF），建议与搭档一起使用。没有"好"或者"坏"的拉伸，不同的拉伸术对不同的个体有着不同的效果。拉伸前，最好进行 10 分钟的热身运动。可以进行心血管锻炼，也可以进行热水浴。

被动／静态拉伸术

该技术特别适合新手，安全且有效（图 5.1）。

步骤

1. 身体保持一个能让需要拉伸的肌肉处于紧张状态的姿势。
2. 谨慎且缓慢地进行拉伸。
3. 不要拉伸到疼痛的地步，谨慎地进行，不要强行拉伸。
4. 维持至少 20 秒（最好是 45 ~ 60 秒），以让肌肉拉长。
5. 呼吸和放松。
6. 缓慢地恢复，休息 45 ~ 60 秒。
7. 重复 2 ~ 3 次。
8. 每天重复 2 ~ 3 次。
9. 为了使拉伸更有效，接着应直接拉伸对抗肌（功能相反的肌肉）。

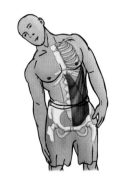

图 5.1 被动 / 静态拉伸练习：侧向拉伸

泡沫轴拉伸法

自 20 世纪 50 年代以来，泡沫轴一直被用于拉伸放松和缓解肌肉紧张（图 5.2）。摩谢·费登奎斯医生（Moshe Feldenkrais）被认证为是将泡沫轴用于治疗的第一人。泡沫轴有不同的形状、大小和密度，价格便宜且易于使用。人们可以根据自己的身高、体重及想要拉伸的部位选择最合适的一款。

在徒手技术和干针疗法之后，患者自己可以使用泡沫轴非常有效地缓解激痛点疼痛。泡沫轴的用法简单，合理地使用更能显著地改善：

- 平衡性；
- 柔韧性；
- 协调性；
- 肌肉松弛度；
- 活动范围。

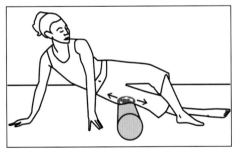

图 5.2 泡沫轴在大腿外侧滚动

自助按摩

使用自助泡沫轴，你可以确定施加于滚压区域的压力力量和停留于某一点的时间。虽然它相对安全且易于使用，但还是建议向医生征求意见或请治疗师提供最佳使用方法。以下是激痛点按摩的一些注意事项：

- 一个标准且稳固的圆形泡沫轴。
- 在进行滚动疗法之前学习相关肌肉解剖知识。
- 施加压力时，请将泡沫轴停留在肌肉 / 软组织上，而非骨骼或关节上。
- 从身体近端开始，滚动至远侧，在紧绷区来回滚动，直到找到激痛点 / 最有效点。
- 在疼痛点 / 激痛点上停留 5 分钟，或直到疼痛消失。根据需要重复此动作，必要时进行重复。
- 滚动时要注意身体其他部位的姿势。
- 缓慢且小心地在激痛点上来回滚动。
- 一天最多可使用泡沫轴 6 次进行按压。

警告：请记住，疼痛是一个警钟，所以如果你感到疼痛过度，立即停下来！温和地对待该点。

本体感觉神经肌肉促进法（PNF）

这是一项更具优势的技术，可以获得更持久的效果，同时还能增强肌肉力量。PNF 拉伸法有不同的形式，包括"保持-放松-拉伸"或"紧张-放松-拉伸"，以及一种变形：等长收缩后放松（PIR）。

步骤

1. 保持一个姿势，使肌肉群处于紧张状态。
2. 活动关节时，让搭档辅助进行抵抗，使被拉伸的肌肉持续收缩 5 ~ 6 秒。
3. 再次拉伸肌肉约 30 秒。
4. 休息 / 恢复 30 秒。
5. 重复上述步骤 2 ~ 4 次（最多 10 分钟）。
6. 每天可重复进行 2 ~ 3 回。

拉伸方案

原则上任何一项拉伸治疗方案都必须持续 4~6 周，除非医生或者治疗师有特殊规定。恢复后，可以将这些训练作为终身保健方案。每周进行 2~3 天训练，能保持肌肉力量和关节活动度。还需要制订一个目标：在家中每天定时进行一次受损肌肉的拉伸以获得最大的活动度。建议坚持写拉伸日志以记录激痛点疼痛加剧时的症状。

拉伸治疗前务必进行热身运动：5~10分钟的低强度活动，如散步或骑行。

注意：不要忽视疼痛。值得注意的是，过度的拉伸能激活潜在性激痛点。建议循序渐进地进行，从一个阶段逐渐进行到另一个阶段，根据自己的身体状况合理安排；不同的拉伸方式作用于不同类型的纤维，让大脑进行更好的自我觉知。在拉伸过程中或拉伸后，不应该出现剧烈疼痛：一般情况下，如果拉伸使激痛点疼痛加剧，应该立即停止。

休息时感到疼痛说明激痛点非常活跃。建议在温水内有节奏地移动受影响的区域，或应用热敷和轻柔的按摩。

如果在拉伸时有任何疼痛，请咨询医生或物理治疗师。

强化训练

强化训练可以提高肌肉的耐力。保持肌肉强壮可以减轻疼痛，改善含激痛点肌肉的功能，并防止进一步的伤害。一般来说，当保持肌肉最大程度收缩 5 ~ 10 秒，就能增强肌肉。

强化训练类型

进行强化训练的方式多种多样，但这里仅讨论两种类型的强化训练——等长和等张。

等长训练

等长训练不仅无须活动关节，而且无创伤。等长训练实施过程相对简单，需要的辅助设备少，且无需健身经验。等长训练可以作为强化训练的第一步。当将可变的力量施加到一个固定体位时，肌肉就能发生等长收缩，例如瑜伽和普拉提对等长收缩的依赖都很大。等长训练最简单的例子就是平板支撑（图 5.3）：

- 趴在地上或瑜伽垫上，双手放在肩膀正下方。
- 用前臂支撑，将躯干从地板上抬起。
- 收缩腹部肌肉保持背部挺直。

- 身体保持直线状。

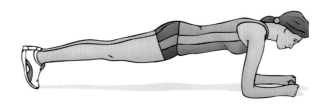

图 5.3　等长训练：平板支撑

建议

- 等长训练与关节角度关系密切，角度越大，杠杆越长，维持体位所需的力量越大。
- 为了增加难度，可以在整个活动范围内每 15°~20° 重复一次等长训练。
- 维持 6 ~ 30 秒，如果想增加效果，请重复。
- 不要忘记呼吸。
- 如果感到头晕眼花，立即停下来。

等张训练

等张训练是在抵抗不变的力量时进行的。包括以下形式：

- 重量器械（图 5.4）：杠铃、哑铃、阻力机。
- 身体抵抗：俯卧撑。
- 壶铃。

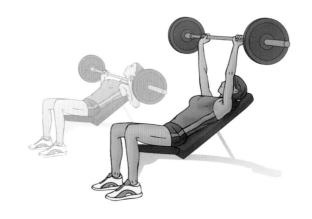

图 5.4　等张训练：斜板举杠铃

建议

- 每周每个肌群至少训练 2 次。
- 锻炼时间间隔务必多于 48 小时。等张训练是通过在肌肉内产生小的撕裂，然后再对其进行修复来增强肌肉的。在锻炼后的休息时间里，肌肉愈合，从而变得更加强壮。

- 训练前一定要热身，训练后也一定要放松。
- 每一次训练过后都要进行拉伸。

训练步骤

训练之前，进行 5 ~ 10 分钟的热身运动，如步行或划船。

注意：不要忽视疼痛。正常情况下，在拉伸过程中或拉伸后，不会有剧烈疼痛；如果拉伸使激痛点疼痛加剧，应该立即停止。

如果在拉伸时有任何疼痛，请咨询医生或物理治疗师。

激痛点之外

筋膜是疾病的原因所在，是寻找所有疾病治疗措施的关键所在。

希望每一位骨科医生都继续寻找与人类健康相关的科学事实，并且不断延伸，揭示自然的真理和规律。

——安德鲁·泰勒，整骨疗法创始人
密苏里州柯克斯维尔

融会贯通

识别和治疗肌筋膜激痛点是一种有着独特疗效的治疗方式，但激痛点很少孤立地存在，如果没有找到并解决产生激痛点的根本原因，它很可能会复发。正如我们所看到的，慢性激痛点会导致神经系统二次（甚至三次）变化（致敏），并在远离原始问题的地方引发激痛点的形成。激痛点不仅是创伤、伤害或过度使用的结果，还有其他机制在起作用。

激痛点在人群中无处不在（从婴儿到老年人）的原因还需进一步探索。到目前为止，研究模型基本上集中在激痛点发生在"何处"与"如何"形成上，但是没有"为什么"。有机体有自我意识、自我修复、自我调节能力，那么有机体为什么会形成激痛点？我相信这将使我们退一步去思考其中的原因，并建立相关的模型进行研究。

保护

人类神经系统内有与生俱来的保护机制。当碰到热的物体时，很快就撤回手；当闻到令人不快的味道时，立即转身离开。通常情况下，对有害刺激，身体会做出"关机"或离开应激源等反应。机械性疼痛通过一些机械感受器传递回大脑：大脑随即以最大效率开始支配运动。因此，可将肌肉群按层次划分为功能单位，包括主动肌、对抗肌、固定肌和协同肌。

当肌筋膜功能发生障碍时，"开关"机制开始发挥作用以避免有害刺激。我们时常被迫使用协同肌、固定肌和主动肌来完成日常工作，但往往效率不高。短期效果也许还行，但随着时间的推移，这将导致脊髓和大脑的神经变性（致敏）。其中机制往往与脊髓反射和中枢反射有关。

保护机制发挥作用时，可以在疼痛区触摸到肌肉对抗。值得注意的是，作为人类，我们经常要"突破"这些障碍，以继续我们复杂的生活。

这样的"开关"机制在体内普遍存在。在细胞水平上，已经在多种疾病中观察到"开关"现象。例如，在癌症领域，有一些围绕"免疫-神经皮层"和"免疫肿瘤学"这两个领域的最新观点。在这些领域中，研究人员观察到癌细胞会抑制或"关闭"人体的免疫监视机制，在它们周围创造了一个免疫抑制微环境：它们骗过了人体的"免疫检查点"和自我耐受系统。慢性病毒感染，如肝炎，对免疫系统有类似的影响。例如，最新的艾滋病毒研究表明，病毒是一种慢性的有害刺激物，它不仅愚弄了免疫监视机制"开关"，而且随着时间的推移，也使得T细胞同时活化和失活（或沉默）。免疫系统和神经系统是连续的统一体。在肌肉骨骼系统中，我们可以观察到周围（脊髓）及躯体感觉和运动皮质的"关闭"和过度活动。

疼痛是一个重要的刺激

无论在关节还是在肌筋膜基质中，肌筋膜激痛点的应激源都是急性疼痛或慢性疼痛。在慢性与急性疼痛中，刺激的周围均存在"开关"，这些开关保护着周围和中枢神经。该现象可以在骨折部位周围的肌肉、滑脱的椎间盘或肩周炎中观察到。疼痛的刺激通常是由炎症及其有毒渗出物介导的，这是级联的一个良好证明。当机体反馈机制被改变时，大脑被迫产生适应和代偿。疼痛是神经系统受到高度刺激时的症状：为我们敲响警钟，告诉我们有些地方出了问题。

对中枢敏感性的研究引入了多模态受体的概念。雷丁格等人（Reitinger et al, 2002）认为，这些"敏化的神经结构"可能就是原始激痛点，或"原位激痛点"。在这种情况下，大脑在需要的位置开启"激痛点需求"作为肌筋膜保护机制的一部分。

激痛点需求——TODs

听说过"视频点播"吗？因为激痛点使宿主肌肉变弱，所以它是在创伤周围迅速减弱肌肉力量的有效手段。如果发生肌肉断裂，迅速减弱肌肉力量至关重要，这是防御、保护和修复机制的重要组成部分。神经系统将肌筋膜激痛点作为其反馈的一部分来实现这一目的。这也可能有助于解释急性损伤或骨折处肌肉的局部、快速神经源性反应。

交互抑制

交互抑制是神经系统中的一个重要反射，在自主运动的控制中起主要作用。关节一侧肌肉松弛以适应另一侧肌肉收缩这一"自动"过程便是交互抑制。

正如第2章所讨论的，关节主要由相对的肌肉组织、伸肌和屈肌来控制，这些组织必须同步发挥作用才能维持平稳的运动。当肌梭被拉伸且牵张反射被激活时，对抗肌肉组必须被抑制以防止其对协同肌肉的收缩产生阻碍。这种抑制是通过抑制性中间神经元在脊髓中的作用来完成的。

肌原纤维的主要（Ia）传入纤维在脊髓中产生分支。其中一个分支支配 α 运动神经元，使同名肌收缩，产生反射。另一个分支支配抑制性中间神经元，后者又与对抗肌上的 α 运动神经元形成突触。因为中间神经元是抑制性的，所以它会阻止相对的 α 运动神经元冲动的传导，从而减少对抗肌的收缩。这是机体保护机制的一部分。如果没有这种交互的抑制作用，两组肌肉就可能同时收缩并相互作用（图6.1）。

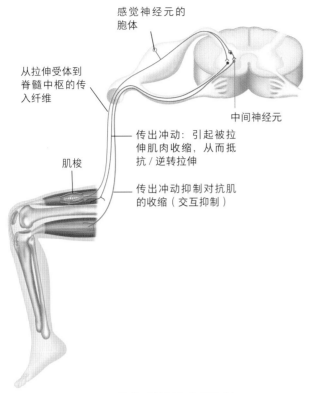

感觉神经元的胞体

从拉伸受体到脊髓中枢的传入纤维

中间神经元

传出冲动：引起被拉伸肌肉收缩，从而抵抗／逆转拉伸

肌梭

传出冲动抑制对抗肌的收缩（交互抑制）

图 6.1　拉伸反射弧和交互抑制

这一点很明显：激痛点不仅会干扰宿主肌肉的效率，而且它们也会与对抗肌相互作用。这种效果会随着患者病情的慢性化而增加，在治疗过程中需要对此有清楚的认识和进行相应的处理。这种反射也为治疗师提供了通过对抗肌治疗急性肌筋膜激痛点的机会。

滞留状态

几年前，我被困在一架飞机上将近一个小时，在希思罗机场周围转圈，等待一个"着陆窗口"。机长告诉我们，我们处于滞留状态，应该会很快着陆。从那以后，我对这个词组有了很多的想法。对我而言，这与我看到的一个处于治疗状态的患者相似。患者可能会出现急性或慢性症状，但无论起源如何，身体的肌筋膜骨架都会在保持"滞留状态"的情况下去适应和变化。随着时间的推移，"正常"肌肉功能的丧失，常常会导致多重激痛点的形成。问题持续的时间越长，这些模式可能会变得越僵硬。肌节链遭到破坏，慢性顽固性激痛点便会形成。外围和中央敏感化在维持这种停滞模式方面起着重要作用，适应的肌筋膜组织也一样。

因此，在相互关联的环境中看到激痛点是非常重要的：身体试图达到什么目标？为什么它的耐受／代偿会被打破？中心或者核心问题在哪里？是什么？我鼓励学生像侦探一样思考：找到"引起症状的组织"，然后反思并观察身体如何随着时间的推移来进行代偿。这需要全面了解患者的身体、器官、骨骼和支撑组织，以及他们的姿势、营养、职业、心理状态和一般健康状况。

复杂性

复杂性理论在某种程度上能够揭示激痛点的部分原理。混沌理论及其分支复杂性理论代表了科学思想的新范式。复杂性理论是一门交叉学科，与经济学、医学、人类学、历史学、政治学、计算机科学等学科均有联系。

复杂性理论考察的是连接性，而不仅仅是"部分之和"，并试图以此来回答一些基本问题。它也可能有助于建立一个有关激痛点形成原因的概念化模型。复杂性是具有确定性的：换句话说，它基于真实的和可测量的数学、计算、定理和证明。

与复杂性理论相关的主题：

1. 复杂系统中不同吸引子类型的概念。

2. 在复杂系统中正反馈的概念。

3. 显现的概念。

4. 存在于"混乱的边缘"、创造区域和自相似（分形）的秩序理念。

混沌理论是 19 世纪 80 年代亨利·庞加莱（Henri Poincaré）等科学家在早期研究非周期性轨道中三个物体的问题时发现的。在 20 世纪 80 年代，它被用来解释和模拟非线性系统，比如天气。它的含义非常深刻，表明非常简单的动态规则可以产生非常复杂的行为：见证了分形学的无尽细节之美，或者河流起伏的动荡之感。混沌不同于随机性。例如，当你从一幢 30 层高的建筑物中俯瞰一座繁忙的城市时，汽车、公共汽车和人们似乎在随意地移动。事实上，每个人都有要去的地方。每个人都是一个向量。看起来像随机性的现象，实际上在高等数学上是可预测的。

随着计算机计算能力的不断发展，人们可以通过模型在现实世界中进一步探索混沌理论。因此，不同学科的许多研究人员一直在探索这一科学的边境。偶然发现，所有的模式都独立地遵从一个看似怪异却重要的原则：秩序、复杂性和结构存在于混沌边缘的一个窄带上。由此，复杂性理论产生了。这个理论探讨了构建复杂系统的简单规则，比如股票市场、社交网络和肌肉骨骼系统。

奇异吸引子

地球上的生命存在于一个"刀口"上，有些人称之为"适居带"。如果地球的轨道接近太阳，水就会沸腾，生命就无法存在。如果地球像火星一样远离太阳，就会被冻住且停滞。如果氢的价态不允许它与氧形成稳定的键，我们也不会出现在这里。几乎每一个系统都会一次又一次地出现这种模式。在边界的一边是混乱，是不断动荡、剧变和变化的非线性维度；另一边则是稳定的、结构化的和有秩序的。研究人员利用计算机模型，如元胞自动机，对这一原理进行了进一步的探索。

物理学家和计算机专家史蒂芬·沃尔夫拉姆（Stephen Wolfram，12岁时他编写了一本物理学词典）在1984年进行了一项突破性的实验。他正在计算机上研究一种名为元胞自动机的模拟细胞群。他注意到，通过更改变量（如食物和阳光），电脑屏幕上的某些图案会反复出现。令他惊讶的是，这种行为看起来非常逼真。

这种行为指向组织的基础类型。沃尔夫拉姆的天才之处在于，他认识到某些基本原则在起作用。他观察到某些类型的"吸引子"出现了、消失了，有时还会留在原地：

- 第1类：点吸引子（图6.2）；
- 第2类：周期性吸引子（图6.3）；
- 第3类：奇异吸引子（图6.4）。

在他的自动机中，第1类吸引子导致了停滞，就像在碗里滚动一颗弹珠，碗里的细胞开始呼啸而过，然后在底部聚集成一个细胞簇。第2类吸引子似乎有两个极点，自动机会在两极之间合并，偶尔

会飞到另一极（如双星）。只有第3类吸引子产生了"类生命"的结果。复杂系统的规则之所以有效，是因为这些吸引子的出现，特别是奇异吸引子的出现（参见米切尔·沃尔德罗的《复杂性》，1992）。

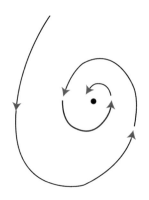

图6.2　点吸引子

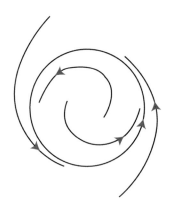

图6.3　周期性吸引子

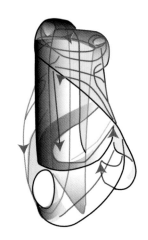

图6.4　奇异吸引子

奇异吸引子看上去就像是所有复杂的动态系统中自发出现的"组织催化剂"。沃尔夫拉姆的元胞自动机实验已经得到推广。在所有类型的复杂动态系统中，吸引子似乎会一次又一次地出现。它们似乎是作为系统本身的绝对必要性而自发产生的。他们就像组织和结构所必需的静止点，类似于旋风中心的静止点。

复杂的人类系统中的吸引子

人体作为一个复杂的动态系统，可以看到它表现出的一系列不同层次的吸引子，这些吸引子在局部和整体中运行。以下系统似乎以某种方式证明了这个原理（此列表仅供参考）：

- 心脏，有点、周期性和奇异吸引子运行（Mills，2005）。
- 稳态（动态）功能，如体温或月经周期。
- 胚胎学中纺锤体的形成。
- 肝脏的宏观和微观功能。
- 网状淋巴系统。
- 骨生成与筋膜扩布。

肌肉骨骼系统是复杂的，因此必须结合点、周期性和奇异吸引子的存在。这些吸引子在某些情况下可能成为肌筋膜激痛点的"多模态受体"。

激痛点是奇异吸引子

卡瓦基塔等人（Kawakita et al，2002）提出假设，认为激痛点可能来自被称为多模态受体（PMR）的"致敏神经结构"。他指出，PMR 是一种伤害感受器，可对机械、热和（或）化学刺激做出反应。这些 PMR "感觉终端"可能存在于全身的各类组织中，被称为"自由神经末梢"。理论上，潜伏的 PMR 可在某些生理刺激下被"激活"并变得一触即痛，成为我们所称的激痛点。这一理论也得到了外周和中枢敏感化部分证据的支持。

我尝试做进一步的推测，在复杂的肌筋膜网络内，某些 PMR 是第三类吸引子——或奇异吸引子，它们出现并按需被激活。它们在那里是因为必须在那里；它们在复杂性中显露出来，并在一定的生理环境下"活化"成为激痛点。它们是机体组织，也是神经系统对有害刺激负反馈反应的一部分。

某些激痛点似乎在不断地"活化"：我认为这些激痛点就是奇异吸引子，并将它们命名为超级激痛点（STPs）。

超级激痛点（STPs）

STPs 似乎在所有人的体内都十分活跃：就像它们"必须在那里"一样（图 6.5）。它们是肌筋膜的奇异吸引子。消除这些肌肉中的激痛点似乎会引起比预期更大的系统效应，通常包括深度的生理效应（如自主神经系统变化）。这些效应远远超出了消除"正常"的激痛点所能产生的反应，因此称它们为"超级"激痛点。

我观察到，将这些"超级"激痛点纳入治疗方案是一种快捷方式，能迅速消除深层和慢性疼痛综合征。在每个肌肉章节的最后，我都会提出一些包含 STPs 的基本 NAT 步骤。以下是这些生理性激痛点或"超级"激痛点的例子：

- 胸锁乳突肌：头痛。
- 斜角肌：手部和腕部疼痛，以及 I 型复杂性区域疼痛综合征等神经血管问题。
- 肩胛骨中部附近的冈下肌；肩胛下肌和肱二头肌长头：肩部疼痛。
- 臀中肌：腰背痛。
- 髌骨韧带（髌韧带）：膝盖疼痛。
- 腘肌：膝盖疼痛。
- 趾长伸肌（踝关节交界处）：踝关节平衡（骨折后康复）和踝关节疼痛。

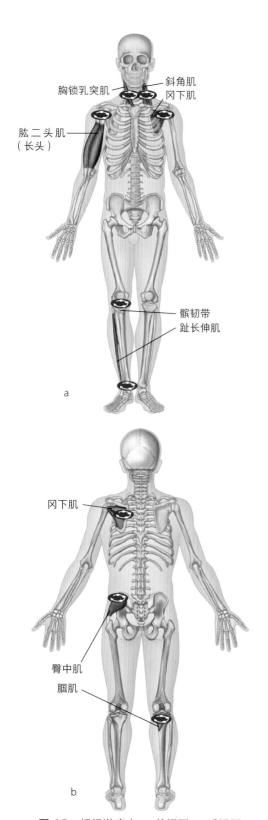

胸锁乳突肌　斜角肌

冈下肌

肱二头肌
（长头）

髌韧带
趾长伸肌

a

冈下肌

臀中肌
腘肌

b

图 6.5　超级激痛点：a 前视图；b 后视图

肌筋膜经络

激痛点趋向于沿"肌筋膜经络"发展

临床上，激痛点（以及超级激痛点）倾向于沿着某些预定的力线或经络出现在肌筋膜的经线和纬线上。该理论由托马斯·梅尔斯（Thomas Myers，2001）基于艾达·罗尔夫（Ida Rolf）早期的工作结果提出。"筋膜通道"有助于解释人体从右向左、从上到下、从深到浅的张力消解方式。因此，理解和可视化这些肌筋膜经络列车线是有意义的。

肌肉并不是在孤立地活动，而可以被看作是贯穿全身的肌筋膜连续体中的收缩单位。这些经络图可能有助于解释身体某个区域的主要激痛点的发展为什么会导致远处次要或卫星激痛点的形成，以及是如何导致的。这些图也可以解释第 3 章中讨论的"交叉"模式。经络来源于中医（TCM）和针灸：它被用来描述那些被认为是在整个身体中流动的生物能量线或通道。

肌力运动链和子链

大脑／身体通过一系列神经肌肉策略来协调肌肉收缩，从而促进躯体和动作的稳定性，并实现空间定向能力。体内所有的系统和结构都以相互依存和相互联系的方式共同工作。梅尔斯（Myers，2001）在其具有开创性的《解剖列车》一书中提出了与关节的肌筋膜组成部分相关的几个观点，并将其标记为"肌筋膜经络"。夏基（Sharkey，2008）进一步解释了这一概念，他将这些经络描述为一系列"功能动力学链"。夏基认为人体通过"螺旋／斜链、侧链、后矢状链和前矢状链"消解动力（能量）。此外还存在其他几条次级链或连接，深浅均有。

螺旋（斜）链（S/OC）

螺旋（斜）链包括外斜肌、内斜肌、内收肌、髂胫束、胫骨前肌和腓骨肌。该链还可包括以下链接：锯状肌前部、同侧菱形肌和对侧头颈夹肌（图 6.6）。

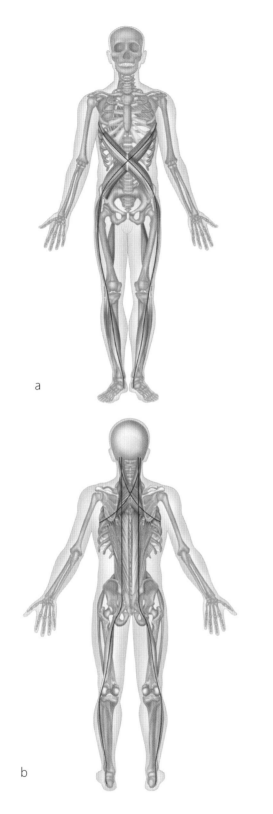

a

b

图 6.6　螺旋（斜）链（S/OC）：a 前视图；b 后视图

侧链（LC）

　　侧链包括腓骨肌、髂胫束、阔筋膜张肌（TFL）、

臀肌、腹外斜肌和腹内斜肌、同侧内收肌和对侧腰方肌。这条链也可能包括以下链接：肋间肌、胸锁乳突肌、头颈夹肌和斜角肌（图 6.7）。

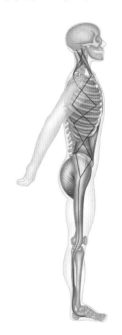

图 6.7　侧链（LC）

后矢状链（PSC）

　　后矢状链包括胸腰筋膜和上下的肌肉连接，为周围关节和脊柱关节提供运动和支持。在中段，子链包括腹横肌及腹内斜肌的后纤维。盆底肌包括了锥体肌、多节肌，以及腰长肌、髂肋肌和膈肌的腰部节段，这通常被统称为核心肌群。当然，这种关节支持系统也存在于盂肱关节和腰骶关节复合体中。

　　后部深链或后矢状链包含局部、深层及部分相关的肌肉，为某节段或关节（强直或Ⅱ型纤维）的运动提供局部支持。

　　浅表的后斜链（POL）包含更多的姿势肌，顾名思义，主要是位于浅表位置的肌肉。这些肌肉多数是相位型的，并且含有大量的Ⅰ型纤维，具有很高的抗疲劳能力。

　　后矢状链包含枕额肌、竖脊肌、胸腰筋膜、多裂肌、骶结节韧带、股二头肌（短头）。该链继续向下包含腓肠肌和足底筋膜（图 6.8）。后斜链包含背阔肌、对侧臀大肌和胸腰筋膜。该链继续向下包含髂胫束、胫骨前肌和腓骨肌（图 6.9）。

a

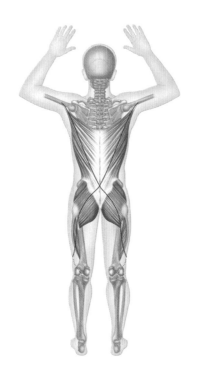

b

图 6.8　后矢状链（PSC）

图 6.9　后斜链（POL）

前矢状链（ASC）

前矢状链包括足背面、胫骨骨膜、股直肌（包

括关节突）、髂前下棘（AIIS）、耻骨结节、腹直肌、胸骨骨膜、胸锁乳突肌和乳突骨膜（图 6.10）。

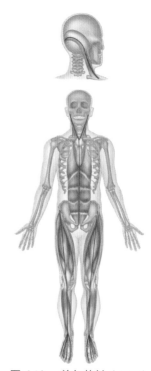

图 6.10　前矢状链（ASC）

深前链（DAC）

前深链包括足底（第一楔骨）、胫骨后肌、胫骨内侧骨膜、内收肌、粗线、坐骨和耻骨支、小转子、髂骨、前纵韧带、腰大肌、中央肌腱膈肌、纵隔和心包膜、胸膜、椎前筋膜、斜角肌筋膜、头长肌、舌骨及相关筋膜、下颌骨、枕骨和帽状腱膜（图 6.11）。

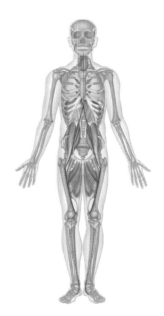

图 6.11　深前链（DAC）

尼尔-亚瑟技术（NAT）

尼尔-亚瑟技术（NAT）创造性地运用了肌筋膜激痛点背后的神经生理学原理，是一种先进的激痛点治疗技术。该技术以特定的组合方式混合使用深部按摩和收缩/抑制技术。在 NAT 中，激痛点不再被视为肌肉功能障碍中为大家所熟悉的结节，而是作为脊髓和中枢神经系统的"传入点"。这是因为激痛点疼痛剧烈，并且如上所述，刺激痛觉传导途径对神经系统有许多深远的影响，包括外周和中枢敏化的减弱。

在大多数手法治疗过程中，治疗师多是随意地刺激各种机械感受器。但在 NAT 中，特意将输入的信息量减少到绝对最小值。通过可重复序列中的激痛点进行输入，其中通常包括 STPs 的手动操作以及主动肌和对抗肌中的激痛点（参见下一节的 3-D 释放）。部分 NAT 输入步骤需要执行 3 次：重复 3 次（口头或肢体上的）更有助于神经系统"理解要点"。按摩仅"单向"执行，按压技术则在疼痛的地方进行（有时长达 10 分钟）。在采用 NAT 时，最好使用肘部进行按压。

用单一的方式治疗躯体功能障碍是一些治疗师所摒弃的；我们都被教导去处理个案，每个病例的治疗步骤应该是不同的。我只能说，尝试自己的 NAT，看看它是否每次都有效。

1999 年，我开发 NAT 的初衷是为了治疗肩周炎（粘连性关节囊炎）。肩膀是人体中最复杂的部位之一，包括 4 个关节和 18 块肌肉。许多人认为肩周炎是所有其他肩关节问题中最糟糕的一个。它在很多方面都是一个谜，就像其他的谜题一样，解决这个难题有助于我们获得神经系统内在运作的许多真理和见解。我观察到特定的肌腱/激痛点似乎在每个患者中都呈现相同的分布情况。令人惊讶的是，我发现按一定的顺序处理这些点，患者长期僵硬的肩膀似乎只需要一到两次治疗就能舒展。这种快速"解冻"只能通过形成当前理论模型的神经传导过程来解释。

现在，治疗师已使用 NAT 拯救了成千上万个"冻结"的肩膀。有了这些基础证据，NAT 现在已被广泛用于治疗肌肉骨骼疾病。

NAT 理论

有意地刺激激痛点（和关节）内及周围的机械感受器会产生一种新的"神经信号"，它会影响脊髓和躯体皮质。NAT 刻意地应用了一些与激痛点相关的自主反射，包括：

- 协同作用；
- 交互抑制；
- 等长收缩后放松；
- 激活后抑制；
- 单纯促进；
- 协同促进；
- 自主神经反应；
- "疼痛阀门"；
- 脊髓反射；
- 神经可塑性。

神经系统通过放松"滞留模式"响应这些传入信息，使运动单位传出正常化，并提高协调性。在临床上，每次 NAT 治疗后，患者都会感到关节如同"浸了油"般润滑，或感觉肌肉能力已经恢复"正常"。对于躯体功能障碍来说，NAT 能很好地恢复和缓解保护性关节姿势（如脊椎滑脱）或治疗关节（如炎性髋关节）周围的保护性痉挛问题。

此外，NAT 技术也可增强或重新激活关节周围的肌肉；肌肉的力量和爆发力也在增加，这个过程就像是自发的。这也是 2012 年伦敦奥运会上，加拿大队和澳大利亚队的物理治疗师使用 NAT 技术取得了良好效果的原因之一。英国剑桥艾登布鲁克医院的研究（Weis et al，2003）为这种现象提供了证据。经过 NAT 治疗的患有长期肩痛和乏力的患者证明，除了标准物理治疗和徒手安慰治疗之外，NAT 技术组（即便没有进行练习）在主动活动范围（P <0.002）和运动强度及能力（P <0.046）方面有显著改善。

三维（3-D）释放

大脑中有与皮层连接的三维感觉和运动地图。大脑（运动皮层）通过协调运动单位的复杂序列来响应人体的运动需求。这些运动单位可以单独或联合运行，当需要更多动力时，各单位被招募进行组合。运动系统实现顺畅、协调运动的关键方式之一是应用被称为拮抗作用的三角链。该三角链由主动肌、对抗肌和固定肌组成（固定肌在保持关节位置的同时使主动肌和对抗肌可以有效地运作——第2章）。当这3个组中的任意一个产生激痛点时，其他组则被迫代偿。这就是为什么治疗对抗肌和主动肌的激痛点同等重要，换句话说就是3-D释放。整个过程中有许多因素起作用，随着时间的推移，这些因素会被放大。这些因素是：交互抑制（其中对抗肌部分或完全关闭）、纯促进（其中对抗肌变得更强）及协同促进（其中增加的力量被传递至次级肌肉群）。

许多实验数据证明，拮抗作用是在健康的志愿者身上产生的。我则认为，在病态（如肩周炎）中，大脑往往被迫放弃这种对抗，为此它表现出了一定程度的神经可塑性。换言之，主动肌与对抗肌之间的关系可能不以描述的典型方式发生作用。

例如，僵硬的肩膀可能被认为是神经系统避免有害刺激（如反应性肌腱病和疼痛）的内在保护性反应之一。每当试图向一个方向移动僵硬的肩膀时，它就会在另一个方向上阻止你。大脑一直在努力保护机体，使之免于威胁（大脑所认为的）。因此出现了僵硬和痛苦（冻结）的肩膀和许多肌肉激痛点（在一定程度上，我们可以在所有患有颈肩痛的患者中看到这种保护方式）。就好像大脑需要把疼痛的肩膀（在神经学上）保持在一个"吊索状"的姿势中，并持续数月，甚至数年，直到疼痛刺激减轻。这可能与外围和中枢神经的敏感性有关。

3-D NAT 步骤

我在每个着色肌肉章节（第7章～第12章）末都列出了一些3-D NAT释放技术作为例子。

下面是一个基本的NAT治疗轻度至中度髋关节骨关节炎（O/A髋）的例子：

1. 评估ROM（活动范围）。

2. 检查肌肉并记录激痛点。

3. 治疗内收肌的激痛点（患者侧卧位于受累侧），

向一个方向进行深部按摩，从膝盖到腹股沟。

4. 使用抑制性按压术，在内收肌附着处的激痛点上停留进行按压（图6.12）。

5. 让患者转到另一侧，并治疗TFL内的激痛点（仅在髋关节至踝关节方向进行深部按摩），并停留在臀小肌／臀中肌的激痛点上进行抑制性按压。

6. 被动活动髋关节。

7. 重复步骤4和步骤5三次。

8. 让患者仰卧，治疗小腿内侧和臀部肌肉内的激痛点。

9. 重新检查ROM。

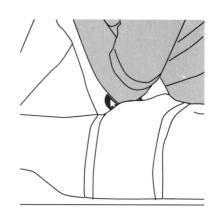

图6.12 使用肘部对耻骨肌进行仰卧按压

对抗改变

经过对一千多个僵硬肩膀的治疗，我发现在肩痛剧烈的患者身上，肱二头肌和肱三头肌配对失去了正常的功能。取而代之的是肱二头肌和冈下肌结成对子；同样，肱三头肌和胸小肌的功能关系似乎也发生了改变。NAT在治疗过程中考虑了这些拮抗功能的变化。

患者可以自己观察这个现象。如果在仰卧位，刺激患者肩周炎部位附近肩峰旁边的激痛点，他们几乎总是会告诉你，他们可以感觉到三角肌前肩区域和肱二头肌长头区域疼痛。换句话说，治疗功能性对抗肌中的激痛点可以反映疼痛并重现主动肌中的激痛点症状（图6.13）。

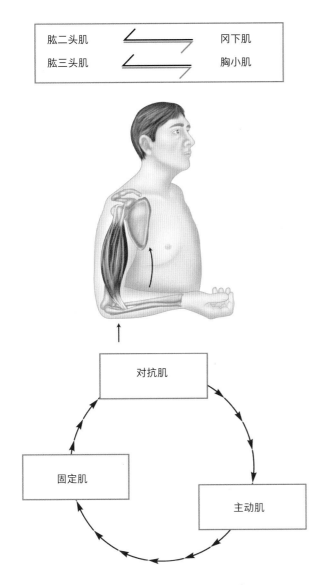

肱二头肌　　→ → ←　　冈下肌
肱三头肌　　←　　　　　胸小肌

对抗肌

固定肌

主动肌

图 6.13　冻结肩"关节囊模式"的功能性对抗肌反应模式

逆向治疗激痛点

　　上述功能关系的类型在含有慢性激痛点的肌肉中尤其明显。在这种情况下，首先应关注出现症状的主要组织，然后观察拮抗"持续模式"。我发现先治疗卫星或潜伏激痛点，然后再治疗中央肌筋膜激痛点，效果更好、持续时间更长。连续刺激 3 个点 3 次（其中一个点应该是 STP），可以让大脑对感觉输入进行三角定位。运动皮层通过自主放松已经在三维图中建立了一个保护机制。有一个古老的整骨谚语："处理次级（持有）模式，主要问题将自动消失。"

7

面部、头部和颈部的肌肉

头部和颈部疼痛的局部激痛点

神经性头痛

斜方肌

胸锁乳突肌

头半棘肌

颈夹肌

颞肌

头痛（前面）

额肌

头半棘肌

胸锁乳突肌

眼轮匝肌

头痛（后面）

胸锁乳突肌

二腹肌

斜方肌

头半棘肌

颈半棘肌

枕肌

颞肌

颈夹肌

头痛（头顶）

头夹肌

胸锁乳突肌

窦区疼痛

翼外肌

眼轮匝肌

头夹肌（额部）

咬肌

颞肌

胸锁乳突肌

牙痛

咬肌

二腹肌

颞肌

眼部疼痛

眼轮匝肌

咬肌

枕肌上部

斜方肌

颞肌

枕肌

颈夹肌

脸颊和下巴疼痛

胸锁乳突肌

咬肌

翼外肌

翼内肌

斜方肌

二腹肌

颊肌

眼轮匝肌

TMJ 和耳朵疼痛

咀嚼肌

翼外肌

翼内肌

胸锁乳突肌

（前）颈部疼痛

胸锁乳突肌

二腹肌

翼内肌

（后）颈部疼痛

斜方肌

肩胛提肌

多裂肌

颈夹肌

冈下肌

枕额肌（颅顶肌）[Occipitofrontalis（Epicranius ）]

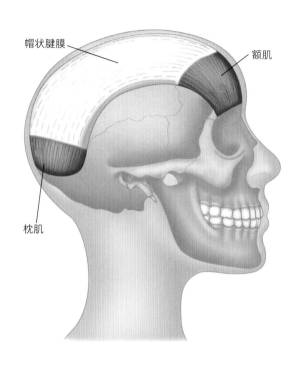

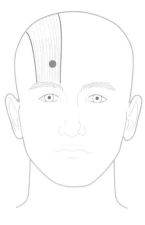

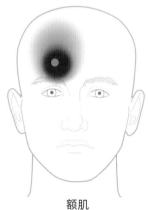

额肌

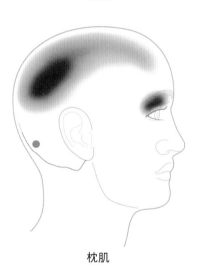

枕肌

希腊语 epi 指上；拉丁语 cranium 指头骨。

枕额肌实际上由两块肌肉（枕肌和额肌）组成，通过名为帽状腱膜的腱膜联合在一起；帽状腱膜因其形似头盔而得名。

起点

枕肌：枕骨上颈线外侧三分之二处。颞骨乳突。

额肌：帽状腱膜。

止点

枕肌：帽状腱膜（片状肌腱，通向额腹）。

额肌：眼睛和鼻子上方的筋膜和皮肤。

功能

枕肌：向后拉头皮，帮助额腹抬起眉毛和皱额。

额肌：向前拉头皮，抬起眉毛和横向皱额。

神经

面神经（VII）。

基本的功能性运动

实例：抬高眉毛（横向皱额）。

牵涉性痛模式

枕肌：外侧和前额头皮疼痛；向脑后、眼眶弥漫。

额肌：同侧前额及额上区局部疼痛。

概述

症状

头痛、颅后方疼痛、无法靠枕睡、耳痛、眉／眼睑疼痛、视觉变化、阅读黑白图案时"文字跳跃"、斜视、皱额、紧张性头痛、眼上部疼痛。

原因

焦虑、过度劳累、生活方式、使用电脑、眼镜不合适、皱眉。

鉴别诊断

头皮刺痛。枕大神经卡压。

关联因素

枕下肌、胸锁乳突肌锁骨头、半棘肌、颧大肌、颈阔肌、斜角肌、颈后肌群、眼肌。

专业手法治疗

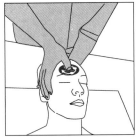

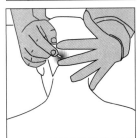

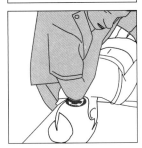

✓		= 喷雾与拉伸
✓		= 干针治疗
✓		= 深部按摩
✓	✓	= 按压
✓	✓	= 肌肉能量
✓	✓	= 位置释放
✓		= 湿针治疗

等长收缩后放松（PIR）

适应证：亚急性至慢性疼痛。

1. 识别激痛点。

2. 指导患者采取一个能够让受影响／宿主肌肉完全拉伸的舒服姿势。

3. 让患者用10%～25%的力量将受影响／宿主肌肉收缩至最大无痛长度，然后保持等长收缩3～10秒。在此过程中要稳定住身体，防止肌肉缩短。

4. 让患者放松肌肉。

5. 在放松时，缓慢拉伸肌肉，使其松弛到阻力点（被动）——记录每次拉伸的长度。

6. 重复多次（通常为3次）。

自助治疗

该肌肉常与许多类型的头痛有关，治疗方法也很多。最简单的是：

自助治疗技术

1. 学习解剖学知识。

2. 定位（触摸到）激痛点——通常在头部后方。

3. 将压力球放在激痛点上按压至少10分钟，直到疼痛缓解。

真实案例

这是其创始人安德鲁·泰勒－斯蒂尔（Andrew Taylor-Still）发明的第一个骨疗法技术。在整骨治疗中经常使用。

他年轻时经常头痛，便把一根绳子系在两条椅子腿之间，常常枕着绳子睡着，久而久之却发现头痛不治而愈。

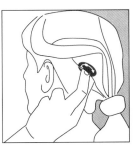

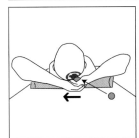

建议

避免皱眉和皱额。

眼轮匝肌（Orbicularis Oculi）

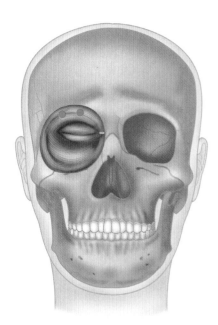

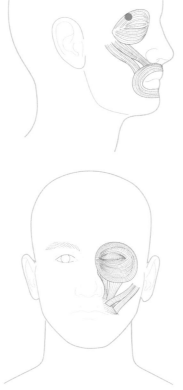

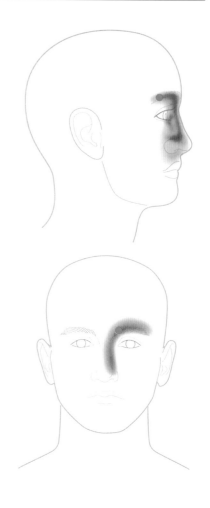

拉丁语 orbis 指球、圆形物，oculi 指眼睛。

眼轮匝肌是复杂且极其重要的肌肉，由 3 部分构成，是围绕眼睛的重要保护带。

眶部

起点
额骨。眼眶内侧壁（上颌骨上）。

止点
环绕眼眶，返回起点。

功能
有力地使眼睛闭合。
对抗肌：上睑提肌。

神经
面神经（VII。颞支和颧支）。

眼睑部分（眼睑）

拉丁语 palpebralis 指眼睑。

起点
内侧睑韧带。

止点
附着于颧骨的外侧睑韧带。

功能
轻度闭眼（不自主的运动，如眨眼）。

神经
面神经（VII。颞支和颧支）。

泪部

（内侧睑韧带和泪囊后方）
拉丁语 lacrimalis 指眼泪。

起点
泪骨。

止点
侧面睑中缝。

功能
扩张泪囊并使泪道延续到眼睛表面。

神经
面神经（VII。颞支和颧支）。

牵涉性痛模式
睑部：眼睛上方和同侧鼻孔上方的局部"灼烧"痛。

泪部：眼内、鼻窦、鼻梁痛。吃冰激凌经常会引起这类眼睛疼痛或头痛。

概述

症状

头痛、偏头痛、三叉神经痛、眼疲劳、眼"抽搐"、视力差、眼睑下垂、鼻窦疼痛、眉部疼痛、眼睛干涩。

原因

视力问题、焦虑、皱眉、紧张、过度注视电脑屏幕。

鉴别诊断

上睑下垂——霍纳综合征。

关联因素

二腹肌、颞肌、斜方肌、脾门、颈后肌群。常与胸锁乳突肌有关。

专业手法治疗

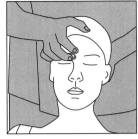

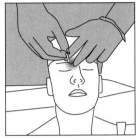

☐☐	=	喷雾与拉伸
✓☐	=	干针治疗
✓☐	=	深部按摩
✓✓	=	按压
☐☐	=	肌肉能量
☐☐	=	位置释放
✓☐	=	湿针治疗

（抑制性）按压术

1. 识别激痛点。

2. 让患者处于一个舒适的体位，并保证受影响/宿主肌肉可以被完全拉伸。

3. 当在受影响/宿主肌肉上感受到明显的阻碍时开始缓慢地增加压力。在此过程中患者会感到不适，但不会有疼痛。

4. 持续施加压力直至感觉到激痛点软化，一般需要几秒到几分钟的时间。

5. 重复上述步骤，直到感受到下一个阻碍时再缓慢地增加压力。

6. 为了获得更好的治疗效果，可以尝试在这些重复步骤中改变压力的方向。

自助治疗

该肌肉往往与许多类型的窦性头痛有关。

可以使用多种技术进行治疗。最简单的是：

自助治疗技术

1. 学习解剖学知识。

2. 定位（触摸到）激痛点——通常在眉毛下方。

3. 通过拇指实施缺血性按压术，直到疼痛缓解。

4. 从另一个方向按摩至该点，再次按压。

5. 重复，直到激痛点消失。

温馨提示

按压时会非常痛苦，请配合呼吸，专注放松。该技术对缓解与使用电脑相关的眼睛疲劳、窦性疼痛和前额痛有很好的效果。有时可以用拇指同时按压两只眼睛的穴位。

建议

定期检查视力。增加睡眠和休息。驾驶或使用电脑时要定期休息。

确保鼻梁上的眼镜不要太紧。

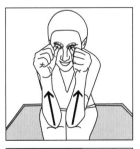

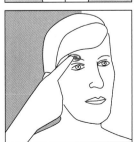

咬肌（Masseter）

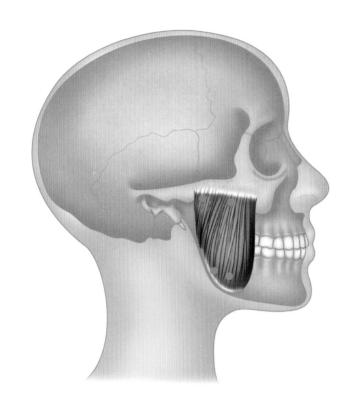

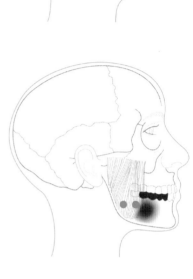

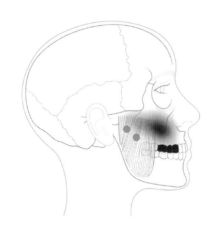

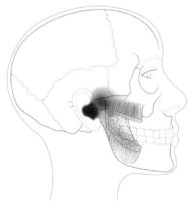

希腊语 maseter 指咀嚼。

咬肌是咀嚼肌中最表层的肌肉，咬紧牙关时很容易感觉到。

起点

上颌骨颧突；

颧弓内、下表面。

止点

下颌角。

下颌骨冠突。

功能

闭口；咬合；协助下颌骨左右移动。

对抗肌：颈阔肌。

神经

三叉神经（Ⅴ。下颌支）

基本的功能性运动

咀嚼食物。

牵涉性痛模式

浅表面：眉毛、上颌骨和下颌骨（前面）。上下白齿。

深部：耳朵和颞下颌关节。

概述

症状

牙关紧闭症（严格限制下巴）、颞下颌关节疼痛、紧张/压力性头痛、耳痛、同侧耳鸣、牙痛、磨牙症、鼻窦炎疼痛、眼睛浮肿（经常出现在歌手身上）。

原因

嚼口香糖、磨牙症、长时间的牙科治疗、压力、情绪紧张、头前屈姿势、职业病。

鉴别诊断

TMJ综合征。耳鸣。破伤风。

关联因素

单侧颞骨、翼内肌、对侧咬肌、胸锁乳突肌。

专业手法治疗

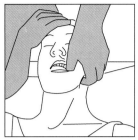
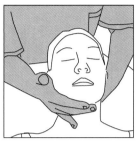
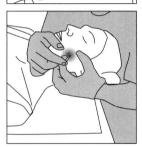

☐☐ = 喷雾与拉伸
✓✓ = 干针治疗
✓✓ = 深部按摩
✓✓ = 按压
✓✓ = 肌肉能量
✓✓ = 位置释放
✓☐ = 湿针治疗

收缩放松/对抗收缩（CRAC）技术

1. 这是PIR和RI的组合。
2. 收缩主动肌。
3. 放松。
4. 收缩对抗肌。
5. 拉伸。
6. 原发性同心主动肌收缩和偏心对抗肌收缩。
7. 现在等长收缩同样便于使用，特别是在疼痛、尴尬的区域。
8. 保持拉伸15～30秒。
9. 重复3次。

自助治疗

咬合板/咬合的夹板

对于咬合设备的功效、类型和使用期限，目前意见不一。仅有证据表明使用这些设备是有益的。

呼吸和压力控制技术

压力、紧张和呼吸功能减弱可能是其部分原因。

对一些人来说，进行自主呼吸方法探索可能是值得的。

姿势

头部前屈或上交叉模式可通过一系列徒手操作和激痛点治疗师进行矫正。

建议

停止磨牙（或使用咬合板）。工作姿势（接打电话）。头、颈部及舌头的姿势。停止嚼口香糖、冰块或咬指甲。

自助治疗技术

将拇指放在嘴里，进行掐捏。

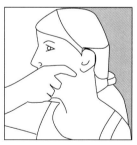
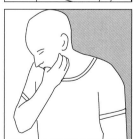

颞肌（Temporalis）

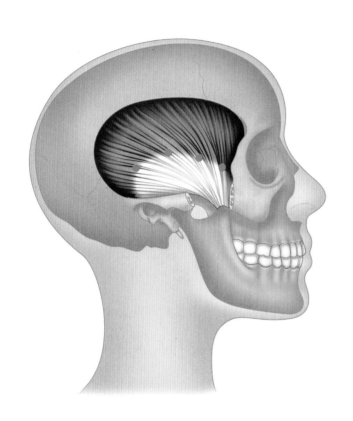

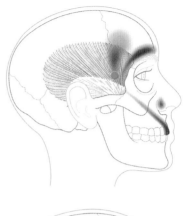

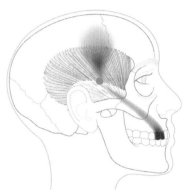

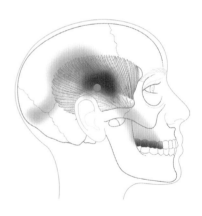

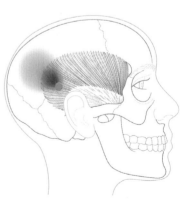

拉丁语 temporalis 指头外侧面。

起点

颞窝，包括顶骨、颞骨和额骨。

颞筋膜。

止点

下颌骨冠突。

下颌支的前缘。

功能

闭口、咬合，协助下颌骨侧移。

神经

发自三叉神经（V）的颞深神经前后支（下颌支）。

基本的功能性运动

咀嚼食物。

牵涉性痛模式

上门牙和眶上脊。上颌牙和颞中部疼痛。颞下颌关节和颞中部疼痛。局部（向后和向上）弥散。

概述

症状

头痛、牙痛、TMJ综合征、牙齿过敏、长时间的牙科治疗、眉毛疼、头痛、磨牙症、鼻窦炎疼痛、牙关紧闭、脸颊刺痛。

原因

嚼口香糖、磨牙症、长时间的牙科治疗、压力、情绪紧张、咬合、咬指甲、吮吸拇指。

鉴别诊断

颞肌腱炎。风湿性多肌痛。颞动脉炎或巨细胞动脉炎（GCA）。

关联因素

斜方肌上部、胸锁乳突肌、咀嚼肌。

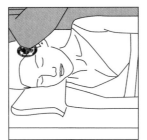

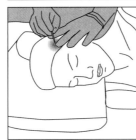

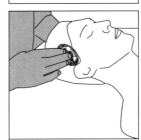

专业手法治疗

☐☐	=	喷雾与拉伸
✓☐	=	干针治疗
✓☐	=	深部按摩
✓✓	=	按压
✓✓	=	肌肉能量
✓✓	=	位置释放
✓☐	=	湿针治疗

（抑制性）按压术

1. 识别激痛点。

2. 让患者处于一个舒适的体位，并保证受影响/宿主肌肉可以被完全拉伸。

3. 当在受影响/宿主肌肉上感受到明显的阻碍时，开始温和且缓慢地增加压力。在此过程中患者会感到不适，但不会有疼痛。

4. 持续施加压力直至感觉到激痛点软化，一般需要几秒到几分钟的时间。

5. 重复上述步骤，直到感受到下一个阻碍时再缓慢地增加压力。

6. 为了获得更好的治疗效果，可以尝试在这些重复步骤中改变压力的方向。

自助治疗

咬合板/咬合夹板

对咬合设备的功效、类型和使用期限，目前意见不一。仅有证据表明使用这些设备是有益的。

姿势

头部前屈或上交叉模式可通过一系列徒手操作和激痛点治疗师进行矫正。

建议

避免嚼口香糖或嚼硬物。注意舌头位置。车内或工作间空调系统。正确的头部姿势。拉伸。

自助治疗技术

使用平指按压一侧头部皮肤。

1. 学习解剖知识，确定激痛点位置。

2. 首先找到肌肉前部的激痛点，然后轻轻按压，会引起向牙齿放射的疼痛。

3. 保持压力，直到疼痛消失。

4. 轻轻按摩该区域，找到下一个激痛点（如果存在的话），然后重复上述步骤。

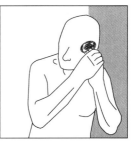

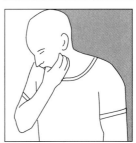

翼外肌（Pterygoideus Lateralis）

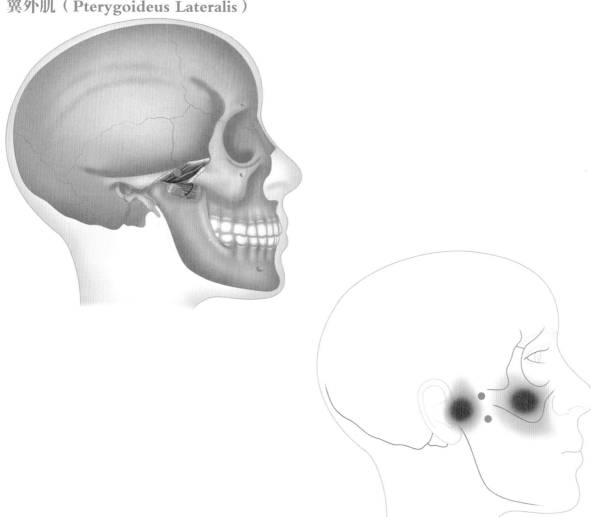

希腊语 pterygodes 指翅膀；拉丁语 lateralis 指侧面。

翼外肌的上头因止于颞下颌关节关节盘而被称为蝶头。

起点

上头：蝶骨大翼外侧面。

下头：蝶窦外侧翼板外侧面。

止点

上头：颞下颌关节囊和关节盘。下头：下颌颈。

功能

突出下颌骨。张口。左右移动下颌骨（如咀嚼时）。

神经

三叉神经（V。下颌支）。

基本的功能性运动

咀嚼食物。

牵涉性痛模式

两个区域的疼痛：

（1）颞下颌关节周1厘米区域；

（2）颧弓处3~4厘米的区域。

概述

症状

TMJ综合征、颅下颌痛、咀嚼问题、耳鸣、鼻窦炎。下颌开合度减少、头痛、磨牙症、鼻窦炎性疼痛、牙关紧闭症、面颊刺痛。

原因

嚼口香糖、磨牙症、长时间的牙科治疗、压力、情绪紧张、咬合、咬指甲、吮吸拇指。

鉴别诊断

TMJ关节炎。TMJ的解剖变异。三叉神经痛。带状疱疹。

关联因素

TMJ、寰枕关节面、颈部肌肉、咬肌、翼内肌、颞肌（前）、颧肌、颊肌、眼轮匝肌、SCM。

专业手法治疗

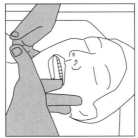
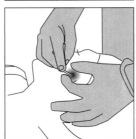
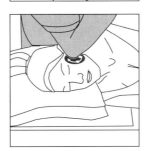

□	□	= 喷雾与拉伸
✓	□	= 干针治疗
✓	□	= 深部按摩
✓	✓	= 按压
✓	✓	= 肌肉能量
✓	✓	= 位置释放
✓	□	= 湿针治疗

（抑制性）按压术

1. 识别激痛点。

2. 让患者处于一个舒适的体位，并保证受影响/宿主肌肉可以被完全拉伸。

3. 当在受影响/宿主肌肉上感受到明显的阻碍时，开始温和且缓慢地增加压力。在此过程中患者会感到不适，但不会有疼痛。

4. 持续施加压力直至感觉到激痛点软化，一般需要几秒到几分钟的时间。

5. 重复上述步骤，直到感受到下一个阻碍时再缓慢地增加压力。

6. 为了获得更好的治疗效果，可以尝试在这些重复步骤中改变压力的方向。

自助治疗

咬合板/咬合夹板

对咬合设备的功效、类型和使用期限，目前意见不一。仅有证据表明使用这些设备是有益的。

姿势

头部前屈或上交叉模式可通过一系列徒手操作和激痛点治疗师进行矫正。

建议

用口腔两侧进行咀嚼；避免咀嚼口香糖/咬指甲；护牙器；避免脖子夹持手机的姿势。

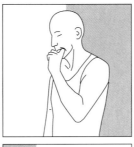
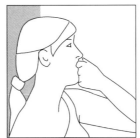

自助治疗技术

在口腔中的颊齿沟内，也就是齿臼的后面，使用捏指术（如果有智齿的话），向内、向上推到脸颊的顶部进行按压。

翼内肌（Pterygoideus Medialis）

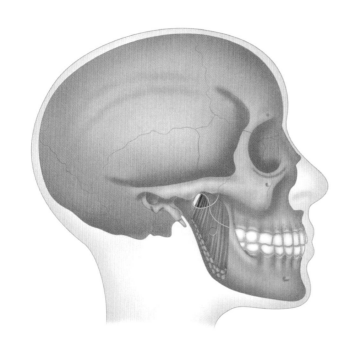

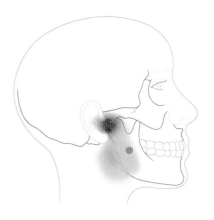

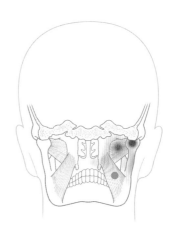

希腊语 pterygodes 指翅膀；拉丁语 medius 指中间。

翼内肌在位置和动作上都与咬肌相关联，且下颌头位于这两块肌肉之间。

起点
蝶骨外侧翼板的内侧面。
腭骨锥突。上颌骨结节。

止点
下颌支的内侧面和下颌角。

功能
抬高和突出下颌骨。因此，它也能上抬下颌骨并帮助下颌骨左右移动，像咀嚼肌一样。

神经
三叉神经（V。下颌支）。

基本的功能性运动
咀嚼食物。

牵涉性痛模式
喉咙、口腔和咽部疼痛。颞下颌关节的部分区域，沿下颌支向锁骨广泛地放射。

概述

症状

咽喉疼痛、吞咽痛、TMJ综合征、牙关紧闭症、张口不全、耳鼻喉疼痛、过度的牙科治疗、咀嚼时疼痛、磨牙症、耳背。

原因

嚼口香糖、磨牙症、长时间的牙科治疗、压力、情绪紧张、咬合、咬甲癖、吮拇癖、不合适的枕头。

鉴别诊断

TMJ综合征。耳鼻喉科疾病。胃肠转诊如巴雷特综合征（食管）。磨牙症。

关联因素

咬肌、颞肌、翼外肌、舌、二腹肌、颈长肌、颈阔肌、锁骨筋膜、颧肌、颊肌、腭帆张肌、咽鼓管咽肌、SCM。

专业手法治疗

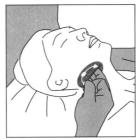

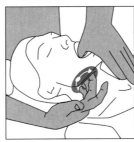

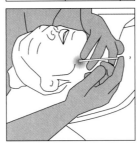

		= 喷雾与拉伸
✓		= 干针治疗
		= 深部按摩
✓		= 按压
✓		= 肌肉能量
✓		= 位置释放
✓		= 湿针治疗

（抑制性）按压术

1. 识别激痛点。

2. 让患者处于一个舒适的体位，并保证受影响/宿主肌肉可以被完全拉伸。

3. 当在受影响/宿主肌肉上感受到明显的阻碍时，开始温和且缓慢地增加压力。在此过程中患者会感到不适，但不会有疼痛。

4. 持续施加压力直至感觉到激痛点软化，一般需要几秒到几分钟的时间。

5. 重复上述步骤，直到感受到下一个阻碍时再缓慢地增加压力。

6. 为了获得更好的治疗效果，可以尝试在这些重复步骤中改变压力的方向。

自助治疗

咬合板/咬合夹板

对咬合设备的功效、类型和使用期限，目前意见不一。仅有证据表明使用这些设备是有益的。

建议

头部姿势；用口腔两侧进行咀嚼；柔软材质的牙套；避免嚼口香糖和咬指甲。

姿势

头部前屈或上交叉模式可通过

一系列徒手操作和激痛点治疗师进行矫正。

自助治疗技术

1. 在口腔内使用平指按压术：从牙齿后方到口腔底部。如果有呕吐感，请深呼吸。

2. 用拇指在下颌角下方按压，寻找激痛点所在。放松，疼痛会有所缓解。

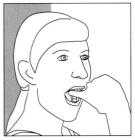

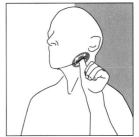

二腹肌（Digastricus）

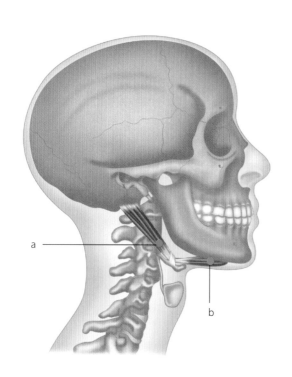

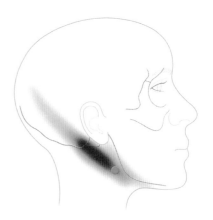

a 后激痛点

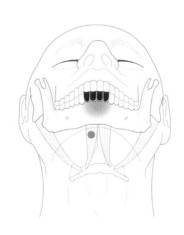

b 前激痛点

拉丁语 digastricus 指两个（肌）腹。

起点

前腹：下颌骨下缘内侧，靠近骨连合。

后腹：颞骨乳突切迹。

止点

舌骨主体通过筋膜悬吊在中间腱之上。

功能

抬高舌骨。张口时下压和缩回下颌骨。

神经

前腹：舌下神经，发自三叉神经（V。下颌支）。

后腹：面神经（VII）。

牵涉性痛模式

前部：4颗下切牙、舌、嘴唇，少数情况会波及下巴。

后部：乳突周围2厘米区域，偶尔波及下巴和喉咙，少数情况下涉及头皮。

概述

症状

咽喉痛、牙痛（四颗下门牙）、头痛、下颌痛、肾小管酸中毒、长时间/广泛的牙科工作（视力模糊和头晕）、下唇开口、吞咽困难、发声/歌唱问题。

原因

头前伸姿势、咬合无力、磨牙、牙齿紧绷、鞭打、下巴夹电话、乐器（如小提琴或管乐器）。

鉴别诊断

牙科问题——咬合不正。舌骨。甲状腺问题。胸腺。鼻窦炎。颈动脉。

关联因素

SCM、胸骨甲状肌、舌骨、茎突舌骨肌、头长肌、颈长肌、颏舌骨肌、颈椎、颞肌、咬肌。

专业手法治疗

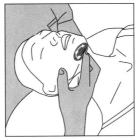

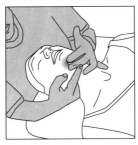

□□	= 喷雾与拉伸
✓□	= 干针治疗
✓□	= 深部按摩
✓✓	= 按压
✓✓	= 肌肉能量
✓□	= 位置释放
✓□	= 湿针治疗

（抑制性）按压术

1. 识别激痛点。
2. 让患者处于一个舒适的体位，并保证受影响/宿主肌肉可以被完全拉伸。
3. 当在受影响/宿主肌肉上感受到明显的阻碍时，开始温和且缓慢地增加压力。在此过程中患者会感到不适，但不会有疼痛。
4. 持续施加压力直至感觉到激痛点软化，一般需要几秒到几分钟的时间。
5. 重复上述步骤，直到感受到下一个阻碍时再缓慢地增加压力。
6. 为了获得更好的治疗效果，可以尝试在这些重复步骤中改变压力的方向。

自助治疗

咬板/咬合夹板

对咬合设备的功效、类型和使用期限，目前意见不一。仅有证据表明使用这些设备是有益的。

建议

呼吸模式、磨牙症、头部姿势。

姿势

头部前屈或上交叉模式可通过一系列徒手操作和激痛点治疗师进行矫正。

自助治疗技术

1. 使用两根手指从下巴向耳后按压。
2. 配合深呼吸。激痛点可能会比较柔软，常被误认为淋巴结。
3. 放松。

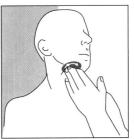

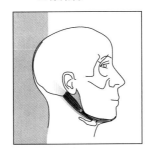

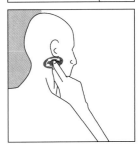

前、中、后斜角肌（Scalenus Anterior, Medius, Posterior）

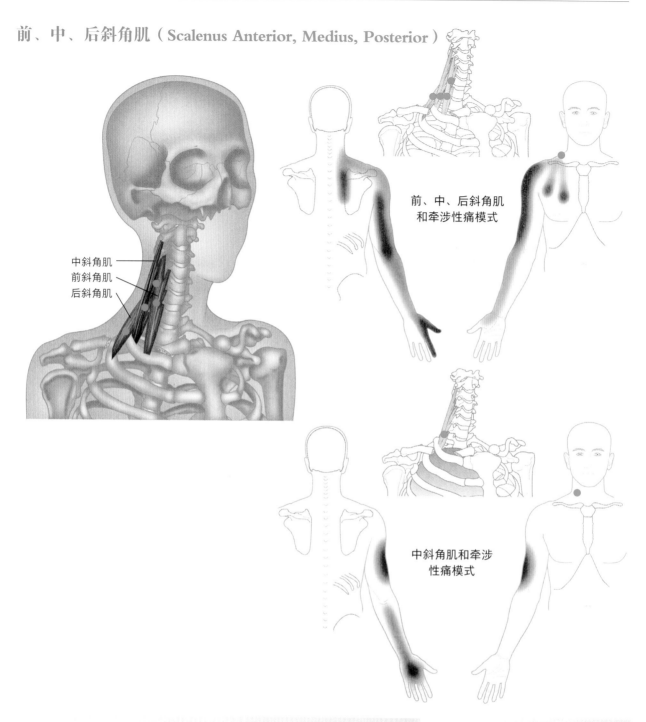

中斜角肌
前斜角肌
后斜角肌

前、中、后斜角肌
和牵涉性痛模式

中斜角肌和牵涉
性痛模式

希腊语 skalenos 指不平坦；拉丁语 anterior 指前面，medius 指内侧，posterior 指后侧。

起点
颈椎横突。

止点
前、中：第一肋骨；
后：第二肋骨。

功能
协同运动：弯曲脖子。深吸气时抬起第一肋骨。

单独运动：横向弯曲和旋转脖子。

神经
颈神经腹支，C3～C8。

基本的功能性运动
主要的吸气肌。

牵涉性痛模式
前：胸肌区域到乳头的持续性疼痛。

后：肩胛骨上内测缘。

外侧：手臂的前、后侧到拇指、食指。

概述

症状

背部 / 肩膀 / 手臂疼痛、胸廓出口综合征、斜角肌综合征、手部水肿、幻肢痛、哮喘、慢性肺病、扭伤、"不安定的脖子"、烦躁、换气过度综合征、无端恐惧症。

原因

焦虑、压力、枕头高度、慢性肺部问题、吸烟、举重 / 支撑、过敏、管乐器、交通事故。

鉴别诊断

臂丛神经。锁骨下血管。颈椎间盘（C5~C6）。胸廓出口综合征。心绞痛。腕管综合征。斜方肌上部。胸锁乳突肌。头夹肌。

关联因素

胸锁乳突肌、肩胛提肌、颈阔肌。

专业手法治疗

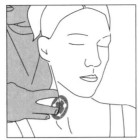

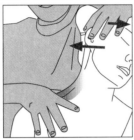

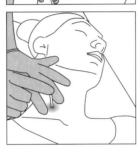

☑☑ = 喷雾与拉伸
☑☑ = 干针治疗
☑☑ = 深部按摩
☑☑ = 按压
☑☑ = 肌肉能量
☑☑ = 位置释放
☑ = 湿针治疗

（抑制性）按压术

适应证：肌纤维紧绷 / 慢性模式

1. 使肌肉处于限制性障碍位置。
2. 引导患者主动收缩肌肉10%~25%，并保持2~4秒，同时治疗师给予抵抗。
3. 克服这一阻力，积极地推动肌肉向生理屏障偏心收缩15~30秒。
4. 重复3~5次。

自助治疗

呼吸

过度通气综合征与斜角肌综合征密切相关。瑜伽和丁氏呼吸法的呼吸技术值得探索。

建议

使用枕头。游泳。双肩背包。胸缩。毛巾热敷。保暖。热治疗。提和拉。

姿势

头部前屈或上交叉模式可通过一系列徒手操作和激痛点治疗师进行矫正。

自助治疗技术

只适用于有经验的激痛点患者。

1. 使用平指按压法对喉咙前侧的激痛点施加压力，并向后推至脊柱。

2. 配合深呼吸，因为可能会产生偏向手部的锐痛。激痛点常被误认为淋巴结。

3. 放松。

4. 如果是首次接触激痛点手法治疗，请先拉伸。

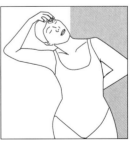

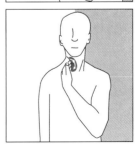

胸锁乳突肌［Sternocleidomastoideus（SCM）］

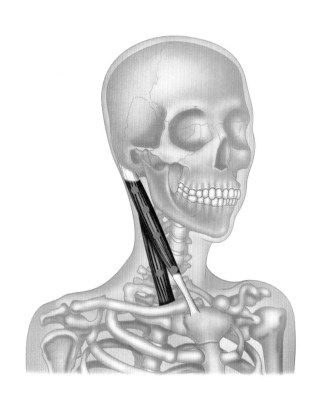

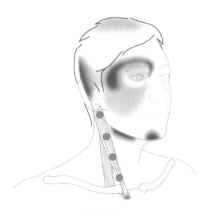

胸骨头

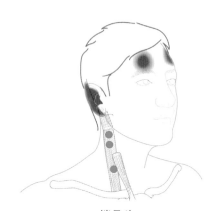

锁骨头

希腊语 sternon 指胸部，kleis、key 指锁骨，mastos 指乳房；拉丁语 mastoides 指乳突状。

胸锁乳突肌为双头长肌。有时会在出生时受伤，肌纤维被纤维组织取代而导致斜颈。对激痛点治疗师而言这是一条很重要的肌肉。

起点

胸骨头：胸骨柄前面。

锁骨头：锁骨内侧 1/3 骨面。

止点

颞骨乳突的外表面。

枕骨上颈线外侧三分之一处。

功能

双侧同时收缩：屈颈，使头前倾，将头从枕头上抬起。

在深吸气时抬高胸骨和肋骨。

单侧收缩：使头向同侧倾斜。头朝对面旋转（同时也向上旋转）。

神经

副神经（XI），本体感觉纤维发自 C2 和 C3。

基本的功能性运动

实例：转头看肩膀；从枕头抬头。

牵涉性痛模式

胸骨头：枕部疼痛，向前放射到眉毛、脸颊和喉咙（眼睛和鼻窦）。

锁骨头：前额头痛、耳痛、乳突痛（头晕和感知）。

概述

症状

紧张性头痛、扭伤、颈部僵硬、非典型性面部神经痛、宿醉性头痛、姿势性眩晕、半侧面部交感神经异常、感知力下降、上睑下垂。与持续性干咳、瘙痒性咳嗽、鼻窦炎和慢性咽喉痛有关，加重眼睛红肿刺痛、单侧耳鸣、平衡障碍、开车时偏向一侧。

原因

焦虑、压力、枕头高度、过敏、举重、肾小管性酸中毒、晕车、创伤、不当的游泳姿势、衣领过紧、工作姿势和人体工程学因素。

鉴别诊断

三叉神经痛。面部神经痛。听觉神经障碍。淋巴结肿大。肩胛提肌。斜方肌上部。头夹肌。

关联因素

斜方肌、咬肌、颈阔肌、斜角肌、肩胛提肌、胸骨、颞肌、胸大肌。

专业手法治疗

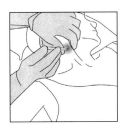

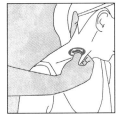

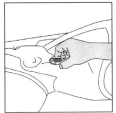

✓ ✓	= 喷雾与拉伸
✓ ✓	= 干针治疗
✓	= 深部按摩
✓ ✓	= 按压
✓ ✓	= 肌肉能量
✓ ✓	= 位置释放
✓	= 湿针治疗

等长收缩后放松（PIR）

适应证：亚急性至慢性疼痛。

1. 识别激痛点。
2. 指导患者采取一个能够让受影响/宿主肌肉完全拉伸的舒服姿势。
3. 让患者用10%~25%的力量将受影响/宿主肌肉收缩至最大无痛长度，然后保持等长收缩3~10秒。在此过程中保持身体稳定，防止肌肉缩短。
4. 让患者放松肌肉。
5. 在放松时，缓慢拉伸肌肉，使其松弛到阻力点（被动）——记录每次拉伸的长度。
6. 重复多次（通常3次）。

（抑制性）按压术

1. 识别激痛点。
2. 让患者处于一个舒适的体位，并保证受影响/宿主肌肉可以被完全拉伸。
3. 当在受影响/宿主肌肉上感受到明显的阻碍时开始缓慢地增加压力。在此过程中患者会感到不适，但不会有疼痛。
4. 持续施加压力直至感觉到激痛点软化。一般需要几秒到几分钟的时间。
5. 重复上述步骤，直到感受到下一个阻碍时再缓慢地增加压力。
6. 为了获得更好的治疗效果，可以尝试在这些重复步骤中改变压力的方向。

自助治疗

呼吸

过度通气综合征与胸锁乳突肌问题密切相关。瑜伽和丁氏呼吸法的呼吸技术值得探索。

建议

呼吸功效。枕头数量。工作姿势。头部姿势。看电视姿势。

姿势

头部前屈或上交叉模式可通过一系列徒手操作和激痛点治疗师进行矫正。

自助治疗技术

该方法只适用于有经验的激痛点患者。

1. 使用拇指掐捏技术对颈侧区激痛点进行按压，保持住，缓慢进行。

2. 配合深呼吸，因为可能会产生偏向手部的锐痛。

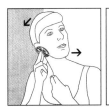
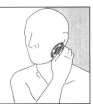
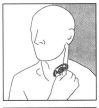
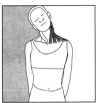
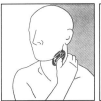

颞下颌关节［Temporomandibular Joint（TMJ）］

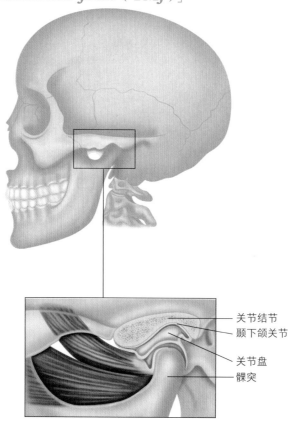

关节结节
颞下颌关节
关节盘
髁突

激痛点常在固定和移动颞下颌关节的肌肉内找到。人们常常因压力、焦虑、紧张而紧缩下颌肌肉。TMJ 综合征可定义为"颞下颌关节及其肌肉的慢性疼痛和（或）功能障碍"。普遍接受的理论是"暂时性的关节前移伴有或者不伴有复位"会导致肌肉出现重复性的微型和大型创伤，以及引起关节膜的慢性炎症。激痛点常在支撑和活动关节的肌肉上。主要症状是面部疼痛，特别是在耳朵周围出现爆裂声和头痛，另外可能还会有恶心和耳鸣。患者常被痛苦干扰，因而去寻找异乎寻常且昂贵的治疗方法。激痛点疗法可以是一种非常有用的治疗干预方法，同时也能识别和解决任何潜在的原因。

TMJ 综合征由多种原因引起，以下是常见的鉴别诊断标准：

- "下""上""侧咬"或咬合不正。
- 打哈欠、过度张口或咯咯笑时关节脱位。
- 耳痛。
- 颈椎病。

- 滑膜关节的类型 / 形状；几种解剖性变异。
- 嚼口香糖。
- 单侧咀嚼。
- 慢性牙齿问题。
- 智齿问题。
- 磨牙。
- 因压力、焦虑而紧张。
- 抑郁症和双相情感障碍。
- 关节炎（骨性和类风湿性）。
- 假牙。

与颞下颌关节直接相关的主要肌肉是颞肌、咬肌、翼外肌和翼内肌。次级肌肉是下颌舌骨肌和二腹肌前腹。任何这些肌肉中的慢性激痛点都可能导致肌肉僵硬、疲劳和功能障碍加重。症状可能是单侧和（或）双侧的，20 岁以下患者比较少见。此外，卫星激痛点可能位于斜方肌上部、头半棘肌上部、枕下肌和 SCM。

颞下颌关节综合征（Temporomandibular Joint Syndrorne）

症状

　　TMJ综合征的主要特点为关节痛、僵硬、肌肉疼痛，特别是耳部区域。该综合征出现的原因可能是咬合异常，如咬合不正或下颌关节解剖性变异；或者可能由于其他状况，如牙口紧绷或磨牙的继发症。出现相关症状时，建议去看牙医。然而，以下治疗可能有助于减轻TMJ疼痛和阻止其慢性发展。

第一步：学习相关解剖学知识，了解肌肉的纤维方向。

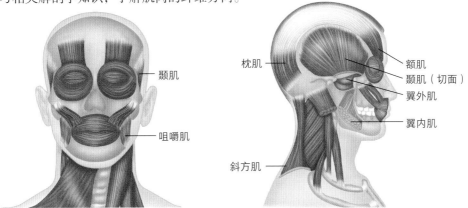

第二步：患者呈坐位，对下列部位进行缺血性按压。

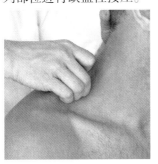
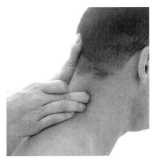
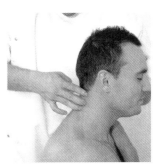

第三步：按摩按压过的区域。

| 斜方肌上部 | 颈后肌群 | 颈夹肌 |

第四步：患者呈仰卧位，对下列部位进行缺血性按压。

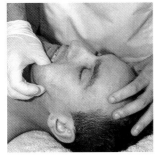
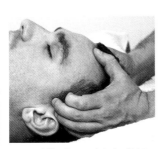
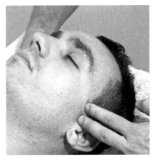
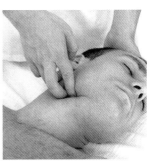

| 咬肌 | 颞肌（特别是肌肉与韧带相连处；STP） | 翼内肌、翼外肌 | 二腹肌 |

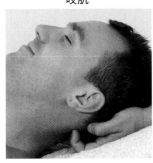

颅顶肌（枕额肌）

头痛（Headache）

症状

　　头痛可由很多原因引起，并且会以多种不同的形式出现。如果头痛严重，请寻求医生帮助。然而，大多数头痛都与肌肉紧张有关，可以通过治疗激痛点得到缓解。

第一步：学习相关解剖学知识，了解肌肉的纤维方向。

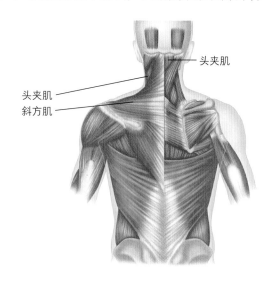
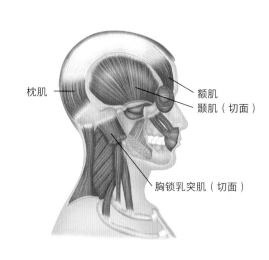

第二步：

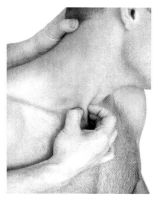

　　患者呈坐姿，对胸锁乳突肌进行缺血性按压（找到激痛点直接按压）。头微前倾，并旋向施力侧。请注意，该区域有很多血管及其他重要结构，按压时应避免损伤。

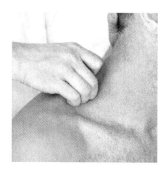

　　患者呈坐姿，对斜方肌上部进行缺血性按压。

第三步：按摩按压过的区域。

第四步：患者呈仰卧位，对下列区域进行缺血性按压。

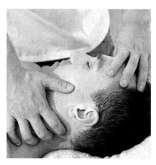
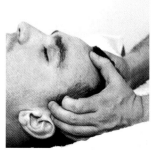

第五步：患者仍呈仰卧位，最后对枕肌进行缺血性按压。

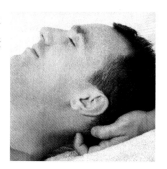

颈竖脊肌和颞肌

颈痛（Neck Pain）

症状

　　慢性紧张和颈部疼痛、压力性头痛、颈椎疼痛和扭伤。激痛点治疗对该类型的颈部疼痛十分有效。颈部肌肉通常存在多个激痛点，找到正确的激痛点是必需的。

第一步：学习相关解剖学知识，了解肌肉的纤维方向。

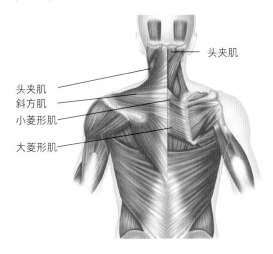
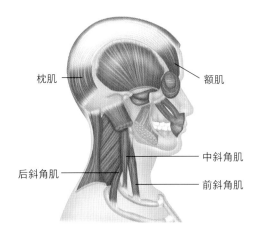

第二步：

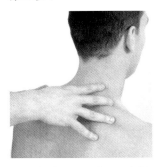
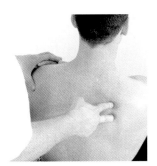
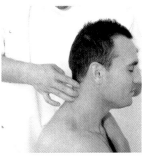
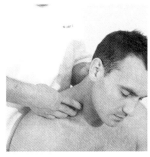

　　患者呈坐姿，对斜角肌上、中部区域进行缺血性按压。

　　向下滑动到菱形肌，只在激痛点停留。

　　向上移动到头夹肌激痛点。

　　最后找到斜角肌肌群中的激痛点。

第三步：按摩按压过的区域。

第四步：向颈竖脊肌做牵引按摩。

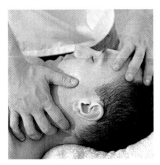

　　患者呈仰卧位，治疗师站在其右侧。将手指置于对侧颈部肌肉下方。

　　慢慢地将患者拉向自己，并引导患者将头转向自己。在对侧重复。

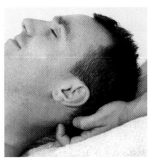

第五步：患者仍呈仰卧位，引导患者将头部的重量放在你的手指上，最后对枕肌进行缺血性按压。

8 躯干和脊柱的肌肉

胸部、腹部和背部的激痛点

腹直肌

腹外斜肌

腹横肌

胸髂肋肌

多裂肌

腰方肌

（前）胸部疼痛

胸大肌

斜角肌

胸锁乳突肌（胸骨头）

颈髂肋肌

腹外斜肌

膈肌

（侧）胸部疼痛

前斜角肌

背阔肌

膈肌

上背部疼痛

斜角肌

肩胛提肌

冈上肌

斜方肌

多裂肌

菱形肌

颈夹肌

肱三头肌

肱二头肌

中背部疼痛

髂腰肌

背阔肌

腰髂肋肌

多裂肌

腹直肌

腰背部疼痛

臀中肌

髂腰肌

胸最长肌

胸髂肋肌

腰髂肋肌

多裂肌

腹直肌

竖脊肌（骶棘肌）[Erector Spinae（Sacrospinalis）]

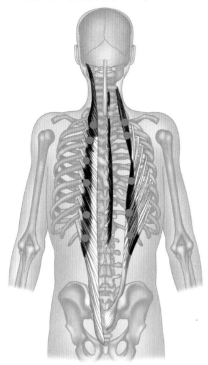

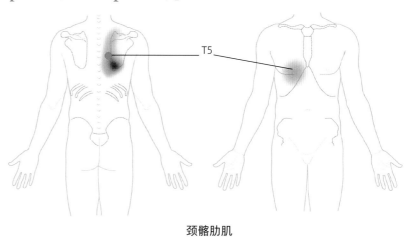

颈髂肋肌

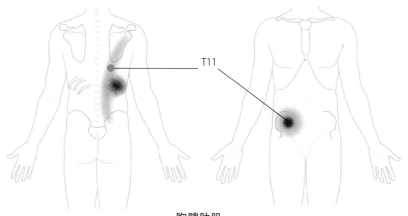

胸髂肋肌

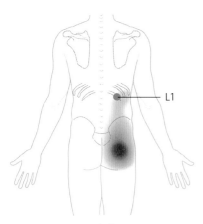

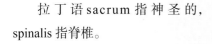

腰髂肋肌

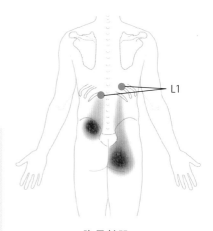

胸最长肌

拉丁语 sacrum 指神圣的，spinalis 指脊椎。

竖脊肌，又被称为骶棘肌，由3组平行的肌肉组成。从外向内依次为髂肋肌、最长肌和棘肌。

起点

起源于骶骨的肌肉束。髂嵴。脊椎的棘突和横突。肋骨。

止点

肋骨。脊椎的横突和棘突。枕骨。

功能

伸展和侧弯脊椎（向后和向侧方弯曲）。帮助保持直立和坐位时脊柱的弯曲度。步行时保持骨盆处椎体的稳定。

对抗肌：腹直肌。

神经

颈、胸、腰脊神经背支。

基本的功能性运动

保持背部挺直（曲率正确），进而保持姿势。

牵涉性痛模式

胸椎——髂肋肌：内侧朝向脊柱，前面朝向腹部。

腰椎——髂肋肌：臀中部。

胸椎——髂肋肌：臀部和骶髂关节。

概述

症状

腰背痛（尤其是起床后）、脊柱活动范围缩小、腰背痛（坐着 / 站着 / 爬楼梯时）、傍晚时加重的腰背痛。

原因

不当的姿势、演奏乐器、面部朝上平躺姿势、戴不合适的眼镜、上交叉模式、驼背、脊柱侧凸、磨损、冷风 / 空调、椎骨韧带问题、某些运动（如射箭）、紧身衬衫 / 领带、抑郁症。

鉴别诊断

心绞痛。内脏痛。神经根病。韧带、椎间盘、骶髂关节相关问题。梨状肌。病理学的：主动脉瘤。内脏性疾病。异常空间占位。盆腔炎症。

关联因素

胸大肌。

专业手法治疗

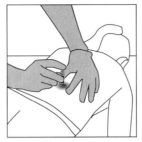

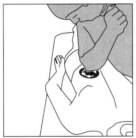

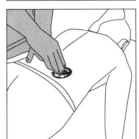

☑☑ = 喷雾与拉伸
☑☑ = 干针治疗
☑☑ = 深部按摩
☑☑ = 按压
☑☑ = 肌肉能量
☑☑ = 位置释放
☑☑ = 湿针治疗

深部按摩术

1. 让患者处于一个舒适的位置，并保证受影响 / 宿主肌肉可以被完全拉伸。

2. 根据需要润滑皮肤。

3. 找出并确定激痛点或紧绷肌带的位置。

4. 将拇指或工具放在紧绷肌带的边缘，另一只手辅助施力。

5. 施加持续的压力，直到感觉到激痛点变软，并继续以相同方向朝着紧绷肌带的连接处行进。在此过程中患者会感到不适，但不会有疼痛。

6. 在反方向重复一次。

自助治疗

建议

弯腰提物时避免突然的过载。疲劳时不要弯腰提物。姿势。热水澡。

自助治疗技术

1. 观察肌肉纤维的方向。

2. 从头骨开始向下滑动，找到并记录疼痛和结节位置。

3. 沿相反的方向滑向颅骨。

4. 用拇指边轻按边向前滑行。

5. 在疼痛结节上停留，直到疼痛缓解，然后继续按压，直到结束。

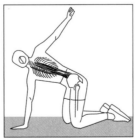

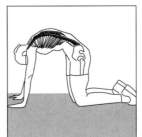

颈后肌（Posterior Cervical Muscles）

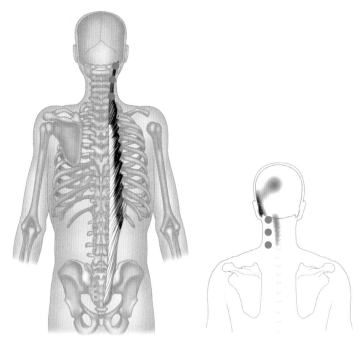

头最长肌

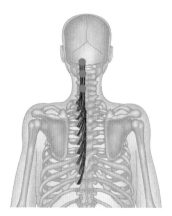

头／颈半棘肌

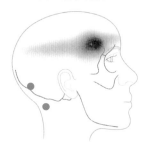

头半棘肌（上部）

拉丁语 longissimus 指最长的，capitis 指头，semispinalis 指半脊椎，cervicis 指颈。

包含：头最长肌、头半棘肌、颈半棘肌。

起点

头最长肌：上5块胸椎横突（T1～T5）；下3块颈椎的关节突（C5～C7）。

颈半棘肌：上5块或6块胸椎横突（T1～T6）。

头半棘肌：下4块颈椎和上6块或7块胸椎骨的横突（C4～T7）。

止点

头最长肌：颞骨乳突后部。

颈半棘肌：颈椎第二至第五棘突（C2～C5）。

头半棘肌：枕骨上、下项线之间。

功能

头最长肌：外展和旋转头部；帮助保持直立和坐位时脊柱的曲率。

颈半棘肌：外展胸椎和部分颈椎椎体；协助胸椎和颈椎旋转。

头半棘肌：头部最有力的伸肌；协助旋转头部。

神经

头最长肌：颈中、颈下神经背支。

颈半棘肌：胸、颈神经背支。

头半棘肌：颈神经背支。

基本的功能性运动

头最长肌：保持上背部挺直（曲率正确）。

头、颈半棘肌。

实例：向上看；回头看。

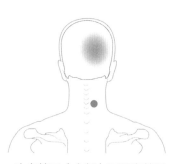

头半棘肌（中部）和颈半棘肌

虽然这里没有提到，但这块肌肉是作为脊肌的一部分沿着脊椎骨向上延伸，所以可作为后颈部肌肉的一部分

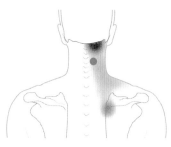

牵涉性痛模式

沿肌纤维分布的几个区域，都向上、向头部和颅骨弥散，同时也向额部扩散。

概述

症状

头痛、颈部疼痛和僵硬、颈椎屈曲下降、枕下疼痛、颈部旋转受限（常常与职业相关）、扭伤、使用某些枕头引起的疼痛、头皮"灼烧"感。

原因

不当的姿势、演奏乐器、面部朝上平躺、佩戴不合适的眼镜、上交叉模式、驼背、脊柱侧凸、磨损、冷风/空调、椎骨韧带问题、某些运动（如射箭）、紧身衬衫/领带、抑郁症。

鉴别诊断

颈椎力学功能障碍。脊柱关节病。椎动脉综合征。第一肋椎关节功能障碍。风湿性多肌痛。类风湿性关节炎。骨关节炎。强直性脊柱炎（血清阴性脊柱关节病）。佩吉特氏病。银屑病。关节病。

关联因素

斜方肌、竖脊肌、颞肌、二腹肌、冈下肌、肩胛提肌、胸锁乳突肌、头/颈夹肌、枕骨下肌、枕肌、胸大肌。

专业手法治疗

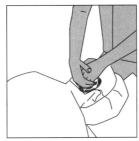
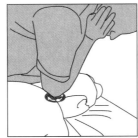
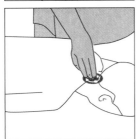
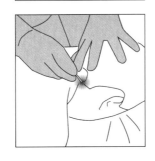

✓✓ = 喷雾与拉伸
✓✓ = 干针治疗
✓✓ = 深部按摩
✓✓ = 按压
✓✓ = 肌肉能量
✓✓ = 位置释放
✓✓ = 湿针治疗

等长收缩后放松（PIR）

适应证：亚急性至慢性疼痛。

1. 识别激痛点。

2. 指导患者采取一个能够让受影响/宿主肌肉完全拉伸的舒服姿势。

3. 让患者用 10%～25% 的力量将受影响/宿主肌肉收缩至最大无痛长度，然后保持等长收缩 3～10 秒。在此过程中保持身体稳定，防止肌肉缩短。

4. 让患者放松肌肉。

5. 在放松时，缓慢拉伸肌肉，使其松弛到阻力点（被动）——记录每次拉伸的长度。

6. 重复多次（通常为 3 次）。

自助治疗

建议

职业人体工学。姿势。眼镜。使用符合人体工程学的枕头。热疗和拉伸。找到合适的床上用品/枕头。

自助治疗技术

1. 根据解剖学知识，观察肌肉纤维的方向。

2. 从头骨开始向下滑动，找到并记录疼痛和结节位置。

3. 沿相反的方向滑向颅骨。

4. 用拇指边轻按边向前滑行。

5. 在疼痛结节上停留，直到疼痛缓解，然后继续按压直到结束。

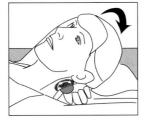
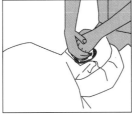
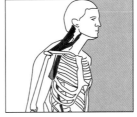
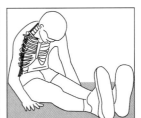

多裂肌 / 回旋肌（Multifidus/Rotatores）

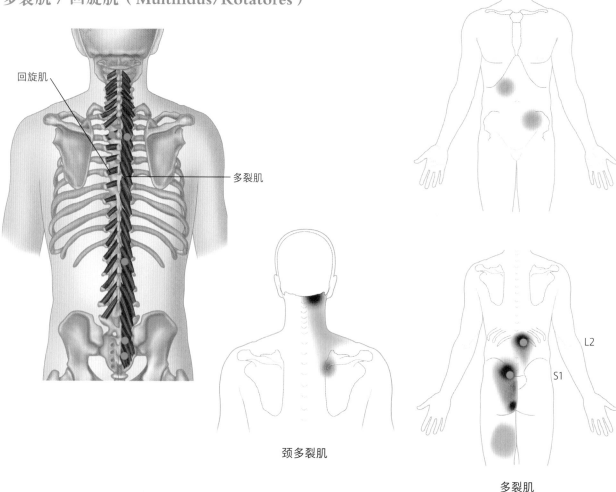

回旋肌

多裂肌

颈多裂肌

L2

S1

多裂肌

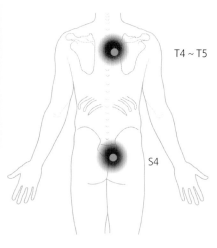

T4 ~ T5

S4

多裂肌和回旋肌

拉丁语 multi 指多的，findere 指分离，rota 指旋转。

多裂肌属于横纹肌，位于半棘肌与竖脊肌的深部，在脊椎椎体与横突之间。回旋肌是脊椎横突间肌群中位置最深的肌肉。

起点

多裂肌：在骶前孔和髂后上棘之间，骶骨后表面。所有腰椎的乳突（上关节突的后缘）。所有胸椎的棘突。下 4 节颈椎的关节突。

回旋肌：每节椎体的横突。

止点

多裂肌：部分止于高于起点 2 到 4 个椎体的棘突；全部止于 L5 ~ C2 椎骨的棘突。

回旋肌：颈椎棘突基部以上。

功能

多裂肌：防止脊椎关节过度运动。脊柱的伸展、侧屈和旋转。

回旋肌：脊椎的旋转，并协助脊柱的伸展。

神经

脊神经背支。

基本的功能性运动

帮助维持站立、坐姿及运动中良好的姿势和脊椎的稳定性。

牵涉性痛模式

多裂肌：肌肉区和腹前区。 S1 导致的尾骨痛。

回旋肌：肌肉区疼痛。

概述

症状

腰背部持续性疼痛、脊椎对齐问题、节段性脊椎旁红斑、尾骨痛。

原因

不当的姿势、演奏乐器、面部朝上平躺、佩戴不合适的眼镜、上交叉模式、驼背、脊柱侧凸、磨损、冷风／空调、脊椎对齐问题、某些体育运动（如射箭）、紧身衬衫／领带、抑郁症。

鉴别诊断

心绞痛。内脏痛。神经根病。韧带。椎间盘。骶髂关节。梨状肌。病理性的：主动脉瘤。内脏异常空间占位。盆腔炎症。

关联因素

胸大肌。

专业手法治疗

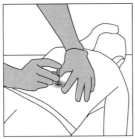

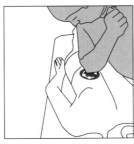

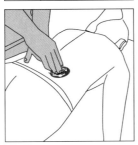

✓✓ = 喷雾与拉伸
✓✓ = 干针治疗
✓✓ = 深部按摩
✓✓ = 按压
✓✓ = 肌肉能量
✓✓ = 位置释放
✓✓ = 湿针治疗

深部按摩术

1. 让患者处于一个舒适的位置，并保证受影响／宿主肌肉可以被完全拉伸。
2. 根据需要润滑皮肤。
3. 找出并确定激痛点或紧绷肌带的位置。
4. 将拇指或工具放在紧绷肌带的边缘，另一只手辅助施力。
5. 施加持续的压力，直到感觉到激痛点变软，并继续以相同方向朝着紧绷肌带的连接处行进。在此过程中患者会感到不适，但不会有疼痛。
6. 在反方向再重复一次。

自助治疗

建议

姿势。工作导致的驼背。枕头的数量和类型。职业考量。

自助治疗技术

1. 根据解剖学知识观察肌肉纤维的方向。
2. 从头骨开始向下滑动，找到并记录疼痛和结节位置。
3. 沿相反的方向滑向颅骨。
4. 用拇指边轻按边向前滑行。
5. 在疼痛结节上停留，直到疼痛缓解，然后继续按压直到结束。

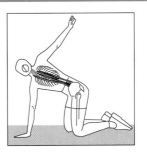

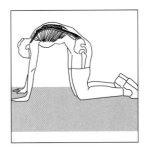

头夹肌 / 颈夹肌（Splenius Capitis/Splenius Cervicis）

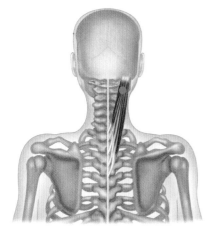

头夹肌

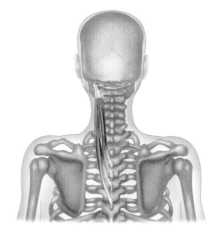

颈夹肌

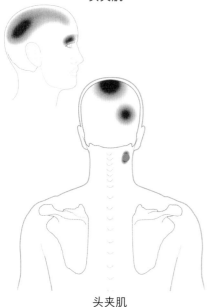

头夹肌

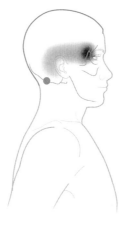

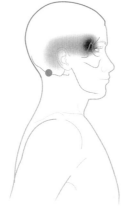

颈夹肌

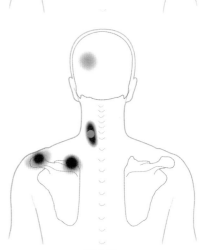

颈夹肌

希腊语 splenion 指绷带；拉丁语 capitis 指头，cervicis 指颈。

起点

头夹肌：项韧带下部。第7颈椎横突和上3或4块胸椎的横突（T1～T4）。

颈夹肌：第3至第6胸椎棘突（T3～T6）。

止点

头夹肌：颞骨乳突后部。上项线外侧部分，SCM附着点的深面。

颈夹肌：上2～3块颈椎（C1～C3）的横突后结节。

功能

协同运动：外展头颈。

单独运动：外展颈部；旋转脸部至肌肉收缩侧。

神经

颈中、颈下神经背支。

基本的功能性运动

实例：向上看；回头看。

牵涉性痛模式

头夹肌：以头顶为中心的3～5厘米区域。

颈夹肌：（1）上部：枕部放射痛，从颞骨到同侧眼睛。（2）下部：同侧颈背疼痛。

概述

症状

头痛、颈部疼痛、眼部疼痛、视力模糊（罕见）、扭伤、气流引起的疼痛、颈部姿势不当引起的疼痛（职业）、颅骨"内部"疼痛、颈部僵硬、同侧旋转度下降。

原因

不当的姿势、演奏乐器、面部朝上平躺、佩戴不合适的眼镜、上交叉模式、驼背、脊柱侧凸、磨损、冷风／空调、脊椎对齐问题、某些运动（如射箭）、紧身衬衫／领带、抑郁症。

鉴别诊断

其他类型的疼痛。第一肋骨功能障碍。斜颈。视力问题（眼睛疲劳）。神经性疾病。压力。

关联因素

斜方肌、SCM、咬肌、颞肌、多裂肌、头半棘肌、枕下肌、枕骨、肩胛提肌、胸大肌。

专业手法治疗

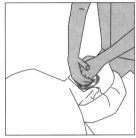
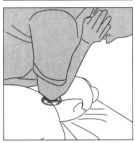
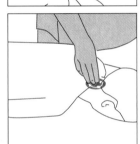
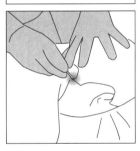

✓✓ = 喷雾与拉伸
✓✓ = 干针治疗
✓✓ = 深部按摩
✓✓ = 按压
✓✓ = 肌肉能量
✓✓ = 位置释放
✓✓ = 湿针治疗

抑制性按压术

1. 识别激痛点。

2. 让患者处于一个舒适的体位，并保证受影响／宿主肌肉可以被完全拉伸。

3. 当在受影响／宿主肌肉上感受到明显的阻碍时开始缓慢地增加压力。在此过程中患者会感到不适，但不会有疼痛。

4. 持续施加压力直至感觉到激痛点软化，一般需要几秒到几分钟的时间。

5. 重复上述步骤，直到感受到下一个阻碍时再缓慢地增加压力。

6. 为了获得更好的治疗效果，可以尝试在这些重复步骤中改变压力的方向。

自助治疗

建议

避免不当姿势或其他保持因素、接电话。工作姿势。自我拉伸项目。眼镜（类型、尝试三焦距透镜）。

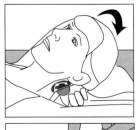
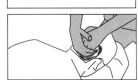

自助治疗技术

1. 根据解剖学观察肌肉纤维的方向。

2. 从头骨开始向下滑动，找到并记录疼痛和结节位置。

3. 沿相反的方向滑向颅骨。

4. 用拇指边轻按边向前滑行。

5. 在疼痛结节上停留，直到疼痛缓解，然后继续上述操作直到结束。

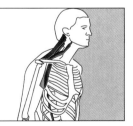
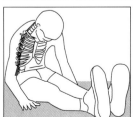

腹外斜肌（External Oblique）

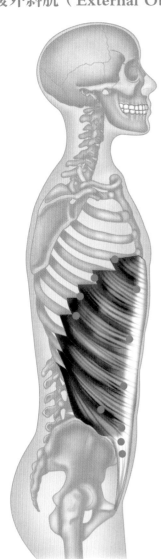

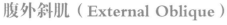

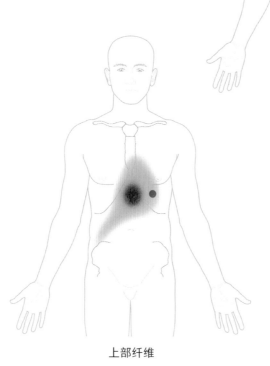

下部纤维

上部纤维

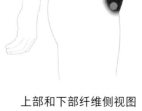

上部和下部纤维侧视图

拉丁语 obliquus 指倾斜的，externus 指外部。

腹外斜肌的后部纤维大部分都被背阔肌覆盖，但是在髂嵴上方有一处二者未重叠，二者之间的区域被称为腰下三角。腰下三角是腹壁的薄弱区域。

起点

下部 8 根肋骨。

止点

髂嵴的前半部分，融入腹部腱膜，最终止于腹白线（一条从胸骨向下延伸的腱膜带）。

功能

束紧腹部，帮助腹部脏器抵抗重力的牵拉。单侧收缩使躯干向对侧弯曲。

神经

胸神经腹支，T5～T12。

基本的功能性运动

实例：使用铲子挖掘。

牵涉性痛模式

内脏疼。

肋缘：疼痛由腹部至胸部。

下外侧：睾丸疼痛；局部疼痛。

耻骨联合：膀胱疼痛；尿频/尿潴留；腹股沟。

概述

症状

腹痛、压痛、腹股沟疼痛、睾丸疼痛、膀胱疼痛、恶心、绞痛、痛经、腹泻、内脏痛、肠易激综合征、较低的交叉模式、儿童尿床。

原因

直接创伤（通常源自过度的体育运动）、不良的仰卧起坐方式、久坐、咳嗽、情绪压力、与悲痛有关的因素、术后（腹部）。

鉴别诊断

内脏病变包括：肾脏、肝脏、胰腺、憩室病、结肠炎、阑尾炎、间质疝、腹膜疾病——盆腔炎、卵巢、膀胱。

关联因素

腹横肌、腹内斜肌、腹直肌、锥状肌。

专业手法治疗

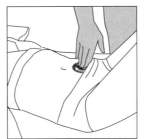
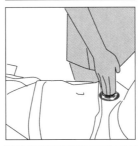
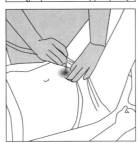

✓		= 喷雾与拉伸
✓		= 干针治疗
✓		= 深部按摩
✓	✓	= 按压
✓	✓	= 肌肉能量
✓	✓	= 位置释放
✓		= 湿针治疗

等长收缩后放松（PIR）

适应证：亚急性至慢性疼痛。

1. 识别激痛点。
2. 指导患者采取一个能够让受影响／宿主肌肉完全拉伸的舒服姿势。
3. 让患者用 10%～25% 的力量将受影响／宿主肌肉收缩至最大无痛长度，然后保持等长收缩 3～10 秒。在此过程中保持身体稳定，防止肌肉缩短。
4. 让患者放松肌肉。
5. 在放松时，缓慢拉伸肌肉，使其松弛到阻力点（被动）——记录每次拉伸的长度。
6. 重复多次（通常为 3 次）。

自助治疗

建议

职业。运动。饮食。呼吸。盆底和核心肌群锻炼。

自助治疗技术

1. 根据解剖学原理观察肌肉纤维的方向。
2. 从头骨开始向下滑动，找到并记录疼痛和结节位置。
3. 用拇指边轻按边向前滑行。
4. 在疼痛结节上停留，直到疼痛缓解，然后继续上述操作，直到结束。

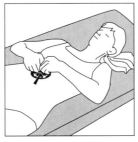
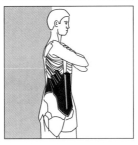
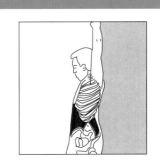

腹横肌（Transversus Abdominis）

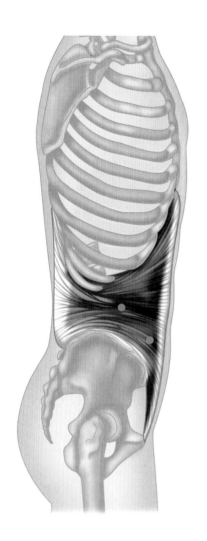

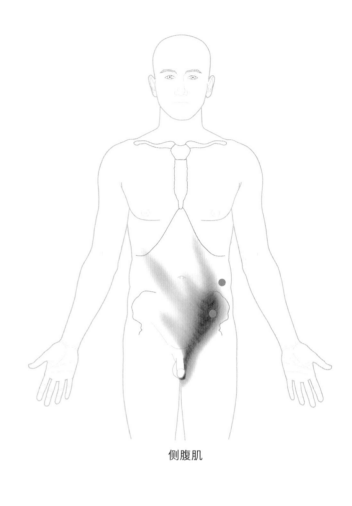

侧腹肌

拉丁语 transversus 指横，abdominis 指腹部 / 胃。

起点

髂嵴前部三分之二。

腹股沟韧带外侧三分之一。

胸腰筋膜。下六块肋骨的肋软骨。髂腰肌筋膜。

止点

剑突和白线经腹部腱膜，其下部纤维最终通过联合腱附着在耻骨和耻骨联合上。

功能

束紧腹部，帮助腹部脏器抵抗重力的牵拉。

神经

胸神经腹支，T7 ~ T12，髂腹股沟神经和髂腹下神经。

基本的功能性运动

在用力呼吸、打喷嚏、咳嗽时起重要作用。帮助维持姿势。

牵涉性痛模式

肋缘：局部疼痛，常向前腹部放射。

腹下区：局部疼痛，通常向睾丸内侧和下方放射。

概述

症状

腹股沟痛、睾丸痛、胃灼热、恶心、呕吐、腹胀、腹泻、腰椎间盘源性疼痛、下交叉型、儿童尿床。

原因

直接创伤（通常源自过度的体育运动）、不良的仰卧起坐方式、久坐、咳嗽、情绪压力、与背痛有关、术后（腹部）。

鉴别诊断

内脏病变：肾、肝、胰腺、憩室病、结肠炎、阑尾炎、裂孔疝、腹膜疾病——盆腔炎性疾病、卵巢、膀胱、睾丸病变（如精索静脉曲张）、非特异性尿道炎。

关联因素

腹横肌、腹内斜肌、腹直肌、锥状肌。

专业手法治疗

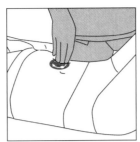
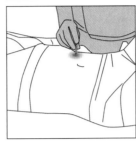

- ☑☐ = 喷雾与拉伸
- ☑☐ = 干针治疗
- ☑☐ = 深部按摩
- ☑☑ = 按压
- ☑☑ = 肌肉能量
- ☑☑ = 位置释放
- ☑☐ = 湿针治疗

等长收缩后放松（PIR）

适应证：亚急性至慢性疼痛。

1. 识别激痛点。
2. 指导患者采取一个能够让受影响／宿主肌肉完全拉伸的舒服姿势。
3. 让患者用 10%～25% 的力量将受影响／宿主肌肉收缩至最大无痛长度，然后保持等长收缩 3～10 秒。在此过程中保持身体稳定，防止肌肉缩短。
4. 让患者放松肌肉。
5. 在放松时，缓慢拉伸肌肉，使其松弛到阻力点（被动）——记录每次拉伸的长度。
6. 重复多次（通常为 3 次）。

自助治疗

建议

进行自助拉伸和强化，以稳定腰椎，增强血管活性。姿势和张力。

自助治疗技术

1. 根据解剖学原理，观察肌肉纤维的方向。
2. 从头骨开始向下滑动，找到并记录疼痛和结节位置。
3. 用拇指边轻按边向前滑行。
4. 在疼痛结节上停留，直到疼痛缓解，然后继续上述操作直到结束。

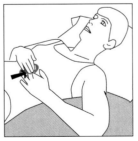
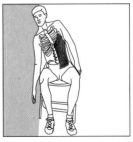
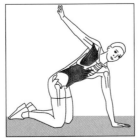
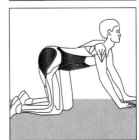

腹直肌（Rectus Abdominis）

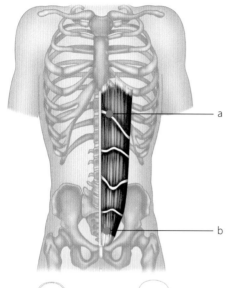

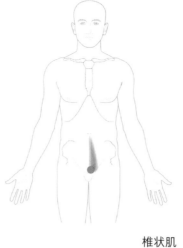

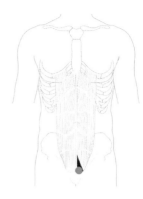

椎状肌

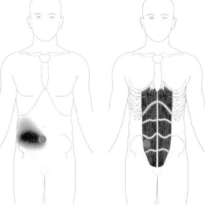

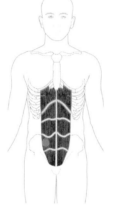

麦氏点

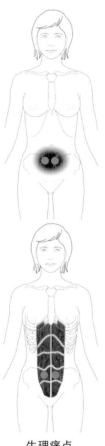

生理痛点

拉丁语 rectus 指直的，abdominis 指腹部 / 胃。

腹直肌被腱束分成 3～4 个肌腹，每个肌腹都由腹外斜肌的鞘膜包裹。这些纤维集中聚合形成白线。在腹直肌的下方有一条偶尔出现的肌肉，被称为椎状肌；其起于耻骨结节，止于腹白线。锥状肌的主要功能是使腹白线紧张，具体原因未明。

起点

耻骨嵴和耻骨结节。

止点

剑突的前表面。第 5、第 6、第 7 肋软骨。

功能

弯屈腰椎。降低胸腔。行走时稳定骨盆。

对抗肌：竖脊肌。

神经

胸神经腹支，T5～T12。

基本的功能性运动

实例：从矮椅子上站起来。

牵涉性痛模式

上部纤维：中背部平面疼痛、胃痛和消化不良。

下部纤维：耻骨联合与脐之间的疼痛，导致痛经。

外侧纤维：假性阑尾炎；麦氏点。

概述

症状

胃灼热、绞痛、痛经、恶心、呕吐、饱腹感、背部疼痛、下交叉模式、肋骨疼痛、睾丸疼痛、膈肌和呼吸问题。

原因

直接创伤（通常源自过度体育运动）、不良的仰卧起坐方式、久坐、咳嗽、情绪压力、与背痛有关的因素、术后（腹部）。

鉴别诊断

内脏病变：肾脏、肝脏、胰腺、憩室病、结肠炎、阑尾炎、间质疝、腹膜疾病——盆腔炎、卵巢、膀胱、阑尾炎。妇科疾病。脐/切口疝。背阔肌。

关联因素

腹横肌、腹内斜肌、腹直肌和锥状肌。

专业手法治疗

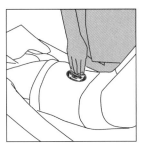

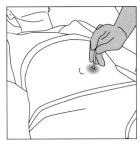

✓	☐	= 喷雾与拉伸
✓	☐	= 干针治疗
✓	☐	= 深部按摩
✓	✓	= 按压
✓	✓	= 肌肉能量
✓	✓	= 位置释放
✓	☐	= 湿针治疗

等长（偏心）收缩术

适应证：肌肉纤维紧缩/慢性模式。

1. 将肌肉固定在限制障碍处。
2. 要求患者用 10%～25% 的力量主动收缩肌肉 2～4 秒，治疗师协助抵抗。
3. 克服阻力，积极推动肌肉向生理屏障进行偏心收缩 15～30 秒。
4. 重复 3 次。

自助治疗

建议

体重。

自助治疗技术

1. 根据解剖学原理观察肌肉纤维的方向。
2. 从头骨开始向下滑动，找到并记录疼痛和结节位置。
3. 用拇指边轻按边向前滑行。
4. 在疼痛结节上停留，直到疼痛缓解，然后继续上述操作，直到结束。

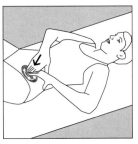

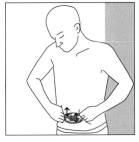

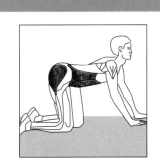

腰方肌（Quadratus Lumborum）

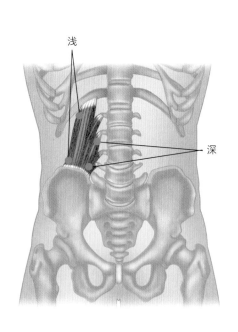

浅

深

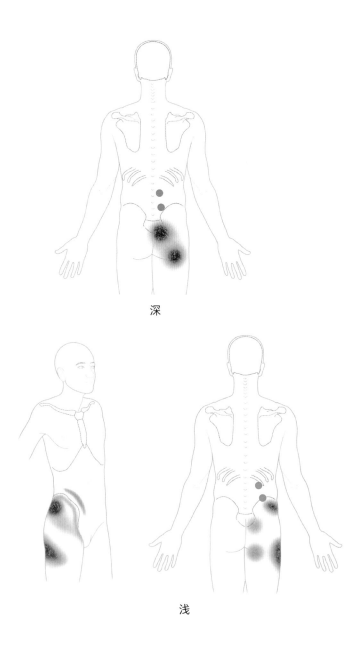

深

浅

拉丁语 quadratus 指方的，lumbus 指腰。

起点
髂嵴后段。
髂腰韧带。

止点
第 12 号肋下缘中部，上部 4 块腰椎横突（L1～L4）。

功能
脊椎侧弯。在深呼吸期间移动第 12 号肋骨（例如，帮助歌手稳定控制膈肌）。协助外展腰椎，并保持稳定。

神经
肋下神经腹支和上部 3 个或 4 个腰神经的腹支，T12，L1，L2，L3。

基本的功能性运动
实例：呈坐姿；侧身从地板上捡拾物品。

牵涉性痛模式
多个疼痛区域：下腹、骶髂关节（上极）、下臀、上臀、大转子。

概述

症状

肾小管性酸中毒、椎间盘源性脊柱侧凸、机械性腰痛、手杖/铸型骨折、髋部和臀部疼痛、转子疼痛（睡眠时）、翻身疼痛、站立时疼痛、休息时持续的下背部深部疼痛、咳嗽和打喷嚏（瓦氏动作）疼痛、性交疼痛、患者一侧出现一系列功能障碍、可能与急性腰痛和放射到腿部相关、肾结石治疗、坐骨神经痛。

原因

腰椎间盘突出症、面部或脊柱关节问题（如退行性、骶髂关节问题、腰椎滑脱或椎体松解）、重复性劳损、园艺、站着穿鞋/袜子、家务、职业姿势、软床垫、创伤、腹部肌无力、PSLE。

鉴别诊断

骶髂关节炎。髋关节囊炎。神经根病。椎间盘疼痛（腰椎）。韧带疼痛（髂腰/腰骶部）。椎关节强直。脊柱关节病。椎管狭窄。脊椎滑脱。肋功能障碍。

关联因素

臀中肌/臀小肌/臀大肌、TFL、锥形肌、髂腰肌、骨盆底、坐骨神经、疝、睾丸/阴囊、腹横肌、腹外斜肌和横膈膜。

专业手法治疗

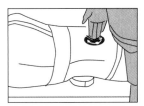
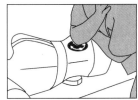
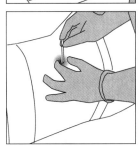

✓	✓	= 喷雾与拉伸
✓	✓	= 干针治疗
✓		= 深部按摩
✓	✓	= 按压
✓	✓	= 肌肉能量
✓	✓	= 位置释放
✓	✓	= 湿针治疗

等长（偏心）收缩技术

适应证：肌肉纤维紧缩/慢性进展。

1. 将肌肉固定在限制障碍处。
2. 要求患者用 10%～25% 的力量主动收缩肌肉 2～4 秒，治疗师协助抵抗。
3. 克服阻力，积极推动肌肉向生理屏障进行偏心收缩 15～30 秒。重复 3 次。

自助治疗

建议

纠正腿长差异。更换床垫。职业咨询。兴趣爱好（园艺）。加强腹部（核心）肌肉力量。避免依靠一条腿。旋转时小心。情绪问题。

自助治疗技术

1. 根据解剖学原理观察肌肉纤维的方向。

2. 坐位或者侧卧位。

3. 从头骨开始向下滑动，找到并记录疼痛和结节位置。

4. 用拇指边轻按边向前滑行。

5. 在疼痛结节上停留，直到疼痛缓解，然后继续上述操作，直到结束。

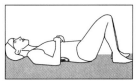
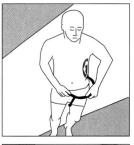
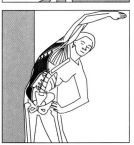
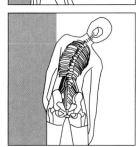

髂腰肌（腰大肌／髂肌）[Iliopsoas（Psoas Major/Iliacus）]

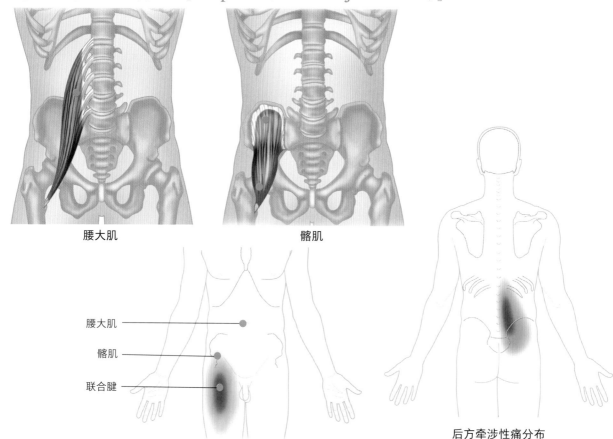

腰大肌   髂肌

腰大肌 ——
髂肌 ——
联合腱 ——

后方牵涉性痛分布

希腊语 psoa 指腰肌；拉丁语 major 指大，ilia 指翼。

腰大肌与髂肌是腹后壁的一部分，对腹部脏器有缓冲作用，同时还有屈髋的作用，因此也是髋肌的一部分。注意，腰大肌上部的一些纤维可能通过长肌腱止于髂耻并隆起形成腰小肌，腰小肌几乎没有功能，约有40%的人没有该肌。

髂腰肌的收缩能增加腰椎的前屈度。

起点

腰大肌：所有腰椎横突的基底部（L1~L5）。第12胸椎和所有腰椎的椎体（T12~L5）。腰椎上方的椎间盘。

髂肌：上方三分之二的髂窝。

髂嵴内侧唇。骶骨翼、腰骶关节和骶髂关节前韧带。

止点

腰大肌：股骨小转子。

髂肌：腰大肌肌腱的外侧，延伸到股骨小转子。

功能

主要功能是屈髋（屈和外旋大腿，比如踢足球的动作）；从止点起作用，弯曲躯干，如从仰卧位坐起来。

对抗肌：臀大肌。

神经

腰大肌：腰神经腹支，L1，L2，L3，L4（腰小肌受 L1 和 L2 支配）。

髂肌：股神经，L1，L2，L3，L4。

基本的功能性运动

如：上台阶；上坡。

牵涉性痛模式

（1）强烈的纵向同侧椎旁痛沿着腰椎，向外侧 3~7 厘米区域放射。

（2）大腿前面上部 5~8 厘米区域强烈疼痛，并从髂前上棘向大腿中段放射。

概述

症状

腰背痛、腹股沟痛、腰椎前凸、大腿前面痛、仰卧时疼痛突出、脊柱侧凸、不对称（骨盆）。

原因

妊娠（流产）、情绪压力过大、严重脊柱前凸、下背部椎间盘问题、关节面或脊柱关节问题（如退行性变、骶髂关节问题、腰椎滑脱或峡部裂）、跑步、重复性劳损、园艺、站着穿鞋/袜子、家务、职业姿势、软床垫、创伤、虚弱的腹部、腹部手术、性活动、PSLE。

鉴别诊断

髋关节骨关节炎。阑尾炎。股神经病变。感觉异常性股痛。L4～L5椎间盘黏液囊炎。股四头肌损伤。背部机械功能障碍。股疝/腹股沟疝。胃肠道疾病。类风湿性关节炎。空间占位病变。

关联因素

腰方肌、多裂肌、棘肌、股四头肌、臀肌、耻骨肌、输卵管、收肌（长收肌/短收肌）、膝关节、横膈膜、腹直肌、腹斜肌、锥状肌。

专业手法治疗

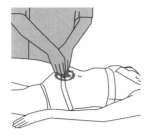

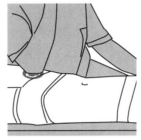

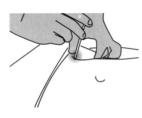

☐☐	=	喷雾与拉伸
✓☐	=	干针治疗
✓☐	=	深部按摩
✓✓	=	按压
✓✓	=	肌肉能量
✓✓	=	位置释放
✓☐	=	湿针治疗

位置释放术

1. 屈膝。
2. 找到腰大肌激痛点。
3. 当在激痛点上施加稳定的压力时，引导患者慢慢地将脚向下滑动。
4. 当手指遇到阻力时停下来。
5. 重复上述动作，直到膝部变得柔软。

自助治疗

建议

避免长时间站立。避免以胎儿的姿势睡觉。治疗腰背疾病。避免过度仰卧起坐。强化腹横肌。伸展运动。

自助治疗技术

1. 根据解剖学观察肌肉纤维的方向。
2. 躺在有枕头的床上，膝关节屈曲。
3. 四根手指并拢放在肚脐一侧，向脊椎方向深入按压。
4. 识别并注意疼痛的点和结节（检查时将膝盖抬向胸部）。
5. 在疼痛结节上停留，直到疼痛缓解，接着滑到最后，让膝盖放下，拉伸。

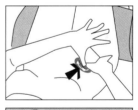

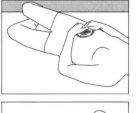

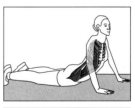

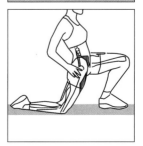

膈肌（Diaphragm）

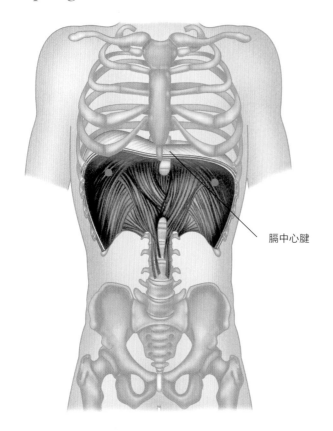

膈中心腱

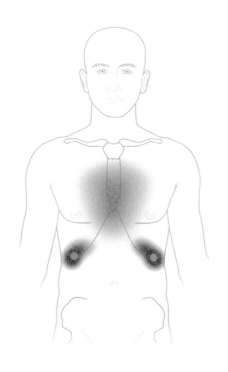

希腊语 dia 指横，phragma 指膈、壁。

起点

剑突背面（胸骨下端）。下部 6 块肋骨和肋软骨。上部两三块腰椎（L1～L3）。

止点

所有的纤维在此聚集并附着在中心腱上，也就是说该肌内止于自身。

功能

形成胸腔的底部。

吸气时使中心腱紧张，增大胸腔容积。

神经

膈神经（腹支），C3，C4，C5。

基本的功能性运动

产生约 60% 的呼吸能力。

概　　述

症状

跑步时"针刺样"疼痛、心肺问题、焦虑和过度通气综合征、哮喘、慢性阻塞性肺疾病（COPD）。

原因

哮喘、怀孕（流产）、情绪超负荷、腰背部磨损问题、跑步、职业岗位、创伤、腹肌无力、腹部手术、焦虑和过度通气综合征、吸烟、颓废姿势。

关联因素

前锯肌、肋间肌、上腹直肌、弓状韧带、腹斜肌。

自助治疗

自助治疗技术

1. 站立，稍向前倾。

2. 触到肋弓下缘。

3. 深达肋骨下方。

4. 从前面向外侧进行深部按摩——可能会产生疼痛。

5. 呼气，重复一次。

6. 伸展膈肌。

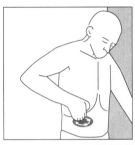

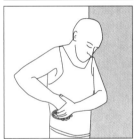

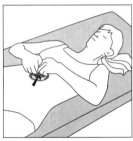

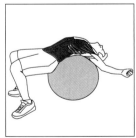

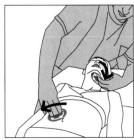

膈肌和呼吸

人体内没有任何组织结构是孤立的，呼吸机制的探索发现就是很好的证明。呼吸运动涉及一系列肌肉和内脏的相互协调和收缩过程。激痛点通常可以在肋骨下缘被触及。这些激痛点需要与其他关联的结构相结合，比如：

• 下颌下缘（通常在膈肌激痛点的对侧）；

• 脏腹膜（大、小网膜）；

• 脊肌（尤其是中腰段）；

• 腹肌（腹横肌和腹直肌）；

• 盆底肌（盆膈）；

• 胸椎和浮肋；

• 肋间肌；

• 锯状肌；

• 第一肋；

• 斜角肌、肩胛提肌和上斜方肌。

不正常的呼吸运动；过度换气综合征、惊恐发作和姿势习惯的诊断率越来越高。如果不治疗，这些综合征会导致持续性的生理后果，比如呼吸性碱中毒（二氧化碳被过度呼出）。矛盾的是，这种情况是体内肌筋膜激痛点慢性发展的关键因素之一。

值得注意的是，颅脑医生所谈论的 8 个在呼吸中协调一致的膈肌是：脑垂体下方的鞍膈；双侧颌下肌筋膜间隙；双侧胸廓进口 / 出口；膈肌；双侧骨盆底。

呼吸异常和激痛点的形成

加兰（Garland，1994）提出了肌肉骨骼的一系列变化，这些变化可能会随着时间的推移而发展为慢性胸部呼吸：

• 胸椎活动受限（继发于异常肋骨力学）；

• 斜角肌、上斜方肌和肩胛提肌内形成激痛点；

• 颈椎僵硬；

• 膈肌和腹横肌的改变（Hodges et al，2001；McGill et al，1995）；

• 变弱的腹肌与强化的竖脊肌之间的不平衡；

• 盆底肌变弱。

激痛点疗法是解除由肌肉骨骼引起的呼吸功能障碍的有效方法，特别是在与其他有效方式相结合时，如瑜伽、费登奎斯方法（Feldenkrais）、冥想、布泰伊科方法（Buteyko）和"呼吸疗法"。

专业手法治疗

☐☐ = 喷雾与拉伸

☐☐ = 干针治疗

✓☐ = 深部按摩

✓✓ = 按压

✓✓ = 肌肉能量

✓✓ = 位置释放

☐☐ = 湿针治疗

膈肌与下颌缝平衡释放技术

1. 膝盖弯曲，用木块或者枕头垫在膝关节下方。

2. 在肋下缘，从内侧开始对激痛点进行定位。

3. 在对侧下颌下缘，从内侧开始对激痛点进行定位。

4. 引导患者深呼吸，同时对激痛点施加稳定的压力，直到感到激痛点变软。

5. 当手指遇到阻力时停下来，然后向外侧移至另一个激痛点。

6. 在对侧重复上述操作。

腰背痛（Low Back Pain）

症状

腰痛是一种普遍存在的病症，每 10 个人中就有 7 人受到腰痛的折磨，美国每年因此损失的生产力和医疗保健费用超过 500 亿美元。此外，它可以是急性的或慢性的（持续四个月以上），并且症状会在持续时间、区域和强度上发生变化。

激痛点治疗是处理急性和慢性腰痛的极佳方法。在此，我将虚心地提供一个简单的，但一次又一次地为我所用的激痛点治疗准则。结合激痛点治疗技术，我发现下述情况十分有用：脊柱调整、身体情绪释放，以及对步态、姿势（包括工作姿势）和体育活动（或缺乏运动）的全面分析。

第一步：学习相关解剖学知识，了解肌肉纤维的方向。

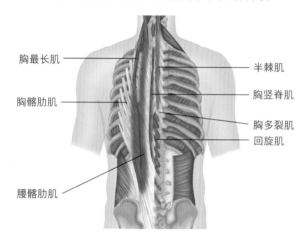

胸最长肌
半棘肌
胸髂肋肌
胸竖脊肌
胸多裂肌
回旋肌
腰髂肋肌

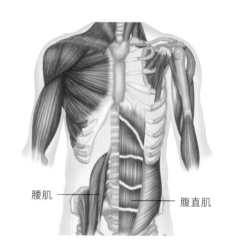

腰肌
腹直肌

第二步：呈坐姿，对臀中肌进行缺血性按压。

第三步：在腰背区域进行按摩（垂直于肌纤维方向）。

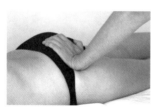

臀中肌（STP）

第四步：对多裂肌、腰竖脊肌进行缺血性按压。

第五步：按摩竖脊肌。

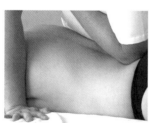

多裂肌

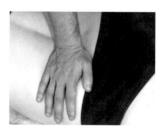

腰竖脊肌

第六步：呈仰卧位，对膈肌前脚（肋软骨缘）和腹直肌（外侧缘）进行缺血性按压：

第七步：重复上述步骤 3 次。

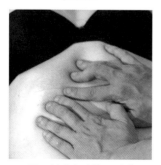

膈肌前脚（肋软骨缘）

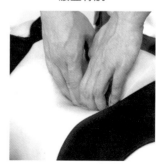

腹直肌（外侧缘）

9 肩和上臂的肌肉

肩和上臂的激痛点

肌肉页面索引

前肩部疼痛

前部三角肌
冈上肌
冈下肌
胸大肌
肱二头肌
肱三头肌长头
背阔肌
斜角肌

后肩部疼痛

小圆肌
冈上肌
大圆肌
后部三角肌
肩胛提肌
肩胛下肌
背阔肌
肱三头肌
斜方肌

臂前部痛

斜角肌
冈下肌
冈上肌
肱二头肌
肱三头肌
肱肌
三角肌

臂后部痛

斜角肌
肩胛下肌
冈上肌
肱二头肌
肱三头肌
后部三角肌
背阔肌
小圆肌
大圆肌

斜方肌（Trapezius）

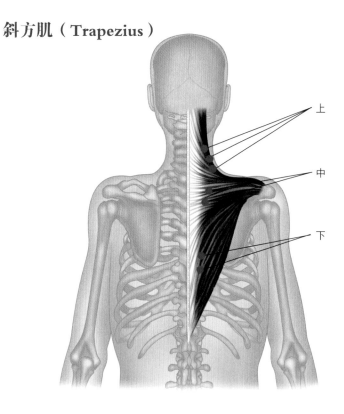

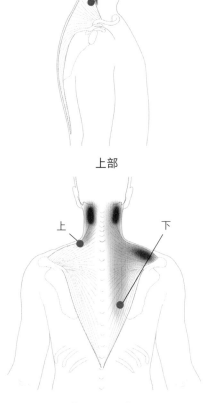

上部

中部

希腊语 trapezoides 指方形的。

左斜方肌和右斜方肌被视为一个整体，形成了一个梯形，斜方肌也因此而得名。

起点

枕骨上颈线内侧三分之一处。枕外隆凸。项韧带。

第七颈椎（C7）和所有胸椎骨（T1～T12）的棘突和棘上韧带。

止点

锁骨外侧三分之一的后骨面；

肩峰内侧缘；

肩胛脊上缘和上脊的结节。

功能

上部纤维：提拉肩带。当肩部受力或手受力时防止肩带下陷。

中部纤维：收缩时内收肩胛骨。

下部纤维：拉低肩胛骨，特别是抵抗阻力，就像用手施力从椅子上站起来一样。

上、下部纤维共同作用：旋转肩胛骨，如高举手臂过头。

对抗肌：前锯肌。

神经

运动神经：副神经（XI）。

感觉神经（本体感觉）：颈神经腹支，C2，C3，C4。

基本的功能性运动

实例（上下部纤维一起工作）：粉刷天花板。

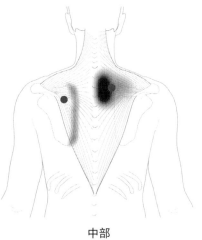

牵涉性痛模式

上部纤维：上颈部后侧和外侧疼痛和压痛。颞区和下颌角。

中间纤维：局部疼痛，向内侧脊柱放射。

下部纤维：颈椎后方、乳突区、肩胛脊上方。

概述

症状

慢性紧张和颈部疼痛、压力性头痛、颈椎疼痛、扭伤、紧张性头痛、面部/下巴疼痛、颈部疼痛和僵硬、上肩部疼痛、中背部疼痛、头晕、眼睛疼痛、情绪紧张、抑郁。

原因

习惯性体位、工作、压力、颈部问题、肩肌无力、电话贴近耳朵、脊柱侧弯、运动相关（如网球、高尔夫）、演奏乐器。

鉴别诊断

囊-韧带器官。关节功能障碍（小关节）。

关联因素

SCM、咬肌、颞肌、枕肌、肩胛提肌、半棘肌、髂肋肌、胸锁乳突肌的锁骨头、颈/颚/肩关节肌肉。

专业手法治疗

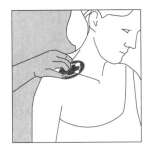
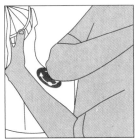
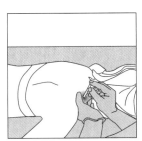

✓✓ = 喷雾与拉伸
✓✓ = 干针治疗
✓✓ = 深部按摩
✓✓ = 按压
✓✓ = 肌肉能量
✓✓ = 位置释放
✓✓ = 湿针治疗

（抑制性）按压术

1. 识别激痛点。

2. 让患者处于一个舒适的体位，并保证受影响/宿主肌肉可以被完全拉伸。

3. 当在受影响/宿主肌肉上感受到明显的阻碍时开始缓慢地增加压力。在此过程中患者会感到不适，但不会有疼痛。

4. 持续施加压力直至感觉到激痛点软化，一般需要几秒到几分钟的时间。

5. 重复上述步骤，直到感受到下一个阻碍时再缓慢地增加压力。

6. 为了获得更好的治疗效果，可以尝试在这些重复步骤中改变压力的方向。

自助治疗

自助按摩非常有效；可以使用按摩球和按压工具，如陀螺。拉伸非常适用于治疗斜方肌激痛点。

建议

站立和工作姿势。压力管理。文胸肩带。胸小肌张力（圆肩）。

自助治疗技术

1. 回顾解剖学知识。

2. 识别激痛点。

3. 从颈部到肩部按摩，直至触到激痛点。

4. 停在激痛点处直至其软化。

5. 继续按摩至肌肉另一端（附着点）。

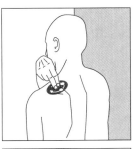
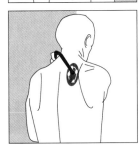
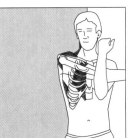
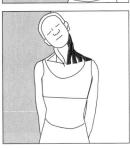
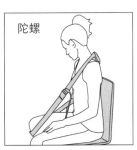

陀螺

肩胛提肌（Levator Scapulae）

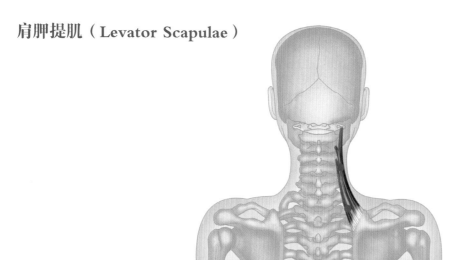

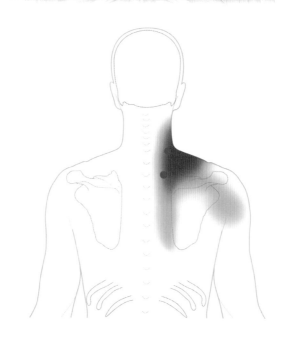

拉丁语 levare 指解除，scapulae 指肩、肩胛骨。

肩胛提肌在胸锁乳突肌与斜方肌的深部。以其提肩胛的功能而得名。

起点

上方 3 或 4 个颈椎横突的后结节（C1～C4）。

止点

肩胛骨上角与脊柱之间的肩胛骨内侧（椎骨）边界。

功能

上提肩胛；协助内收肩胛；协助颈部侧弯。

神经

肩胛背神经，C4，C5。
颈神经，C3，C4。

基本的功能性运动

实例：背沉重的包裹。

牵涉性痛模式

肩胛骨顶部到颈背部的三角形区域。向肩胛骨内侧边界和盂肱关节后方轻微弥散。

概述

症状

颈椎僵硬而疼痛、颈椎转动受限、长期使用手杖、颈部疼痛僵硬、转颈（如开车）等问题。

原因

肾小管性酸中毒（RTA）、长时间接听电话、睡觉时抱枕、背包、姿势不佳、持续的习惯或职业、电视／监视器的位置、压力和紧张、流感或感冒疮、运动（爬泳）。

鉴别诊断

肩胛关节功能障碍；翼状肩。骨突炎和关节囊装置。肩撞击综合征。

关联因素

斜方肌、菱形肌、颈夹肌、竖脊肌、斜角肌、胸锁乳突肌。

专业手法治疗

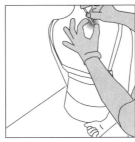
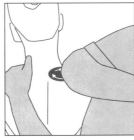
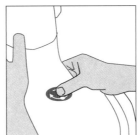

- ✓ ✓ = 喷雾与拉伸
- ✓ ✓ = 干针治疗
- ✓ ✓ = 深部按摩
- ✓ ✓ = 按压
- ✓ ✓ = 肌肉能量
- ✓ ✓ = 位置释放
- ✓ ✓ = 湿针治疗

（抑制性）按压术

1. 识别激痛点。

2. 让患者处于一个舒适的体位，并保证受影响／宿主肌肉可以被完全拉伸。

3. 当在受影响／宿主肌肉上感受到明显的阻碍时开始缓慢地增加压力。在此过程中患者会感到不适，但不会有疼痛。

4. 持续施加压力直至感觉到激痛点软化，一般需要几秒到几分钟的时间。

5. 重复上述步骤，直到感受到下一个阻碍时再缓慢地增加压力。

6. 为了获得更好的治疗效果，可以尝试在这些重复步骤中改变压力的方向。

自助治疗

自助按摩十分有效；可以使用按摩球和按压工具。

建议

用肩托着手机听电话。压力。职业。空调。被动拉伸。热量与温暖。围巾。改变手杖的位置。

自助治疗技术

1. 回顾解剖学知识。

2. 识别激痛点。

3. 持续按压激痛点，直到激痛点软化或者疼痛缓解。

4. 继续其他部位按摩。

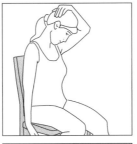
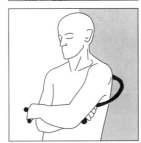
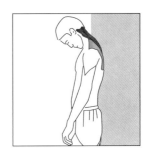

菱形肌（大和小）[Rhomboideus（Minor and Major）]

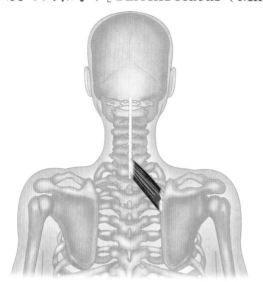

小菱形肌　　　　　　　　　大菱形肌

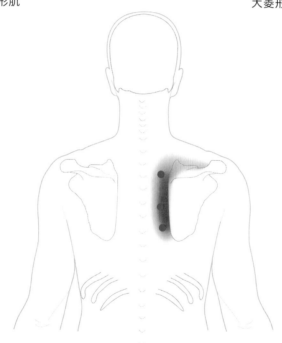

希腊语 rhomboiedes 指斜角、平行四边形（只有两边相等）；拉丁语 minor 指较小的，major 指较大的。

菱形肌因其形状而得名。

起点
第 7 颈椎和上方胸椎的棘突（C7 ~ T1）。

止点运动
肩胛骨的内侧缘。

功能
内收肩胛骨。

稳定肩胛骨。协助内收手臂（如将高举过头的手臂收至肩水平）。

对抗肌：前锯肌。

神经
肩胛背神经，C4，C5。

基本的功能性运动
实例：将某物拉向自己，如打开抽屉。

牵涉性痛模式
从肩胛骨顶部到颈背部的三角形区域，向肩胛骨内侧边界和盂肱关节后方轻微弥散。

概述

症状

局部疼痛/慢性疼痛（C7～T5）区域——内侧或肩周、肩胛胸廓关节磨削摩擦/压、肩关节磨损、肩胛骨的脊柱边缘疼痛、圆肩、姿势疼痛。

原因

慢性不良姿势（圆肩）、胸小肌缩短、运动和高位投掷、姿势和习惯。

鉴别诊断

肩周综合征。纤维肌痛。

关联因素

肩胛提肌、中斜方肌、冈下肌、斜角肌、背阔肌、锯状肌后下部。

专业手法治疗

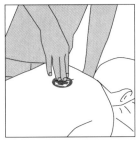

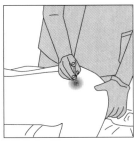

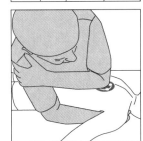

✓		= 喷雾与拉伸
✓	✓	= 干针治疗
✓	✓	= 深部按摩
✓	✓	= 按压
✓		= 肌肉能量
✓		= 位置释放
✓		= 湿针治疗

（抑制性）按压术

1. 识别激痛点。

2. 让患者处于一个舒适的体位，并保证受影响/宿主肌肉可以被完全拉伸。

3. 当在受影响/宿主肌肉上感受到明显的阻碍时开始缓慢地增加压力。在此过程中患者会感到不适，但不会有疼痛。

4. 持续施加压力直至感觉到激痛点软化，一般需要几秒到几分钟的时间。

5. 重复上述步骤，直到感受到下一个阻碍时再缓慢地增加压力。

6. 为了获得更好的治疗效果，可以尝试在这些重复步骤中改变压力的方向。

自助治疗

自助按摩十分有效；可以使用按摩球和按压工具。

建议

姿势。胸肌过紧。圆肩。职业姿势。

自助治疗技术

1. 回顾解剖学知识。

2. 识别激痛点。

3. 持续按压激痛点，直到激痛点软化或者疼痛缓解。

4. 继续其他部位的按摩。

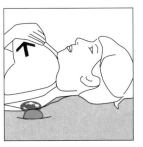

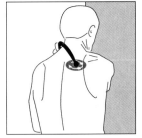

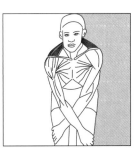

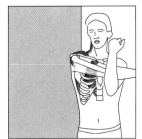

前锯肌（Serratus Anterior）

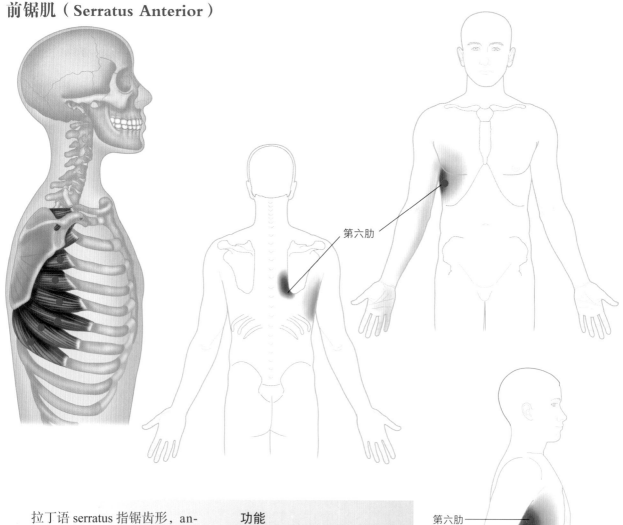

第六肋

第六肋

拉丁语 serratus 指锯齿形，an-terior 指前面。

前锯肌形成了腋窝的内侧壁，与上肋骨相连。它是由多束手指状的肌束组成的大块肌肉。锯状肌下部纤维与腹外斜肌的纤维交错着。

起点

上部 8 或 9 根肋骨外表面和肋骨间筋膜。

止点

肩胛骨（肋面）内侧缘和肩胛下角。

功能

旋转肩胛以实现手臂的外展和外翻。牵拉肩胛向前，使之靠近胸壁，以利于完成推的动作，比如俯卧撑或者拳击。

对抗肌：菱形肌和斜方肌。

神经

胸长神经，C5，C6，C7，C8。

注意：胸长神经损伤会导致肩胛骨外翻，形成"翼状肩"（类似天使的翅膀）。肌肉的力量不足也会导致翼状肩，特别是在身体前部受力时。

基本的功能性运动

实例：努力去够身体前方的物体。

牵涉性痛模式

局部：每个指状突起在肋骨上的止点区域。

中心：肋骨（6~8），局部疼痛，在 5~10 厘米范围内向前和向后放射。肩胛下角疼痛。上肢尺侧疼痛。

概述

症状

不随休息而减轻的胸痛；胸部疼痛和敏感化；惊恐发作；呼吸困难；慢性咳嗽；哮喘；肾小管性酸中毒；肩胛骨刺痛；慢跑时出现"针刺样疼痛"；肋缘"针刺样疼痛"；深呼吸痛；乳房敏感；心脏病发作样疼痛。

原因

严重咳嗽（可能与肺气肿相关）；过度运动（如网球、游泳、拳击、引体向上、俯卧撑、举重、体操）；长时间举起大型重物；焦虑。

鉴别诊断

T7 / T8 肋间神经卡压。带状疱疹。局部脊椎对齐。肋骨病变。乳房病变。反射性交感神经营养不良。

关联因素

胸大肌、SCM、斜角肌、斜方肌、菱形肌、膈肌、腹外斜肌。

专业手法治疗

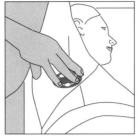

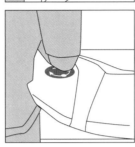

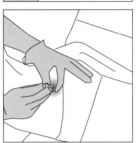

☑☐ = 喷雾与拉伸
☑☐ = 干针治疗
☑☑ = 深部按摩
☑☑ = 按压
☑☐ = 肌肉能量
☑☐ = 位置释放
☑☐ = 湿针治疗

（抑制性）按压术

1. 识别激痛点。

2. 让患者处于一个舒适的体位，并保证受影响/宿主肌肉可以被完全拉伸。

3. 当在受影响/宿主肌肉上感受到明显的阻碍时开始缓慢地增加压力。在此过程中患者会感到不适，但不会有疼痛。

4. 持续施加压力直至感觉到激痛点软化，一般需要几秒到几分钟的时间。

5. 重复上述步骤，直到感受到下一个阻碍时再缓慢地增加压力。

6. 为了获得更好的治疗效果，可以尝试在这些重复步骤中改变压力的方向。

自助治疗

自助按摩十分有效；可以使用按摩球和按压工具。

建议

不驾驶方向盘过重的车辆。注意重量训练，特别是俯卧撑和卧推。避免压力。尝试冥想/放松。

自助治疗技术

1. 回顾解剖学知识。

2. 识别激痛点。

3. 持续按压激痛点，直到激痛点软化或者疼痛缓解。

4. 继续其他部位的按摩。

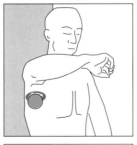

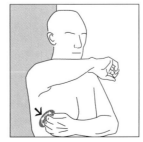

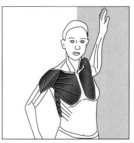

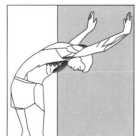

胸大肌（Pectoralis Major）

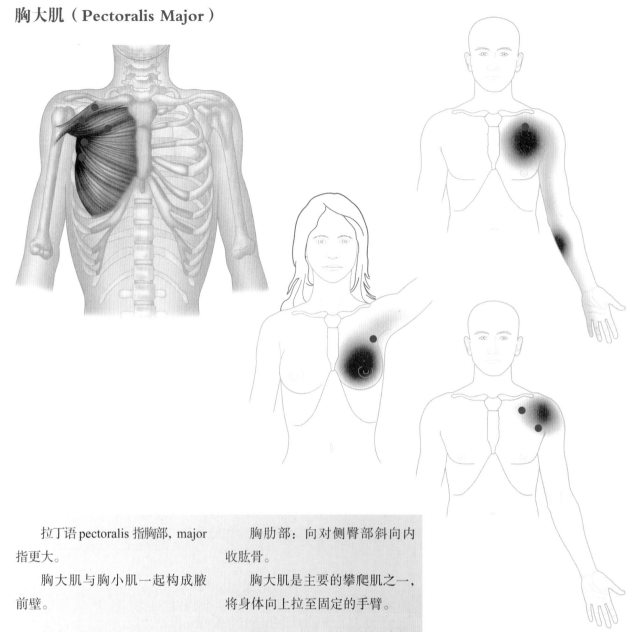

拉丁语 pectoralis 指胸部，major 指更大。

胸大肌与胸小肌一起构成腋前壁。

起点

锁骨头：锁骨前侧的一半或三分之二处。

胸肋部分：胸骨柄和胸骨体。上部 6 根肋软骨。腹直肌鞘。

止点

肱骨大结节嵴。肱骨结节间沟（二头肌沟）的外侧唇。

功能

内收和内旋肱骨。

锁骨部：屈曲和内旋肩关节，水平内收肱骨使其向对侧肩靠拢。

胸肋部：向对侧臀部斜向内收肱骨。

胸大肌是主要的攀爬肌之一，将身体向上拉至固定的手臂。

神经

上部纤维：胸外侧神经，C5，C6，C7。

下部纤维：胸内侧神经和胸外侧神经，C6，C7，C8，T1。

基本的功能性运动

锁骨部：将手臂向身体前方移动并跨过身体，例如将祛臭剂施用于对侧的腋下。

胸肋骨部分：从上方下拉物体，例如拉响铃的绳索。

牵涉性痛模式

锁骨部分：局部疼痛；向三角肌前部和肱二头肌长头放射。

胸骨部分：上肢内侧边缘10～20 厘米区域，"急性"深入前胸壁的弥漫性背痛。内上髁下方 5 厘米区域强烈疼痛，并向第4、第 5 肋扩散。

肋骨部分：第 5、第 6 肋，引起心脏区域疼痛（特别是夜间）。强烈的乳房疼痛（10～15 厘米范围）。向腋窝扩散。

概述

症状

心肌梗死后康复、心律失常、肩胛中部背痛、乳房疼痛和超敏反应、胸廓出口综合征、前肩痛、高尔夫球手和网球肘、圆肩、胸痛、慢性疲劳、过度换气综合征。

原因

身体不良姿势、圆肩姿势、空调环境下肌肉冷颤、用石膏或吊绳固定肩膀或手臂、焦虑和呼吸不畅、超负荷运动（如举重、划船、拳击、俯卧撑）。

鉴别诊断

C5~C6 神经根病。二头肌腱炎。肩袖肌肉病变。胸内病变。食管疾病。肋软骨炎综合征（Tietze's syndrome）。缺血性心脏病（心绞痛）。胸廓出口综合征。

关联因素

背阔肌、肩胛下肌、小圆肌、冈下肌、斜方肌（中部纤维）、前锯肌、斜角肌、三角肌、喙肱肌、胸骨肌、SCM、脊旁肌。

专业手法治疗

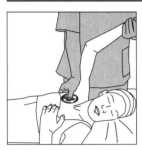

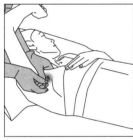

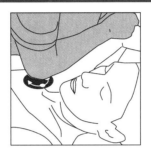

✓		= 喷雾与拉伸
✓	✓	= 干针治疗
✓	✓	= 深部按摩
✓	✓	= 按压
✓		= 肌肉能量
✓		= 位置释放
✓		= 湿针治疗

（抑制性）按压术

1. 识别激痛点。

2. 让患者处于一个舒适的体位，并保证受影响 / 宿主肌肉可以被完全拉伸。

3. 当在受影响 / 宿主肌肉上感受到明显的阻碍时开始缓慢地增加压力。在此过程中患者会感到不适，但不会有疼痛。

4. 持续施加压力直至感觉到激痛点软化，一般需要几秒到几分钟的时间。

5. 重复上述步骤，直到感受到下一个阻碍时再缓慢地增加压力。

6. 为了获得更好的治疗效果，可以尝试在这些重复步骤中改变压力的方向。

自助治疗

自助按摩十分有效，可以使用按摩球和按压工具。

建议

圆肩姿势会导致萎缩。工作坐姿是关键。睡觉姿势，特别是双手交叠胸部或双手高于头部。文胸的类型和支撑有一定的相关性。

自助治疗技术

1. 回顾解剖学知识。

2. 识别激痛点。

3. 持续按压激痛点，直到激痛点软化或者疼痛缓解。

4. 继续其他部位的按摩。

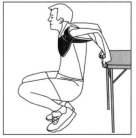

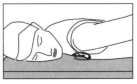

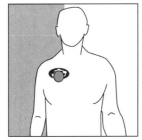

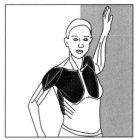

背阔肌（Latissimus Dorsi）

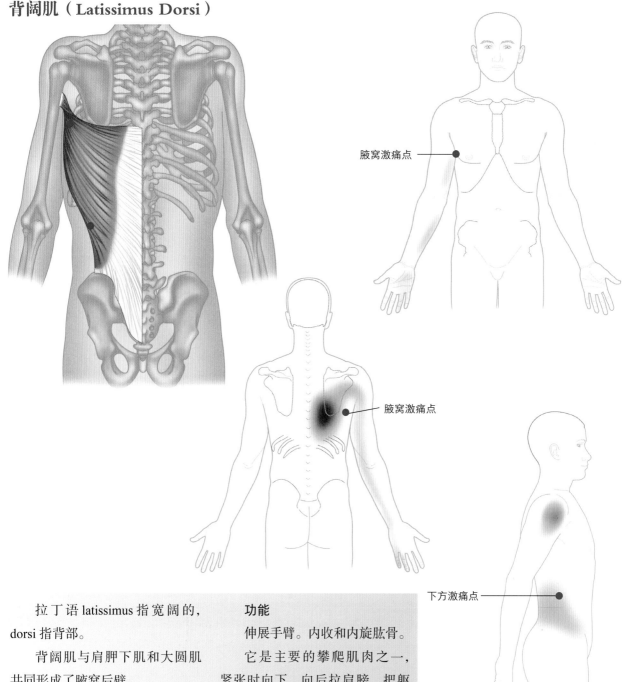

腋窝激痛点

腋窝激痛点

下方激痛点

拉丁语 latissimus 指宽阔的，dorsi 指背部。

背阔肌与肩胛下肌和大圆肌共同形成了腋窝后壁。

起点

胸腰筋膜：附着于下方 6 块胸椎、全部的腰椎和骶椎的棘突（T7～S5），并与棘上韧带融合。髂嵴后段。下方 3 根或 4 根肋骨。肩胛下角。

止点

肱骨结节间沟（二头肌沟）。

功能

伸展手臂。内收和内旋肱骨。

它是主要的攀爬肌肉之一，紧张时向下、向后拉肩膀，把躯干拉到固定的手臂上（因此，在自由泳中也起关键作用）。通过抬高肋骨来辅助吸气。

对抗肌：三角肌和斜方肌。

神经

发自臂丛后束的胸背神经，C6，C7，C8。

基本的功能性运动

实例：摁着椅子的扶手站起来。

牵涉性痛模式

腋下激痛点：肩胛骨下角 5～10 厘米区域疼痛，向上肢内侧、手部尺侧扩散。

下外侧激痛点：激痛点在骨盆边缘的三角形区和团徽状区域。

概述

症状

持续的与活动无关的"胸"背痛；肩周炎；胸廓出口综合征；床上转身时背痛；肩胛骨下隐隐作痛；手肘支撑时肩膀后部剧烈疼痛；伸手到架子上时疼痛；换灯泡时疼痛。

原因

高尔夫、球拍运动、游泳、棒球、板球、划船、重型运动、健身相关、园艺、不合身的文胸。

鉴别诊断

C7神经病变。尺神经病变。肩胛下神经卡压。腋神经病变。胸廓出口综合征。胸肺疾病。

关联因素

菱形肌、斜方肌（中间纤维）、大圆肌、鳞肌、肩胛下肌、髂肋肌、前锯肌、后下锯肌。

专业手法治疗

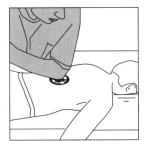

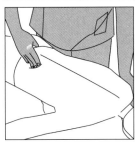

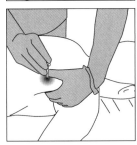

✓	✓	= 喷雾与拉伸
✓	✓	= 干针治疗
✓	✓	= 深部按摩
✓	✓	= 按压
✓		= 肌肉能量
✓		= 位置释放
✓		= 湿针治疗

等长收缩后放松（PIR）

适应证：亚急性至慢性疼痛。

1. 识别激痛点。
2. 指导患者采取一个能够让受影响/宿主肌肉完全拉伸的舒服姿势。
3. 让患者用10%~25%的力量将受影响/宿主的肌肉收缩至最大无痛长度，然后保持等长收缩3~10秒。在此过程中保持身体稳定，防止肌肉缩短。
4. 让患者放松肌肉。
5. 在放松时，缓慢拉伸肌肉，使其松弛到阻力点（被动）——记录每次拉伸的长度。
6. 重复多次（通常为3次）。

自助治疗

建议

避免过度负重，如从高过头顶处取物。

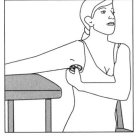

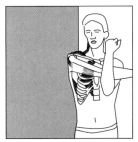

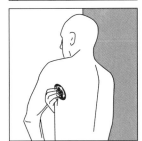

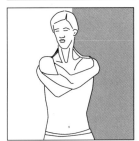

三角肌（Deltoideus）

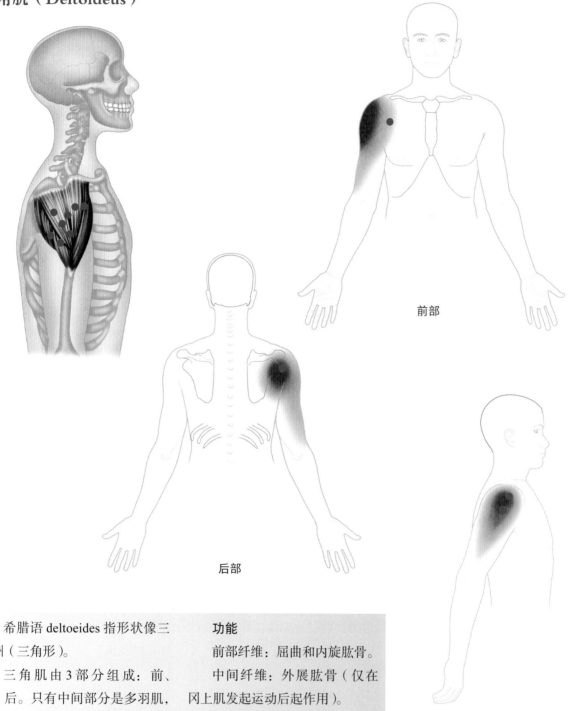

前部

后部

侧部

希腊语 deltoeides 指形状像三角洲（三角形）。

三角肌由3部分组成：前、中、后。只有中间部分是多羽肌，可能因其力量较弱，肩关节外展需要额外的力量。

起点
锁骨、肩峰、肩胛嵴。

止点
肱骨干外侧面中部的三角粗隆。

功能
前部纤维：屈曲和内旋肱骨。

中间纤维：外展肱骨（仅在冈上肌发起运动后起作用）。

后部纤维：外展、外旋肱骨。

对抗肌：背阔肌。

神经
发自臂丛后束的腋神经，C5，C6。

基本的功能性运动
实例：从侧面拿东西；抬高手臂并挥手。

牵涉性痛模式
一般位于激痛点及其周围5～10厘米的区域。

概述

症状

创伤后康复、肩部疼痛、活动范围减小（尤其是外展）、活动时恶化而休息时缓解的肩部疼痛、活动范围缩小和 90% 以上的力量丧失。

原因

游泳、举重、踢足球（撞击）、篮球、生涩而有力的重复动作、钓鱼、电动工具、突然撞击、步枪反弹、滑雪跌倒、肩膀注射、脱臼、抱小婴儿。

鉴别诊断

撞击综合征。肩峰滑囊炎。C5 神经根病变。肩袖病变。盂肱关节或肩锁关节的骨关节炎。

关联因素

冈上肌、冈下肌、肱二头肌、小圆肌、肩胛下肌、胸大肌（锁骨头）、肩袖问题、肌腱炎、关节炎、C5 神经问题、颈部问题、其他部位（如斜角肌、胸大肌）问题常常引发的卫星激痛点、肱二头肌长头问题。

专业手法治疗

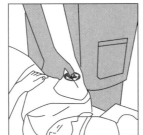

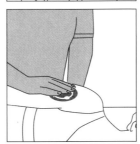

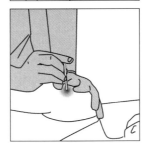

☑☑ = 喷雾与拉伸
☑☑ = 干针治疗
☑☑ = 深部按摩
☑☑ = 按压
☑☑ = 肌肉能量
☑☑ = 位置释放
☑☑ = 湿针治疗

深部按摩术

1. 让患者处于一个舒适的体位，并保证受影响/宿主肌肉可以被完全拉伸。
2. 根据需要润滑皮肤。
3. 找出并确定激痛点或紧绷肌带的位置。
4. 将拇指或工具放在紧绷肌带的边缘，另一只手辅助施力。
5. 施加持续的压力，直到感觉到激痛点变软，并继续以相同方向朝着紧绷肌带的连接处行进。在此过程中患者会感到不适，但不会有疼痛。
6. 在反方向重复一次。

自助治疗

自助按摩技术非常有效。可以使用按摩球和按压工具，如陀螺。

建议

拉伸（每日）。用双手驾驶车辆。检验高于头顶的运动项目技术，如网球。

自助治疗技术

1. 回顾解剖学知识。
2. 识别激痛点。
3. 从肘部开始，向上、向肩部移动。

4. 持续按压激痛点，直到激痛点软化或者疼痛缓解。

5. 继续向上按摩至肩部顶端（想象把牙膏挤出来的过程）。

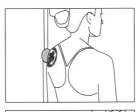

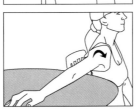

6. 重复上述操作 3 次。

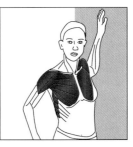

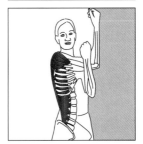

冈上肌（Supraspinatus）

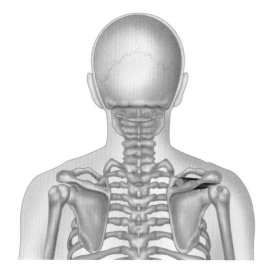

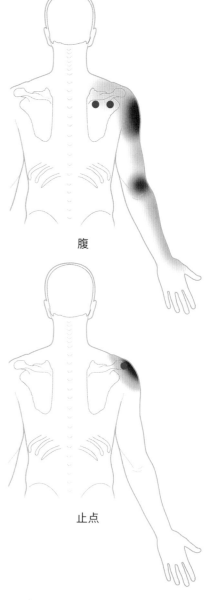

腹

止点

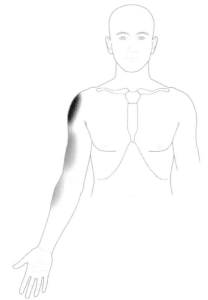

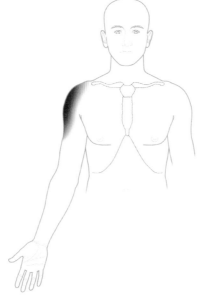

拉丁语 supra 指在上面，spina 指脊柱。

肩袖的一部分，由冈上肌、冈下肌、小圆肌和肩胛下肌组成。肩袖可保持肱骨头在肩关节窝内，有助于防止关节脱位。

起点

肩胛骨的冈上窝。

止点

肱骨大结节的上部。肩关节囊。

功能

为外展肩关节提供启动动力，方便后续三角肌发挥作用。

对抗肌：冈下肌、小圆肌、胸大肌、背阔肌。

神经

发自臂丛上干的肩胛上神经，C4，C5，C6。

基本的功能性运动

实例：手臂远离身体一侧提着购物袋。

牵涉性痛模式

肌腹：团徽状区域深部痛（4~6厘米）。椭圆形导致的外侧上髁 / 桡骨头疼痛区。弥漫性疼痛转移至前臂外侧。

止点：三角肌上方 5~8 厘米的局部疼痛区域。

概述

症状

外展力量丧失；疼痛综合征；夜间疼痛／疼痛；肩峰滑囊炎；肩袖病变；肩部隐隐作痛并向肘部扩散（即网球肘），且偶尔放射至手腕拇指侧，会与奎尔万氏腱鞘炎相混淆；肩膀侧举时疼痛；无法向后伸展；肩关节活动范围受限；肩关节处摩擦音。

原因

远距离携带重物（如袋子、笔记本电脑、行李箱）；从地面搬重物到汽车后备厢；双臂举过头顶；睡觉姿势；狗拉着皮带；四肢展开摔倒（如滑雪）；洗发／梳理头发；移动沉重的家具；重复性劳损（RSI）；长时间使用电脑键盘。

鉴别诊断

1 期滑囊炎、C5～C6 神经根病。肩峰下滑囊炎。钙化性腱炎。肌肩袖病变。

关联因素

肩胛下肌、冈下肌、三角肌、斜方肌、背阔肌、肩袖问题、肱二头肌肌腱炎。自助按摩术有用，可使用球和压力工具，如陀螺。

专业手法治疗

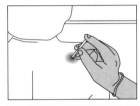
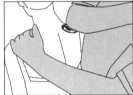

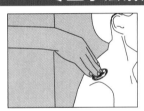

☑☑ = 喷雾与拉伸
☑☑ = 干针治疗
☑☐ = 深部按摩
☑☑ = 按压
☑☑ = 肌肉能量
☑☑ = 位置释放
☑☐ = 湿针治疗

（抑制性）按压术

1. 识别激痛点。
2. 让患者处于一个舒适的体位，并保证受影响／宿主肌肉可以被完全拉伸。
3. 当在受影响／宿主肌肉上感到明显的阻碍时开始缓慢地增加压力。在此过程中患者会感到不适，但不会有疼痛。
4. 持续施加压力直至感觉到激痛点软化，一般需要几秒到几分钟的时间。
5. 重复上述步骤，直到感受到下一个阻碍时再缓慢地增加压力。
6. 为了获得更好的治疗效果，可以尝试在这些重复步骤中改变压力的方向。

自助治疗

建议

避免搬运重物；避免用手举过头的姿势睡觉；使用热水浴。

自助治疗技术

1. 回顾解剖学知识。

2. 识别激痛点。

3. 持续按压激痛点，直到激痛点软化或者疼痛缓解。

4. 这可能需要 5 分钟。

5. 继续其他部位的按摩。

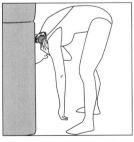
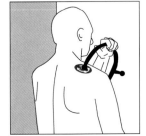
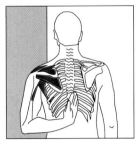
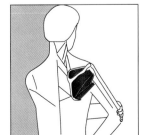

冈下肌（Infraspinatus）

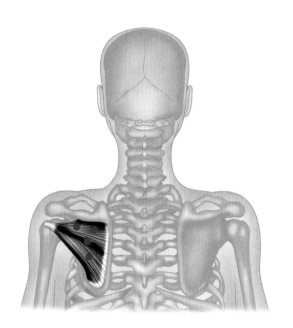

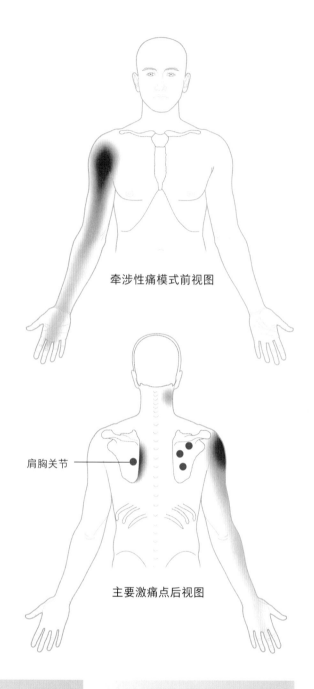

牵涉性痛模式前视图

肩胸关节

主要激痛点后视图

拉丁语 infra 指在下面，spina 指脊柱。

冈上肌、冈下肌、小圆肌和肩胛下肌，组成了肩袖的一部分。肩袖可保持肱骨头在肩关节窝内，有助于防止关节脱位。

起点
肩胛骨的冈上窝。

止点
肱骨大结节的中部。肩关节囊。

功能
作为肩袖肌，有助于防止肩关节后脱位。外旋肱骨。

对抗肌：肩胛下肌、胸大肌、背阔肌。

神经
发自臂丛上干的肩胛上神经，C（4），C5，C6。

基本的功能性运动
实例：将头发向后梳。

牵涉性痛模式
中上颈椎：肩关节前面肱二头肌长头处 3～4 厘米区域深部，并向肱二头肌肌腹处放射——正中神经分布区域。

肩胛中部：肩胛骨内侧缘。

概　述

症状

摸背试验中活动范围减少、偏瘫、肩袖病变、肩周炎综合征、肩背部和肩前部疼痛、夜间睡眠时同侧／对侧肩部疼痛、手臂感觉迟钝、胸部疼痛、肩带疲劳、握力减弱、手臂力量减退、出汗变化（通常增加）、电脑鼠标使用过度导致的"鼠标手"。

原因

过度使用手臂（如电脑鼠标、驾驶、网球、重量训练、水上运动、滑雪杖）；拉动身后的物体；坠落时手臂外展受伤或在此过程中试图以手臂阻止坠落受伤；长时间提重物。

鉴别诊断

肱二头肌肌腱炎。C5～C6神经病变。肩胛上神经功能障碍。

关联因素

冈下肌、肩胛下肌、肩胛提肌、胸小肌／胸大肌、肱二头肌长头、肱二头肌、三角肌前部、大圆肌、背阔肌、肩袖问题、肱二头肌肌腱炎。

专业手法治疗

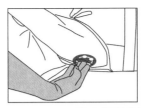

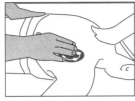

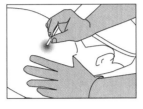

✓☐	= 喷雾与拉伸
✓✓	= 干针治疗
✓☐	= 深部按摩
✓✓	= 按压
✓✓	= 肌肉能量
✓✓	= 位置释放
✓✓	= 湿针治疗

（抑制性）按压术

1. 识别激痛点。

2. 让患者处于一个舒适的体位，并保证受影响／宿主肌肉可以被完全拉伸。

3. 当在受影响／宿主肌肉上感受到明显的阻碍时开始缓慢地增加压力。在此过程中患者会感到不适，但不会有疼痛。

4. 持续施加压力直至感觉到激痛点软化，一般需要几秒到几分钟的时间。

5. 重复上述步骤，直到感受到下一个阻碍时再缓慢地增加压力。

6. 为了获得更好的治疗效果，可以尝试在这些重复步骤中改变压力的方向。

自助治疗

自助按摩技术是非常有帮助的，可以使用按摩球和按压工具。

建议

避免伸手至汽车后座取物。热水浴。使用枕头。解放双手。

自助治疗技术

1. 回顾解剖学知识。

2. 识别激痛点。

3. 持续按压激痛点，直到激痛点软化或者疼痛缓解。

4. 这可能需要长达5分钟的时间。

5. 继续其他部位的按摩。

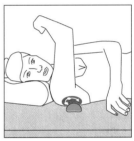

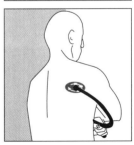

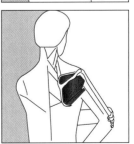

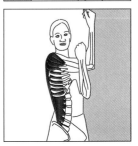

小圆肌（Teres Minor）

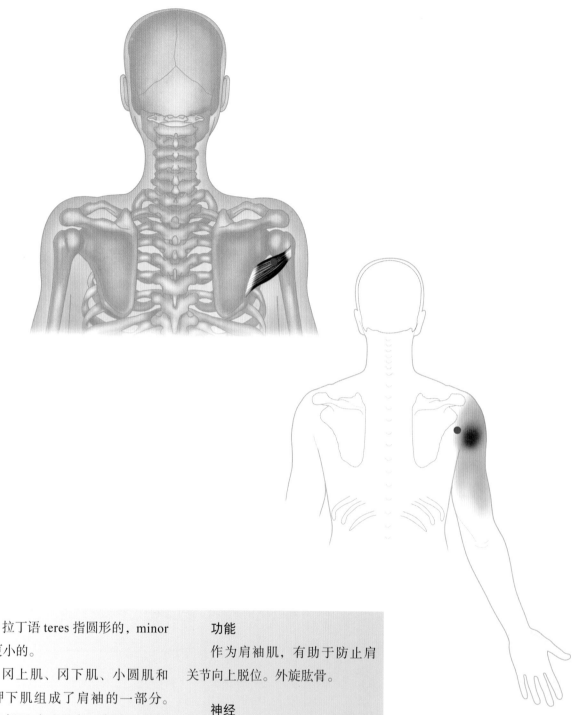

拉丁语 teres 指圆形的，minor 指更小的。

冈上肌、冈下肌、小圆肌和肩胛下肌组成了肩袖的一部分。在肩部运动过程中，肩袖可保持肱骨头与肩胛骨关节盂的接触，进而有助于防止关节脱位。

起点

肩胛骨背侧面上缘三分之二处。

止点

肱骨大结节的中部。肩关节囊。

功能

作为肩袖肌，有助于防止肩关节向上脱位。外旋肱骨。

神经

发自臂丛后束的腋神经，C5，C6。

基本的功能性运动

实例：将头发向后梳。

牵涉性痛模式

团徽状区域 2~5 厘米强烈的疼痛，向上肢后外侧形成一个椭圆形的放射痛区（肘上）。

概述

症状

肩部疼痛（特别是后部）、肩周炎综合征、肩袖康复、肩峰滑囊炎、肱二头肌肌腱炎、三角肌后部肩胛上部肩部疼痛、常伴有其他肩部问题（特别是肩袖问题）、第四和第五手指麻木／刺痛。

原因

后伸90°以上或触到后背、交通事故时紧抓方向盘、长时间提重物、电脑／鼠标使用过度综合征。

鉴别诊断

C8～T1神经根病。肩袖病变。肩-腕-手综合征。肩峰下／三角肌滑囊炎。肩撞击综合征（疼痛弧）。肩锁关节功能障碍。

关联因素

冈下肌。

专业手法治疗

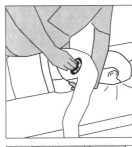
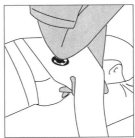
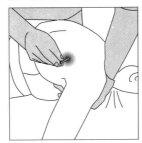

✓	✓	= 喷雾与拉伸
✓	✓	= 干针治疗
✓		= 深部按摩
✓	✓	= 按压
✓	✓	= 肌肉能量
✓	✓	= 位置释放
✓		= 湿针治疗

（抑制性）按压术

1. 识别激痛点。

2. 让患者处于一个舒适的体位，并保证受影响／宿主肌肉可以被完全拉伸。

3. 当在受影响／宿主肌肉上感受到明显的阻碍时开始缓慢地增加压力。在此过程中患者会感到不适，但不会有疼痛。

4. 持续施加压力直至感觉到激痛点软化，一般需要几秒到几分钟的时间。

5. 重复上述步骤，直到感受到下一个阻碍时再缓慢地增加压力。

6. 为了获得更好的治疗效果，可以尝试在这些重复步骤中改变压力的方向。

自助治疗

建议

姿势（圆肩）。睡眠时手臂姿势。避免力量过载。自助拉伸项。

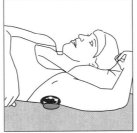
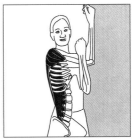
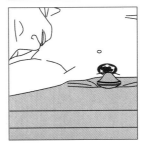
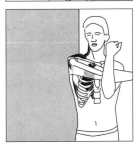

肩胛下肌（Subscapularis）

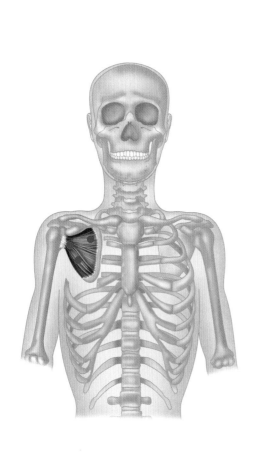

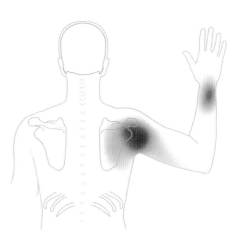

牵涉性痛模式后视图

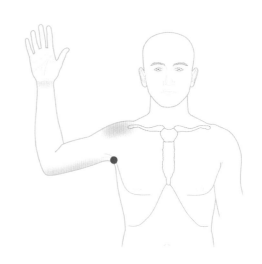

拉丁语 sub 指下面的，scapularis 指肩胛。

冈上肌、冈下肌、小圆肌和肩胛下肌，组成了肩袖的一部分。肩袖可保持肱骨头在肩关节窝内，有助于防止关节脱位。

肩胛下肌构成了腋窝后壁的较大部分。

起点
肩胛下窝和肩胛骨前外侧缘的沟。

止点
肱骨下结节。肩关节囊。

功能
作为肩袖肌，可稳定肩关节，主要用于防止肱骨头被三角肌、肱二头肌和肱三头肌拉扯。外旋肱骨。

对抗肌：冈下肌、小圆肌。

神经
发自臂丛后束的肩胛上神经和肩胛下神经，C5，C6，C7。

基本的功能性运动
实例：将手放入背后口袋中。

牵涉性痛模式
腋窝激痛点：盂肱关节后部 5~8 厘米剧烈疼痛区域，向周围形成弥漫性疼痛区域。也向手臂的后面和腕部放射。

概述

症状

肩袖肌腱损伤、粘连性肩关节囊炎（肩周炎）、外展外旋能力下降、肩膀后面的剧痛、肩部活动范围受限、无法触及背部、投掷时疼痛、肩膀活动时有响声、中风（偏瘫）。

原因

运动相关的（特别是自由泳、反复强力举重、棒球投球/抓球、板球）；肩部骨折/脱位后；肩周炎综合征；突如其来的肩膀负荷（如跌倒）；骨折后；长时间不活动（吊索）。

鉴别诊断

撞击综合征。肌肩袖功能障碍。胸廓出口综合征。颈神经根病变（C7）。心肺疾病。

关联因素

冈下肌、胸肌、小圆肌、背阔肌、肱三头肌、三角肌后部、冈上肌。

专业手法治疗

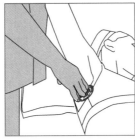

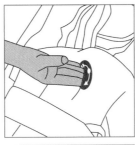

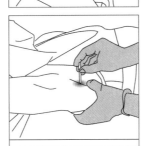

☐ ☐	=	喷雾与拉伸
✓ ✓	=	干针治疗
☐ ☐	=	深部按摩
✓ ✓	=	按压
✓ ✓	=	肌肉能量
✓ ✓	=	位置释放
✓ ☐	=	湿针治疗

交互抑制（RI）技术适应证：急性

1. 确定受影响/宿主肌肉，然后放松它。
2. 要求患者收缩对抗肌以抵抗 35%～45% 的等长阻力。
3. 徒手治疗对抗肌能引起交互抑制作用。

自助治疗

肩胛下肌位置隐蔽，但自我按摩技术对暴露在腋窝及腋窝周围的部分肌肉有帮助。

建议

圆肩姿势。行走姿势。

自助治疗技术

1. 回顾解剖学知识。
2. 识别激痛点。

3. 持续按压激痛点，直到激痛点软化或者疼痛缓解。

4. 这可能需要长达 5 分钟的时间。

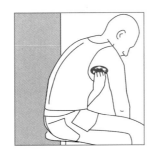

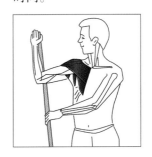

大圆肌（Teres Major）

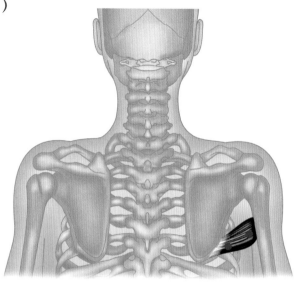

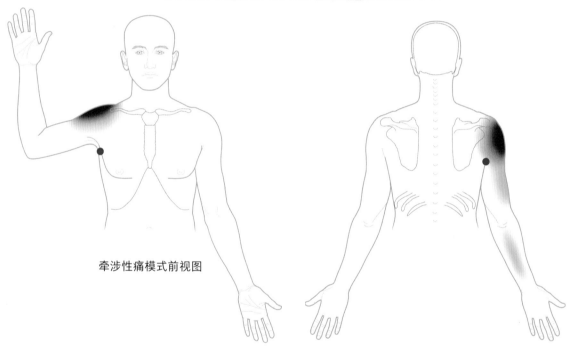

牵涉性痛模式前视图

拉丁语 teres 指圆形的，major 指更大。

大圆肌沿着背阔肌肌腱并穿过它，与肩胛下肌一同构成腋窝的后襞。

起点
肩胛骨外侧缘后表面下三分之一的卵圆形区域。

止点
肱骨结节间沟内侧唇（二头肌沟）。

功能
内收肱骨。内旋肱骨。从弯曲的位置延伸肱部。

神经
发自臂丛后束的肩胛下神经，C5，C6，C7。

基本的功能性运动
实例：将手放入背后口袋中。

牵涉性痛模式
盂肱关节深部痛和三角肌后部 5～10 厘米椭圆形区域疼痛（能强烈地向肱二头肌长头放射）。疼痛向前部外侧扩散。

概述

症状

肩周炎综合征、头顶疼痛、休息时轻微疼痛、开车时疼痛、撞击综合征；有时会误诊为胸廓出口综合征。

原因

运动相关——过量举重、肩部骨折/脱位后、肩周炎综合征、突然的肩负荷（如跌倒）、骨折后、长期不活动（吊索）。

鉴别诊断

撞击综合征。肌腱袖损伤。颈神经根病（C6～C7）。胸廓出口综合征。冈上肌钙化。

关联因素

菱形肌、肱三头肌长头、背阔肌、小圆肌、胸大肌、三角肌后部、肱三头肌、C6 或 C7 颈椎间盘问题、三角肌下滑囊炎。

专业手法治疗

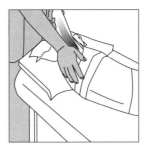

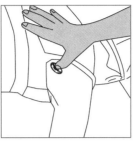

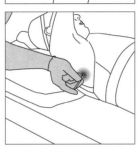

✓✓ = 喷雾与拉伸
✓✓ = 干针治疗
✓✓ = 深部按摩
✓✓ = 按压
✓✓ = 肌肉能量
✓✓ = 位置释放
✓ = 湿针治疗

收缩放松 / 对抗收缩（CRAC）技术

1. 找到关节或软组织受限的原因或"咬合点"。
2. 收缩主动肌。放松主动肌。
3. 收缩对抗肌。拉伸主动肌。
4. 保持拉伸 15～30 秒。
5. 重复 3 次。

自助治疗

建议

使用暖气，尤其是热水淋浴。避免使用过重的方向盘。监控健身活动。使用枕头。充分的自助伸展。

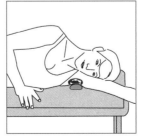

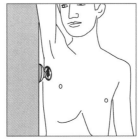

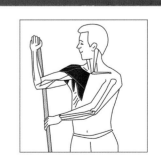

肱二头肌（Biceps Brachii）

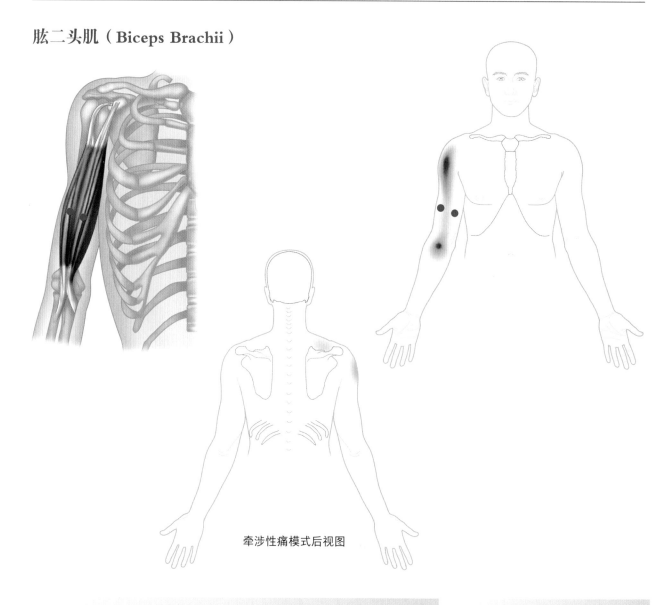

牵涉性痛模式后视图

拉丁语 biceps 指两个头，brachii 指手臂。

肱二头肌与3个关节的运动有关。它在起止点处各有两个头。少数情况下，它有第三个头，起源于喙肱肌止点处。短头与喙肱肌和肱肌一起构成了腋窝侧壁的一部分。

起点

短头：肩胛骨喙突。

长头：肩胛骨盂上结节。

止点

桡骨结节的后部。肱二头肌腱膜，与前臂内侧深筋膜融合。

功能

伸肘关节。手臂旋后。（它被描述为插入软木塞和拔出软木塞的肌肉。）在肩关节处轻微屈臂。

对抗肌：肱三头肌。

神经

肌皮神经，C5，C6。

基本的功能性运动

实例：拾起物体；递食物入口。

牵涉性痛模式

位于长头肌腱表面椭圆形区域的局部强烈疼痛。向肘窝前方放射。

概述

症状

前肩部疼痛伴有手臂疼痛增强；肱二头肌肌腱炎、手臂外展受限、摸背试验效果不佳、肩周炎综合征、前肩疼痛、掌心向上翻转无力、肩部酸痛。

原因

重复性活动动作损伤、投掷／运动诱导（如篮球、网球）、手臂重复动作、举起重物（如重量训练）、乐器演奏（如小提琴、吉他）。

鉴别诊断

盂肱关节骨关节炎。肩锁关节骨关节炎。肩胛下肌。冈下肌。肩峰下滑囊炎。肱二头肌肌腱炎。C5 神经根病。

关联因素

肩胛下肌、冈下肌、肱肌、旋后肌、斜方肌上部、喙肱肌、肱三头肌、三角肌前部。

专业手法治疗

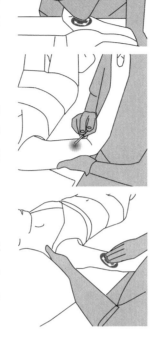

☑☑ = 喷雾与拉伸
☑☑ = 干针治疗
☑☑ = 深部按摩
☑☑ = 按压
☑☑ = 肌肉能量
☑☑ = 位置释放
☑☑ = 湿针治疗

收缩放松／对抗收缩（CRAC）技术

1. 找到关节或软组织受限的原因或"咬合点"。
2. 收缩主动肌。放松主动肌。
3. 收缩对抗肌。拉伸主动肌。
4. 保持拉伸 15～30 秒。
5. 重复 3 次。

自助治疗

自助按摩十分有效。可以使用按摩球和按压工具。

建议

锻炼对抗肌（肱三头肌）。提重物时减少肱二头肌负荷。睡眠姿势、工作姿势。

自助治疗技术

1. 回顾解剖学知识。

2. 识别激痛点。

3. 持续按压激痛点，直到激痛点软化或者疼痛缓解。

4. 继续其他部位的按摩。

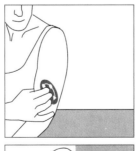
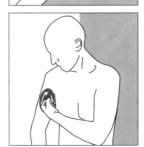
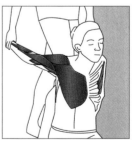
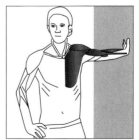

肱三头肌（Triceps Brachii）

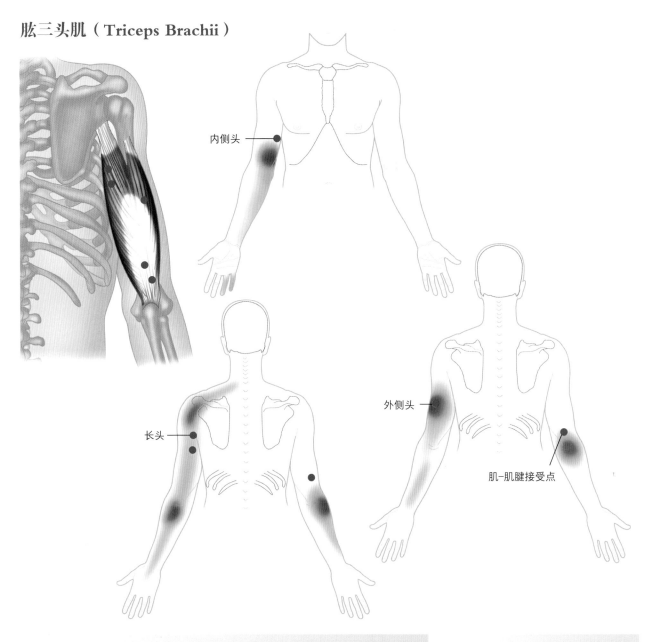

内侧头

长头

外侧头

肌–肌腱接受点

拉丁语 triceps 指三个头，bra-chii 指手臂。

三头肌起源于 3 个头，是手臂背部唯一的肌肉。

起点

长头：肩胛骨盂下结节。

外侧头：肱骨干后表面的上半部分（桡神经沟上方、外侧）。

内侧头：肱骨干后表面的下半部分（桡神经沟下方、内侧）。

止点

尺骨鹰嘴后部。

功能

伸（伸直）肘关节。长头可内收和伸展臂部。稳定肩关节。

对抗肌：肱二头肌。

神经

桡神经，C6，C7，C8，T1。

基本的功能性运动

实例：抛物；推门使其关闭。

牵涉性痛模式

（1）长头：肩部上外侧缘疼痛，沿上肢后方向下扩散，鹰嘴周围区域疼痛较强，然后隐约转入后臂；

（2）内侧头：内侧上髁处 5 厘米区域疼痛，沿前臂内侧缘向第四、五指区域放射；

（3）外侧头：上肢中线部位强烈疼痛，隐约向前臂后方放射。

概述

症状

高尔夫球手／网球肘、肘关节／肩关节炎、长期使用拐杖／手杖、手臂重复性机械活动、球拍运动、肩部疼痛、肩部转动无力、肩部酸痛。

原因

重复动作损伤、投掷／运动诱导（如篮球、网球）、手臂重复动作、托起重物（如重量训练）、乐器演奏（如小提琴、鼓、吉他）。

鉴别诊断

桡神经损伤。尺神经病。C7神经病变（颈椎间盘突出症）。

关联因素

大小圆肌、背阔肌、肘肌、旋前肌、肱桡肌、桡侧腕伸肌、三角肌前部。

专业手法治疗

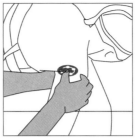
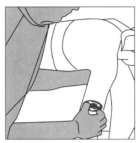
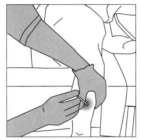

☑☑ = 喷雾与拉伸
☑☑ = 干针治疗
☑☑ = 深部按摩
☑☑ = 按压
☑☑ = 肌肉能量
☑☑ = 位置释放
☑☑ = 湿针治疗

收缩放松／对抗收缩（CRAC）技术

1. 找到关节或软组织受限的原因或"咬合点"。
2. 收缩主动肌；放松主动肌。
3. 收缩对抗肌；拉伸主动肌。
4. 保持拉伸15～30秒。
5. 重复3次。

自助治疗

自助按摩十分有效；可以使用按摩球和按压工具。拉伸非常适用于消除手臂肌肉激痛点。

建议

检查重复性工作的手臂姿势。定期休息。更换网球拍或加宽握柄。避免过度活动。

自助治疗技术

1. 回顾解剖学知识。
2. 识别激痛点。
3. 从颈部到肩部，直到触及激痛点。

4. 停在激痛点处，直至疼痛消减。

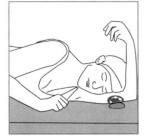
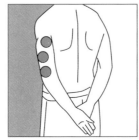

5. 继续按摩至肌肉另一端（附着点）。

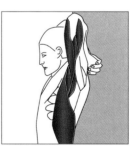
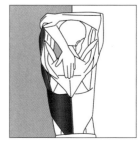

肩痛（Shoulder Pain）

症状

　　肩部问题影响了近25%的人。激痛点治疗可以非常有效地治疗一系列肩部问题，包括肩袖肌腱损伤、肌腱炎、滑囊炎和肩周炎综合征。在这里，我将给出一个基础的解决肩部问题的有效方案。

第一步：学习解剖学相关知识，了解肌肉的纤维方向。

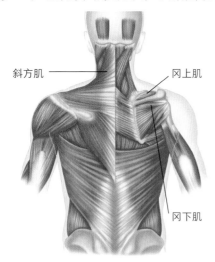

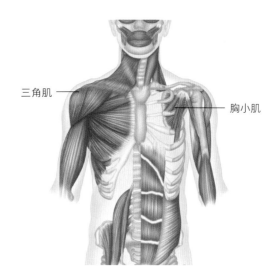

第二步：对冈上肌和上斜方肌进行缺血性按压。

第三步：按摩按压过的区域。

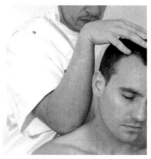

冈上肌

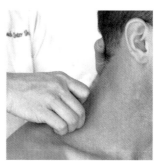

上斜方肌

第四步：侧卧位，对三角肌和小圆肌进行缺血性按压。

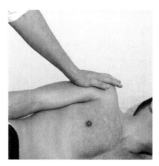

三角肌——只向上抚触，并在激痛点上停留片刻

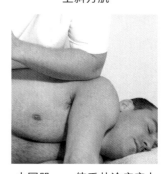

小圆肌——使手从诊疗床上滑落

第五步：仰卧，对胸小肌和冈下肌（STP）进行缺血性按压。

　　开始时，可能会非常痛苦，可以让患者轻轻地靠在操作工具（或操作手）上，并进行深呼吸。

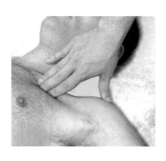

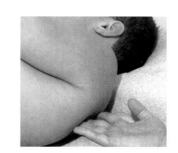

10 前臂和手部的肌肉

肩和上臂疼痛的区域性激痛点

手肘 / 前臂疼痛（外侧）

旋后肌
肱桡肌
桡侧腕长伸肌
肱三头肌
冈上肌

手肘 / 前臂疼痛（内侧）

腕屈肌
前锯肌
肱三头肌
胸大肌 / 胸小肌
掌长肌
指伸肌

腕部疼痛（外侧）

旋前圆肌
尺侧腕伸肌（指伸肌）
旋后肌
拇对掌肌
拇收肌

腕部疼痛（内侧）

尺侧腕屈肌
桡侧腕长伸肌

手和指头疼痛

掌长肌
桡侧腕屈肌
指屈肌
手部小肌肉

拇指疼痛

肱桡肌
桡侧腕长伸肌
指伸肌
旋后肌
拇对掌肌
拇收肌

旋前圆肌（Pronator Teres）

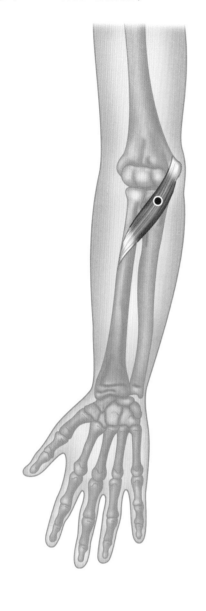

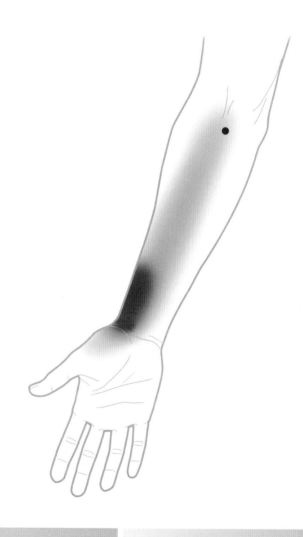

拉丁语 pronare 指前屈，teres 指圆形的。

起点

肱骨头：内侧髁中下三分之一处，常见屈肌起源于肱骨内上髁前方。

尺骨头：尺骨冠状突内侧缘。

止点

桡骨中外侧骨面（旋前肌粗隆）。

功能

前臂旋前。协助屈肘关节。

对抗肌：旋后肌。

神经

正中神经，C6，C7。

基本的功能性运动

实例：从容器内倒出液体；转动门把手。

牵涉性痛模式

腕部掌面外侧强烈的深部疼痛，向上臂前外侧放射。

概述

症状

手腕疼痛（外侧）、旋后疼痛、美发师（过度使用剪刀）、手无法作握杯状姿势（特别是"拔罐"和伸腕）、肩膀疼痛（代偿）、驾驶时的手腕疼痛。

原因

长时间的抓握；按摩；手腕骨折或摔打；投掷；运动（例如使用网拍、滑雪杆时做正手旋转）；职业。

鉴别诊断

奎尔万氏腱鞘炎。腕管综合征。近端拇指关节骨关节炎。远端桡尺关节盘病变。髁上炎。

关联因素

手指屈肌、斜角肌、胸大肌、旋前方肌。

专业手法治疗

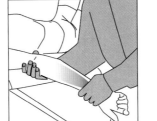

- ☑☑ = 喷雾与拉伸
- ☑☐ = 干针治疗
- ☐☐ = 深部按摩
- ☑☑ = 按压
- ☑☑ = 肌肉能量
- ☑☐ = 位置释放
- ☑☐ = 湿针治疗

收缩放松 / 对抗收缩（CRAC）技术

该技术是 PIR 和 RI 的组合。

1. 收缩主动肌。
2. 放松。
3. 收缩对抗肌。
4. 拉伸。
5. 原发性同心主动收缩和偏心对抗收缩。
6. 现在等长收缩也很常用，尤其是在疼痛的、棘手的区域。
7. 保持拉伸 15～30 秒。
8. 重复 3 次。

自助治疗

自助按摩技术十分有效。

建议

拉伸技术。自助按摩。改变网球／高尔夫的抓握方式和技巧。检查驾驶姿势和握方向盘的姿势。

自助治疗技术

1. 回顾解剖学知识。
2. 识别激痛点。
3. 轻轻地向下按摩。
4. 停在激痛点处，直至其软化。
5. 继续按摩至肌肉另一端。
6. 重复 3 次。

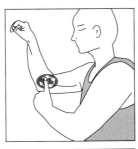

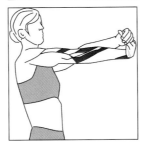

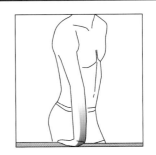

掌长肌（Palmaris Longus）

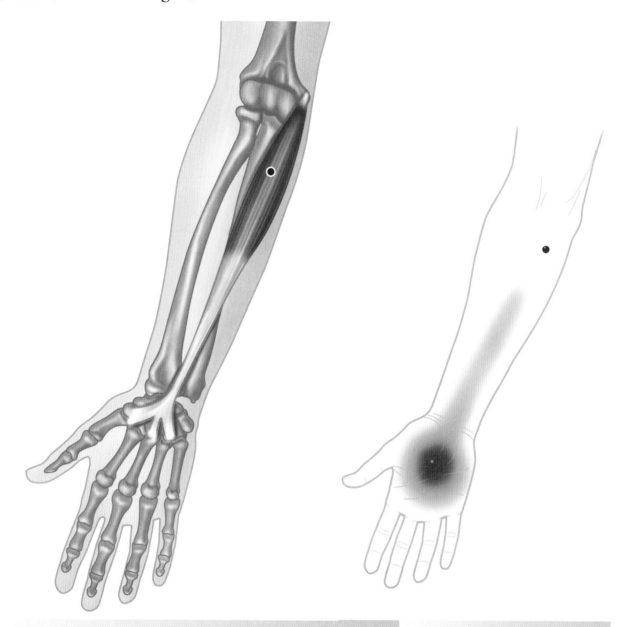

拉丁语 palmaris 指掌侧，long-us 指长。

掌长肌属于前臂浅层肌，还包括旋前圆肌、桡侧腕屈肌和尺侧腕屈肌。13% 的人没有掌长肌。

起点

多数屈肌均起于肱骨内侧髁前面。

止点

屈肌支持带的表面，掌筋膜的顶端。

功能

屈腕。拉紧掌筋膜。

对抗肌：桡侧腕短伸肌、桡侧腕长伸肌、尺侧腕伸肌。

神经

正中神经，C（6），C7，C8，T1。

基本的功能性运动

实例：抓住一个小球；捧起杯子喝水。

牵涉性痛模式

前臂弥漫性疼痛；手掌 2~3 厘米区域剧烈疼痛，周围伴有刺痛感。

概述

症状

掌心疼痛和"酸痛"、手掌无力、抓握无力、网球肘。

原因

直接创伤（如摔倒时伸直手臂着地）、职业、球拍运动、手掌固定。

鉴别诊断

神经痛。杜皮耶伦的挛缩。腕管综合征。复杂的局部疼痛综合征（反射性交感神经营养不良）。硬皮病。皮肌炎。

关联因素

桡侧腕屈肌、肱肌、旋前肌、腕关节（腕关节）；常与肱三头肌中间头相关。

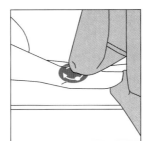

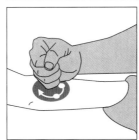

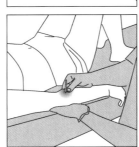

专业手法治疗

✓✓ = 喷雾与拉伸

✓✓ = 干针治疗

✓✓ = 深部按摩

✓✓ = 按压

✓✓ = 肌肉能量

✓✓ = 位置释放

✓✓ = 湿针治疗

等长收缩后放松（PIR）

适应证：亚急性到慢性疼痛。

1. 识别激痛点。

2. 指导患者采取一个能够让受影响／宿主肌肉完全拉伸的舒服姿势。

3. 让患者用 10%～25% 的力量将受影响／宿主肌肉收缩至最大无痛长度，然后保持等长收缩 3～10 秒。在此过程中要稳定住患者的身体，防止肌肉缩短。

4. 让患者放松肌肉。

5. 在放松时，缓慢拉伸肌肉，使其松弛到阻力点（被动）——记录每次拉伸的长度。

6. 重复多次（通常为 3 次）。

自助治疗

自助按摩技术十分有益，特别是使用压力球。

建议

避免长时间的"紧握"，尤其是电动工具或在进行按摩疗法过程中。拉伸和热水浴。有规律的休息。

自助治疗技术

1. 复习解剖学知识。

2. 识别激痛点。

3. 轻轻地向下按摩。

4. 停在激痛点处，直至疼痛消减。

5. 继续按摩至肌肉另一端。

6. 重复 3 次。

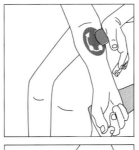

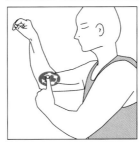

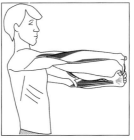

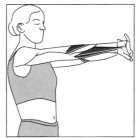

腕屈肌（Wrist Flexors）

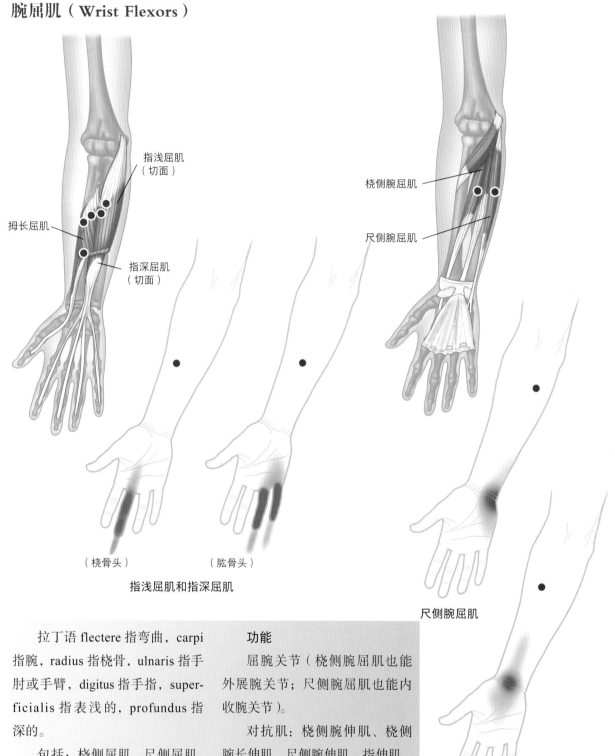

指浅屈肌（切面）

拇长屈肌

指深屈肌（切面）

桡侧腕屈肌

尺侧腕屈肌

（桡骨头）　　　（肱骨头）

指浅屈肌和指深屈肌

尺侧腕屈肌

桡侧腕屈肌

拉丁语 flectere 指弯曲，carpi 指腕，radius 指桡骨，ulnaris 指手肘或手臂，digitus 指手指，superficialis 指表浅的，profundus 指深的。

包括：桡侧屈肌、尺侧屈肌、指浅屈肌和指深屈肌。

起点

常见屈肌起于肱骨内侧髁前面（即肱骨下端）。

止点

腕骨、掌骨和指骨。

功能

屈腕关节（桡侧腕屈肌也能外展腕关节；尺侧腕屈肌也能内收腕关节）。

对抗肌：桡侧腕伸肌、桡侧腕长伸肌、尺侧腕伸肌、指伸肌。

神经

正中神经，C6，C7，C8，T1。

基本的功能性运动

实例：把绳子拉向自己；挥舞斧头或锤子；从瓶子里倒出液体；转动门把手。

牵涉性痛模式

涉及下臂、手腕、手和手指的个别肌肉（见图示）。

概述

症状

手／手腕／手指疼痛；扳机指；使用剪刀；抓；高尔夫球手的肘关节；RSI；美发师；拔火罐中的旋转手动作；手指屈肌紧张。

原因

长时间的抓握、按摩、手腕骨折或摔打、投掷、运动（例如正手旋转网球拍、使用滑雪杆）、职业、扳机指（屈指）。

鉴别诊断

尺神经炎。颈椎疾病。腕骨障碍。奎尔万氏腱鞘炎。RSI。关节炎（骨性和类风湿性）。桡尺关节盘（远端）问题。腕管综合征。内上髁炎。

关联因素

肩部／上臂肌肉、斜角肌、拇长屈肌。

专业手法治疗

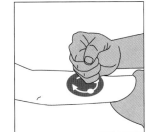

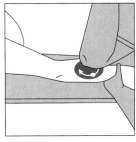

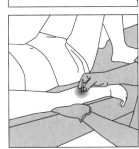

☑☑ = 喷雾与拉伸
☑☑ = 干针治疗
☑☑ = 深部按摩
☑☑ = 按压
☑☑ = 肌肉能量
☑☑ = 位置释放
☑☑ = 湿针治疗

等长收缩后放松（PIR）

该技术是 PIR 和 RI 的组合。

1. 收缩主动肌。
2. 放松。
3. 收缩对抗肌。
4. 拉伸。
5. 原发性同心主动肌收缩和偏心对抗肌收缩。
6. 现在等长收缩也很常用，尤其是在疼痛和棘手的区域。
7. 保持拉伸 15～30 秒。
8. 重复 3 次。

自助治疗

自助按摩技术十分有益。

建议

避免长时间站立。避免反复旋拧（螺丝刀）。改变高尔夫握杆方式。有规律的休息。规律的手指拉伸。

自助治疗技术

1. 复习解剖学知识。
2. 识别激痛点。
3. 轻轻地向下按摩
4. 停在激痛点处，直至疼痛消减。

5. 继续按摩至肌肉另一端。
6. 重复 3 次。

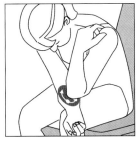

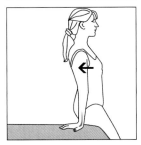

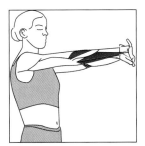

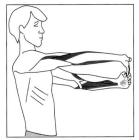

肱桡肌（Brachioradialis）

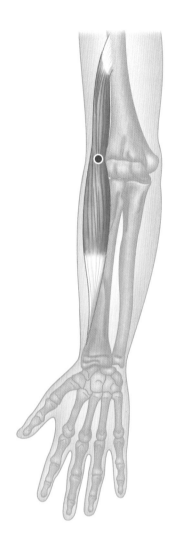
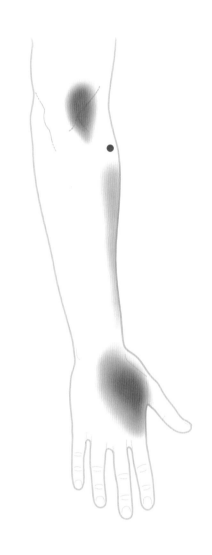

拉丁语 brachialis 指手臂，radius 指桡骨。

肱桡肌是表浅肌群的一部分，构成肘窝的外侧边界。当抵抗阻力时，肱桡肌肌肉腹部会突起。

起点

肱骨外侧髁上嵴上方三分之二处（即肱骨的外侧部分，肘关节以上 5 ~ 7.5 厘米）。

止点

桡骨下端，茎突上方。

功能

伸肘关节。在有阻力的情况下协助前臂向后旋和向前旋。

神经

桡神经，C5，C6。

基本的功能性运动

实例：转螺旋器。

牵涉性痛模式

肱骨外上髁处 3 ~ 4 厘米区域，伴有手臂隐痛（桡骨边缘），拇指背部局部强烈疼痛。

概述

症状

　　肘部疼痛、拇指（背侧）疼痛、网球肘、握持无力、RSI。

原因

　　RSI、长时间使用鼠标、球拍运动、伸展不良、演奏乐器。

鉴别诊断

　　奎尔万氏腱鞘炎。骨关节炎（大多角骨）。

关联因素

　　肱二头肌、肱肌、桡侧长伸肌/短伸肌、旋后肌、指长伸肌。

专业手法治疗

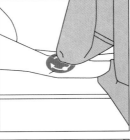
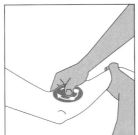
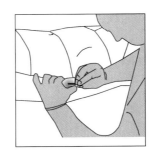

✓✓ = 喷雾与拉伸
✓✓ = 干针治疗
✓✓ = 深部按摩
✓✓ = 按压
✓✓ = 肌肉能量
✓✓ = 位置释放
✓✓ = 湿针治疗

（抑制性）按压术（钳子手柄）

1. 识别激痛点。

2. 让患者处于一个舒适的体位，并保证受影响/宿主肌肉可以被完全拉伸。

3. 当在被拉长的肌肉或受影响/宿主肌肉上感受到明显的阻碍时开始缓慢地增加压力。在此过程中患者会感到不适，但不会有疼痛。

4. 持续施加压力直至感觉到激痛点软化，一般需要几秒到几分钟的时间。

5. 继续，直至感受到下一个阻碍时再缓慢地增加压力。

6. 为了获得更好的效果，可以尝试在这些重复步骤中改变压力的方向。

自助治疗

　　自助按摩技术十分有益。

建议

　　避免长时间站立和携带物品（如公文包）。打字时要定时休息，使用腕托。改变网球拍的抓握方式。

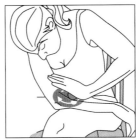
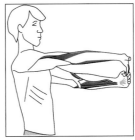
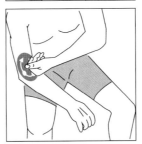
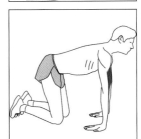
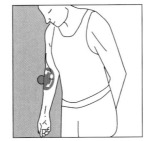

自助治疗技术

1. 回顾解剖学知识。

2. 识别激痛点。

3. 轻轻地向下按摩。

4. 停在激痛点处，直至其软化。

5. 继续按摩至肌肉另一端。

6. 重复 3 次。

腕伸肌（**Wrist Extensors**）

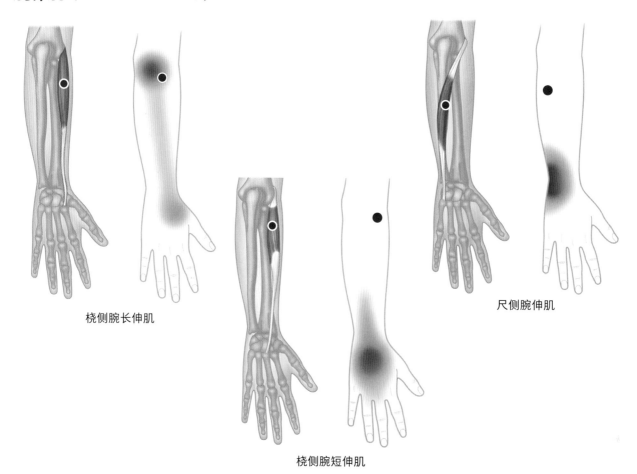

桡侧腕长伸肌

桡侧腕短伸肌

尺侧腕伸肌

拉丁语 extendere 指向外，carpi 指腕，radius 指桡骨，longus 指长，brevis 指短，ulnaris 指肘。

包括：长 / 短桡侧腕伸肌及尺侧腕伸肌。

起点

伸肌总腱起于肱骨外上髁（肱骨外侧下端）。

止点

掌骨的背面。

功能

伸腕关节（桡侧腕长 / 短伸肌也能外展腕关节；尺侧腕伸肌也能内收腕关节）。

对抗肌：桡侧腕屈肌、尺侧腕屈肌。

神经

桡长 / 短神经：桡神经，C5，C6，C7，C8。

尺侧腕伸肌：桡深神经（骨间后神经），C5，C6，C7，C8。

基本的功能性运动

实例：揉面团；打字；清洁窗户。

牵涉性痛模式

桡侧腕伸肌：肱骨外上髁处 2 ~ 3 厘米区域强烈疼痛，弥漫性放射至拇指上方背面。

桡侧腕短伸肌：手背 3 ~ 5 厘米强烈疼痛。

尺侧腕伸肌：强烈的局部疼痛特定地放射至手背尺侧及腕部。

概述

症状

前臂/肘部/手腕/手的疼痛；手指僵硬；握持疼痛/无力；网球肘；夹紧和旋转时疼痛；在音乐家/运动员/长跑运动员身上可见；握持动作控制不良。

原因

电脑鼠标/键盘；长时间重复握持（如书写、熨烫、使用工具、投掷、按摩）；手腕骨折或摔伤（尺侧腕伸肌）；摔倒；运动（如网球拍、网球肘、滑雪）；职业；演奏乐器（钢琴、小提琴、鼓）。

鉴别诊断

髁上炎。C5~C6神经根病。奎尔万氏腱鞘炎。腕关节功能障碍。骨关节炎。腕管综合征。

关联因素

旋后肌、肱桡肌、指伸肌、肱三头肌、肱二头肌、肘肌。

专业手法治疗

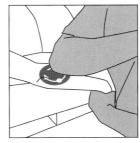
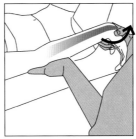
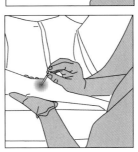

✓✓ = 喷雾与拉伸
✓✓ = 干针治疗
✓✓ = 深部按摩
✓✓ = 按压
✓✓ = 肌肉能量
✓✓ = 位置释放
✓✓ = 湿针治疗

收缩放松/对抗收缩（CRAC）技术

该技术是 PIR 和 RI 的组合。

1. 收缩主动肌。
2. 放松。
3. 收缩对抗肌。
4. 拉伸。
5. 原发性同心主动肌收缩和偏心对抗肌收缩。
6. 现在等长收缩也很常用，尤其是在痛苦区。
7. 保持拉伸 15~30 秒
8. 重复 3 次。

自助治疗

自助按摩技术十分有益。

建议

打字时定时休息。伸展肌肉。每6个月换一次鼠标。避免运动中"过度"握紧。园艺/驾驶时定期休息。探索职业因素/人体工程学。家庭伸展/锻炼。改变高尔夫/网球握持方式。使用腕托。

自助治疗技术

1. 回顾解剖学知识。
2. 识别激痛点。
3. 轻轻地向下按摩
4. 停在激痛点处，直至其软化。
5. 继续按摩至肌肉另一端。
6. 重复 3 次。

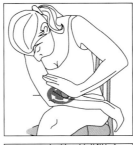
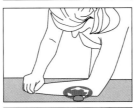
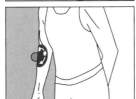
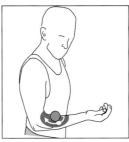
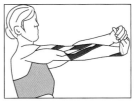
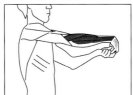

指伸肌（Extensor Digitorum）

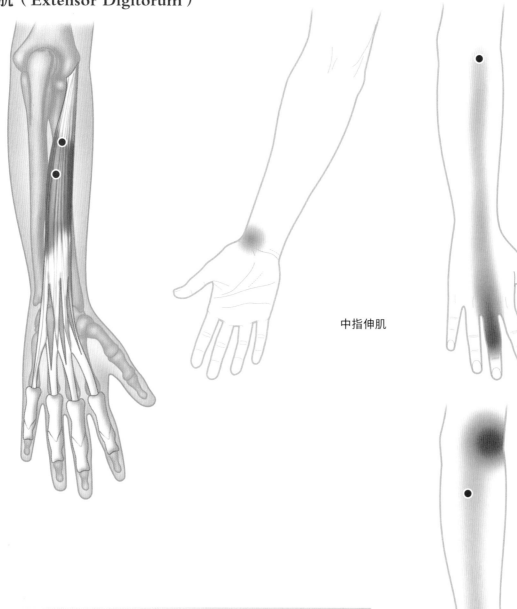

中指伸肌

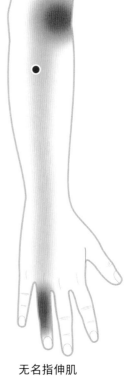

无名指伸肌

拉丁语 extendere 指向外，dig-itus 指手指。

浅层肌的一部分。每条伸肌的肌腱越过掌指关节形成一个三角形的薄鞘，被称为伸肌腱腱鞘。蚓状肌和指间肌止于该鞘膜。小指伸肌与示指伸肌也止于此。

起点

伸肌总腱起于肱骨外上髁（即肱骨下端）。

止点

四指所有指骨的背面。

功能

伸展手指（掌指关节和指间关节）。协助外展手指（远离中指）。

对抗肌：指浅屈肌、指深屈肌。

神经

桡深神经（骨间后神经），C6，C7，C8。

基本的功能性运动

实例：放开手里的物品。

牵涉性痛模式

疼痛从前臂开始放射，到手指处更加强烈（掌骨近端）。外上髁疼痛。

概述

症状

手指／手／手腕／手肘疼痛；手指僵硬／疼痛／虚弱（握力下降）；网球肘；强力夹住的痛苦；经常出现在专业音乐家（特别是吉他手）身上。

原因

电脑鼠标／键盘；长时间重复握持（如写作、熨烫、使用工具、投掷、按摩）；手腕骨折或跌伤；投掷；运动（球拍-网球肘、滑雪）；职业性的；演奏乐器（如钢琴、小提琴、鼓）；睡觉时双手蜷在头或枕头下。

鉴别诊断

神经根病（颈椎）。上髁炎（网球肘）。手指骨关节炎。奎尔万氏腱鞘炎。机械性手腕疼痛（腕骨）。

关联因素

肱桡肌、旋后肌、桡侧腕伸肌、示指伸肌。

专业手法治疗

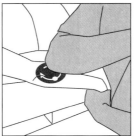

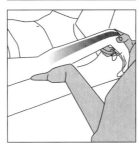

✓✓ ＝喷雾与拉伸
✓✓ ＝干针治疗
✓✓ ＝深部按摩
✓✓ ＝按压
✓✓ ＝肌肉能量
✓✓ ＝位置释放
✓✓ ＝湿针治疗

收缩放松／对抗收缩（CRAC）技术

该技术是 PIR 和 RI 的组合。

1. 收缩主动肌。
2. 放松。
3. 收缩对抗肌。
4. 拉伸。
5. 原发性同心主动肌收缩和偏心对抗肌收缩。
6. 现在等长收缩也很常用，尤其是在痛苦区。
7. 保持拉伸 15～30 秒
8. 重复 3 次。

自助治疗

自助按摩技术十分有益。

建议

打字定时休息；伸展肌肉；每 6 个月换一次鼠标；避免运动中"过度"握紧；园艺／驾驶时定期休息；探索职业因素／人体工程学；家庭伸展／锻炼；改变高尔夫／网球握持方式；使用腕托。

自助治疗技术

1. 回顾解剖学知识。
2. 识别激痛点。
3. 轻轻地向下按摩
4. 停在激痛点处，直至其软化。

5. 继续按摩至肌肉另一端。

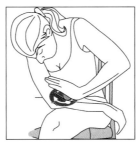

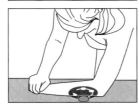

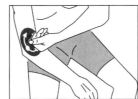

6. 重复 3 次。

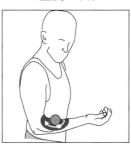

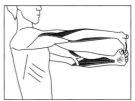

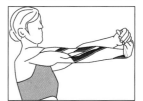

旋后肌（Supinator）

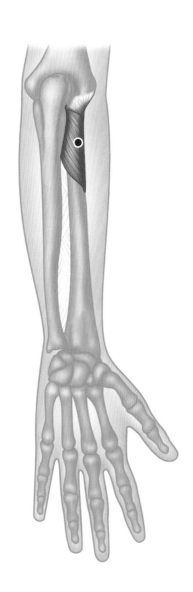

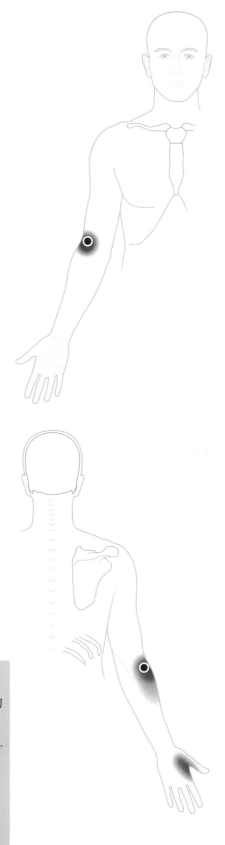

拉丁语 supinus 指位于后面。

深层肌的一部分。旋后肌几乎完全被背浅层肌覆盖。

起点

肱骨外上髁。肘关节桡侧副韧带。上桡尺骨关节的环状韧带。尺骨旋后肌嵴。

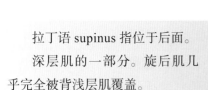

止点

桡骨上三分之一处的背部和外侧骨面。

功能

前臂旋后（旋后肌是主要的原动力肌，肱二头肌为辅助肌）。

对抗肌：旋前圆肌、旋前方肌。

神经

桡深神经，C5，C6，C（7）。

基本的功能性运动

实例：转动门把手和螺丝刀。

牵涉性痛模式

外上髁处 3～5 厘米区域局部剧烈疼痛和拇指蹼（背部）疼痛。

概述

症状

网球肘；拇指关节疼痛；手肘疼痛（携物和休息时）；转动门把手时疼痛；旋后肌局部疼痛；长期使用手杖；握手疼痛。

原因

直臂重复动作（例如打网球、遛狗、提重物）；重复性动作（旋转、按摩、驾驶、熨烫）；创伤/紧张；球拍运动。

鉴别诊断

奎尔万氏腱鞘炎。肱骨外上髁炎（腱-骨、肌肉腱膜、肌内）。桡骨头功能障碍。

关联因素

伸肌总腱、肱二头肌、肱三头肌（止点）、肘肌、肱肌、掌长肌、肱桡肌、桡侧腕长伸肌。

专业手法治疗

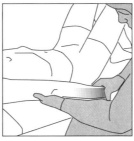

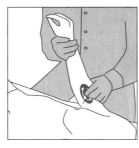

✓	✓	= 喷雾与拉伸
✓		= 干针治疗
		= 深部按摩
✓	✓	= 按压
✓	✓	= 肌肉能量
✓	✓	= 位置释放
✓		= 湿针治疗

等长收缩后放松（PIR）

适应证：亚急性至慢性疼痛。

1. 识别激痛点
2. 指导患者采取一个能够让宿主肌肉完全拉伸的舒服姿势。
3. 让患者用10%～25%的力量将受影响的肌肉收缩至最大无痛长度，然后保持等长收缩3～10秒。在此过程中引导患者稳定住身体，防止肌肉缩短。
4. 让患者放松肌肉。
5. 在放松时，缓慢拉伸肌肉，使其松弛到阻力点（被动）——记录每次拉伸的长度。
6. 重复多次（通常为3次）。

自助治疗

旋后肌是深层肌，很难与肱桡肌进行区别，所以拉伸是最佳的自助治疗方式。

建议

打字时定时休息；拉伸肌肉。遛狗时常换手，松紧束带可能会有帮助。改变打网球风格（保持手腕背屈）。更改手杖握把大小。避免长时间握持或携物。定期更换手杖。使用压力绷带/束带。使用双肩包。

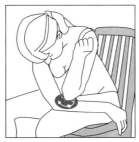

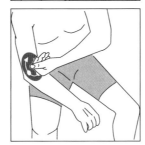

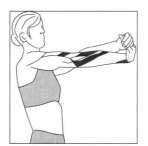

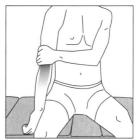

拇对掌肌／拇收肌（Opponens Pollicis/Adductor Pollicis）

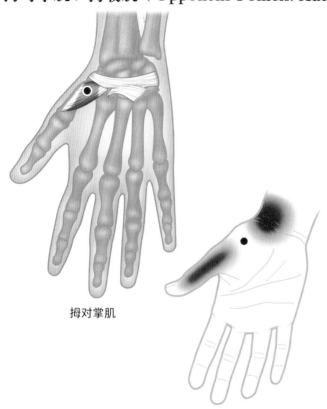

拇对掌肌

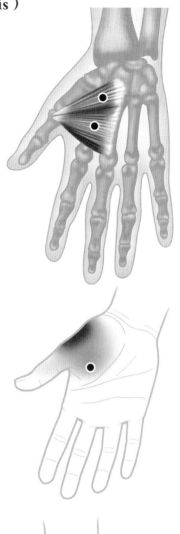

拇收肌

拉丁语 opponens 指相对的，pollicis 指拇指，adducere 指内收。

拇对掌肌是鱼际隆起的一部分，通常与屈肌短屈部分融合，深至外展肌短屈部分。

起点

拇对掌肌：屈肌支持带。大多角骨结节。

拇收肌：

斜纤维：第2、第3掌骨前骨面，头状骨，楔骨。

横纤维：第3掌骨掌面。

止点

拇对掌肌：第一掌骨径向边界的整个长度。

拇收肌：拇指近节指骨基部的尺骨（内侧）侧。

功能

拇对掌肌：移动拇指使其可与其他手指相接触或对抗。

拇收肌：内收拇指。

对抗肌：拇长展肌、拇短展肌。

神经

拇对掌肌：正中神经（C6，C7，C8，T1）。

拇收肌：尺深神经，C8，T1。

基本的功能性运动

实例：用拇指与其他手指夹取物体（拇对掌肌）；抓住并拧紧果酱瓶盖（拇收肌）。

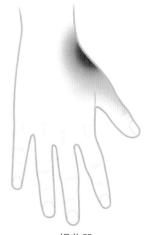

牵涉性痛模式

拇对掌肌：桡骨远端手腕掌面疼痛，并向拇指掌面扩散。

拇收肌：拇指的背侧和手掌表面，掌指关节周围局部疼痛，并向拇指蹼和鱼际隆起放射。

概述

症状

"除草者拇指"；活动中的拇指疼痛；难以保持捏捏；"爱好发信息或视频游戏玩家的拇指"；缝制/书写/开罐子时疼痛；精细运动控制能力丧失（例如扣纽扣、缝纫、书写、绘画）。

原因

手腕/拇指骨折；手腕夹板；拇指抓握；携带购物袋；发短信；持电子阅读器/平板电脑；按摩；精细手工（例如写作、缝纫、针织、艺术品、绘画、喷枪）；演奏乐器。

鉴别诊断

奎尔万氏腱鞘炎。拇指关节骨关节炎（鞍状关节）。类风湿关节炎。腕管综合征。扳机指。桡尺关节盘病变。腕骨障碍。背部机械功能障碍。骨折。半脱位。

关联因素

拇短展肌、拇短屈肌、拇长屈肌。

专业手法治疗

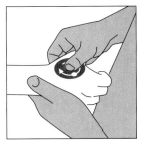

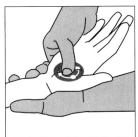

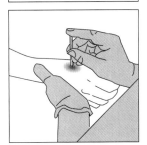

☑☑ = 喷雾与拉伸
☑☑ = 干针治疗
☑☐ = 深部按摩
☑☑ = 按压
☑☑ = 肌肉能量
☑☑ = 位置释放
☑☐ = 湿针治疗

（抑制性）按压术

1. 识别激痛点。
2. 让患者处于一个舒适的体位，并保证受影响/宿主肌肉可以被完全拉伸。
3. 当在受影响/宿主肌肉上感到明显的阻碍时开始缓慢地增加压力。在此过程中患者会感到不适，但不会有疼痛。
4. 持续施加压力直至感觉到激痛点软化，一般需要几秒到几分钟的时间。
5. 重复上述步骤，直到感受到下一个阻碍时再缓慢地增加压力。
6. 为了获得更好的治疗效果，可以尝试在这些重复步骤中改变压力的方向。

自助治疗

自助按摩技术十分有效。简单地定位激痛点，然后用另一拇指按压就可以了；记住要持续按压激痛点，直到它软化。或者，可以使用一系列压力装置。

建议

家庭拉伸锻炼。定期休息。使用符合人体工程学的钢笔等。保暖。

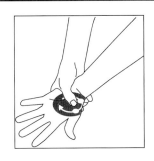

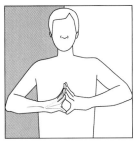

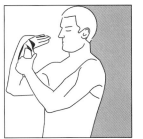

手部小肌肉（Small Hand Muscles）

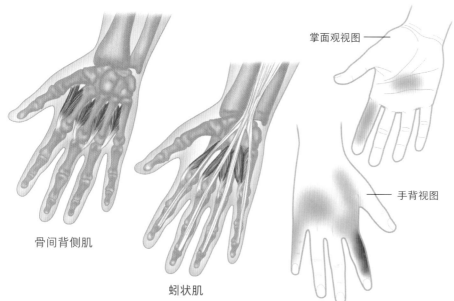

骨间背侧肌

蚓状肌

第一骨间背侧肌

掌面观视图

第二骨间背侧肌后视图

手背视图

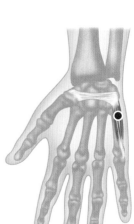

小指展肌

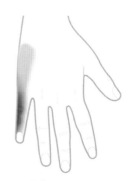

小指展肌后视图

拉丁语 dorsum 指背，interosseus 指骨间，lumbricus 指蚓蚓，abducere 指远离，digitus 指手指，minimi 指更小。

包括：骨间背侧肌、蚓状肌、小指展肌。4 块骨间背侧肌大约是骨间掌侧肌的两倍大。蚓状肌为小的圆柱形肌，每根手指上有一块。小指展肌是小鱼际隆起最浅层的肌肉。

起点

骨间背侧肌：两个头，分别起于毗邻的两块掌骨。

蚓状肌：指深屈肌肌腱。

小指展肌：豌豆骨。尺侧腕屈肌肌腱。

止点

骨间背侧肌：指背筋膜和近端指骨基底部。

蚓状肌：指伸肌腱的外侧（桡侧），位于指背。

小指展肌：小指近端指骨基部的尺骨（内侧）侧。

功能

骨间背侧肌：外展手指（远离中指）。协助手指在掌指关节处屈曲。

对抗肌：骨间掌侧肌。

蚓状肌：伸展指间关节，同时弯曲指间关节。

小指展肌：外展小指。

神经

骨间背侧肌：尺神经，C8，T1。

蚓状肌：外侧——正中神经，C（6），C7，C8，T1。内侧——尺神经，C（7），C8，T1。

小指展肌：尺神经，C（7），C8，T1。

基本的功能性运动

实例：张开手指；捧物手势；手握一个大球。

牵涉性痛模式

第 1 骨间背侧肌：食指背部外侧强烈疼痛，伴有手掌、手背隐隐作痛。其他骨间背侧肌：对应手指疼痛。

蚓状肌：与骨间背侧肌一致。

小指展肌：小指背侧疼痛。

概述

症状

手指疼痛 / 僵硬；夹捏 / 抓握时的疼痛（例如在专业音乐家中，特别是钢琴家）；"关节炎"手指疼痛；也见于艺术家 / 雕塑家；布沙尔结节（中指节）。

原因

反复抓持；职业；电脑鼠标；手腕骨折和（或）夹板；抓；携带购物；打字；按摩；精细手工（如书写、缝纫、针织、艺术品、绘画、喷枪）；演奏乐器（如钢琴、小提琴、吉他）；运动（如高尔夫、射箭、击剑）。

鉴别诊断

颈神经根病。尺神经炎。胸廓出口综合征。指神经卡压。关节功能障碍。

关联因素

拇指固有肌、斜角肌、背阔肌、指长 / 短屈肌、胸大肌、肱三头肌外侧头 / 中间头。

专业手法治疗

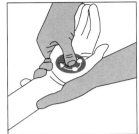

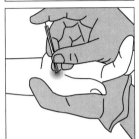

✓☐ = 喷雾与拉伸
✓☐ = 干针治疗
✓✓ = 深部按摩
✓✓ = 按压
✓✓ = 肌肉能量
✓✓ = 位置释放
✓☐ = 湿针治疗

（抑制性）按压术

1. 识别激痛点。

2. 让患者处于一个舒适的体位，并保证受影响 / 宿主肌肉可以被完全拉伸。

3. 当在受影响 / 宿主肌肉上感受到明显的阻碍时开始缓慢地增加压力。在此过程中患者会感到不适，但不会有疼痛。

4. 持续施加压力直至感觉到激痛点软化，一般需要几秒到几分钟的时间。

5. 重复上述步骤，直至感受到下一个阻碍时再缓慢地增加压力。

6. 为了获得更好的治疗效果，可以尝试在这些重复步骤中改变压力的方向。

自助治疗

自助按摩技术十分有效。简单地定位激痛点并用另一拇指按压就足够了；记住持续按压激痛点，直到它软化。或者，可以使用一系列压力装置，甚至可以使用带有橡胶头的铅笔。

建议

在重复性的活动中间断进行休息或拉伸。伸展和运动检查工作姿势 / 人体工程学。检查体育活动（如握高尔夫球杆）。使用符合人体工程学的笔 / 餐具。

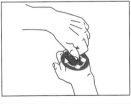

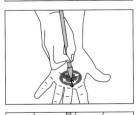

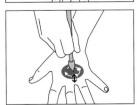

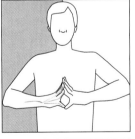

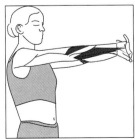

腕关节疼痛（Wrist Pain）

症状

对于患者和治疗师而言，手腕疼痛都是令人沮丧和虚弱的问题。重复性工作、基于电脑的工作姿势和缺乏人体工程学设计的工作场所，均会导致日益严重的重复性劳损和职业过劳综合征（参见第2章的正确工作配置与姿势）。症状包括反复发作的疼痛（肌痛）或颈部、肩膀、上背部、手腕或手的酸痛；刺痛、麻木、寒冷或感觉丧失；失去握力；缺乏耐力和无力。整体地考量手和手腕问题十分重要。同时，需要将所有的头部、颈部和肩部的慢性问题和慢性的不良姿势考虑在内。在手腕屈肌和伸肌中通常会有很多激痛点，所有的激痛点都需要得到记录并解决。

第一步：学习相关解剖学知识，了解肌肉的纤维方向。

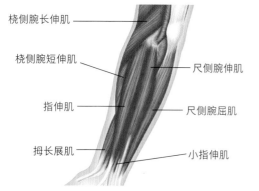

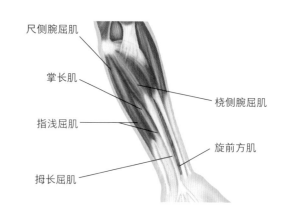

第二步：呈坐姿，对以下肌肉进行缺血性按压。

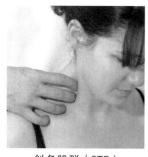

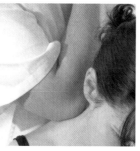

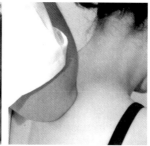

在菱形肌上，自上而下缓慢地进行滑动按摩，并在激痛点上停留

斜角肌群（STP）　　　斜方肌上部

第三步：按摩刚刚按压过的区域。

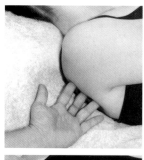

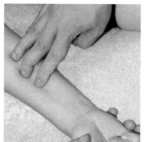

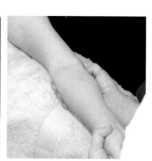

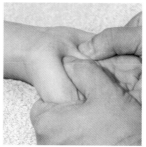

第四步：按压以下肌肉：冈下肌、腕屈肌、腕屈肌的共同起点（持续）、腕伸肌、伸肌总腱起点（持续）、掌长肌（可能不存在）、桡骨和尺骨间膜、小型手部肌肉。

第五步：从手肘到双手，进行轻柔而彻底的按摩。

11

臀部和大腿的肌肉

臀部、大腿和膝关节的区域性激痛点

臀部与大腿外侧疼痛

臀小肌

股外侧肌

梨状肌

腰方肌

阔筋膜张肌

股中间肌

臀大肌

股直肌

大腿内侧疼痛

耻骨肌

股内侧肌

股薄肌

大收肌

缝匠肌

大腿前侧疼痛

股直肌

股内侧肌

长收肌

短收肌

大腿后侧疼痛

臀小肌

半腱肌

半膜肌

股二头肌

梨状肌

膝盖外侧疼痛

臀小肌（前部）

股二头肌

股外侧肌

腓骨长肌

腓肠肌（外侧头）

膝盖内侧疼痛

股薄肌

股内侧肌

股直肌

缝匠肌

长收肌

短收肌

半膜肌

半腱肌

腓肠肌（内侧头）

膝盖前侧疼痛

股四头肌肌腱（髌韧带）

股直肌

长收肌

短收肌

股内侧肌

膝盖后侧疼痛

腘肌

比目鱼肌

腓肠肌（外侧头）

腓肠肌（内侧头）

股二头肌

半膜肌

半腱肌

臀大肌（Gluteus Maximus）

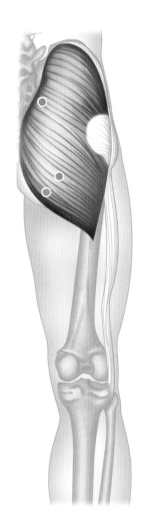

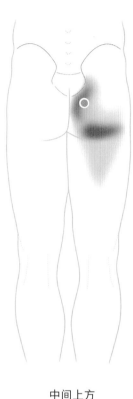

中间上方

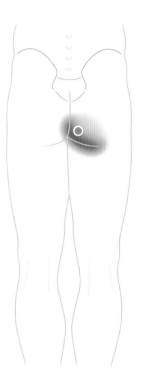

内侧下方

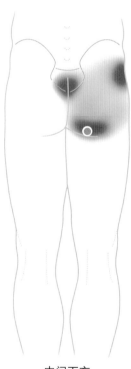

中间下方

希腊语 gloutos 指臀部；拉丁语 maximus 指最大的。

臀大肌是身体中纤维最粗大也是最重的肌肉，形成臀部的大部分组织。

起点

髂骨臀后线后方骨面和髂骨后上方；骶骨和尾骨的后表面；骶结节韧带；竖脊肌腱膜。

止点

远端的深层纤维：股骨的臀肌粗隆。

其余纤维：髂胫束。

功能

上部纤维：外旋髋关节；协助外展髋关节。

下部纤维：伸展和侧旋髋关节（有力的伸展，例如跑步或坐起时）；伸展躯干；协助内收髋关节；融入髂胫束，在伸展状态下维持膝关节稳定。

对抗肌：髂腰肌。

神经

臀下神经，L5，S1，S2。

基本的功能性运动

实例：上楼；从坐位站立起来。

牵涉性痛模式

臀部有三四处强烈疼痛区，相互弥漫，也可出现在臀沟下 5～8 厘米的区域。

概述

症状

上 / 下楼梯 / 上坡疼痛；屈曲痛；跌倒、接触冷热水后臀部疼痛；夜间疼痛；髋 / 大腿屈曲受限；提升式步态；寒冷抽筋；尾骨疼痛（尾骨区）；坐硬质座椅时如坐针毡；腰痛；臀部僵硬。

原因

长时间的职业驾驶 / 坐姿（特别是在倚靠时）；侧躺；游泳；创伤（例如跌倒）；肌肉注射；PSLE；脊柱异常；骶髂关节功能障碍；攀爬；某些办公椅 / 汽车座椅。

鉴别诊断

尾骨痛。盆腔炎。腰椎间盘突出症。骶髂关节炎。滑囊炎（坐骨结节 / 股骨粗隆）。机械性腰背痛。

关联因素

其他臀肌、腰方肌、耻尾肌、股后肌群（附属性激痛点）、腹肌。

专业手法治疗

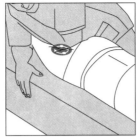

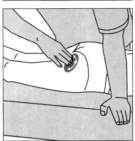

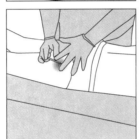

✓✓ = 喷雾与拉伸
✓✓ = 干针治疗
✓✓ = 深部按摩
✓✓ = 按压
✓✓ = 肌肉能量
✓✓ = 位置释放
✓✓ = 湿针治疗

（抑制性）按压术

1. 识别激痛点。

2. 让患者处于一个舒适的体位，并保证受影响 / 宿主肌肉可以被完全拉伸。

3. 当在受影响 / 宿主肌肉上感受到明显的阻碍时开始缓慢地增加压力。在此过程中患者会感到不适，但不会有疼痛。

4. 持续施加压力直至感觉到激痛点软化，一般需要几秒到几分钟的时间。

5. 重复上述步骤，直至感受到下一个阻碍时再缓慢地增加压力。

6. 为了获得更好的治疗效果，可以尝试在这些重复步骤中改变压力的方向。

自助治疗

缓慢地进行激痛点深部按摩十分有效。压力工具、球和滚轴非常适合臀大肌按摩。也可尝试抑制性按压术和深部按摩术。

建议

保暖和拉伸。步态和姿势分析。睡觉时膝下或膝之间放枕头。拉伸训练。游泳（除了蛙泳）。避免双腿交叉。弯曲双腿。抬物时保持背部挺直。单次久坐不超过25分钟。不要用侧卧姿势睡觉。

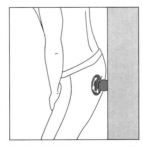

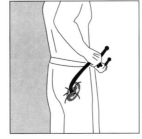

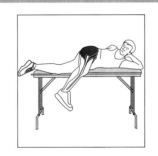

阔筋膜张肌 [Tensor Fasciae Latae（TFL）]

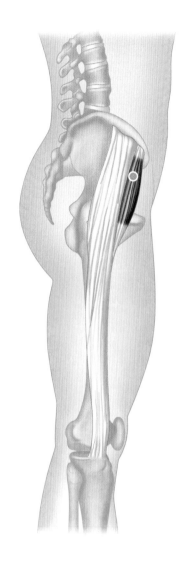

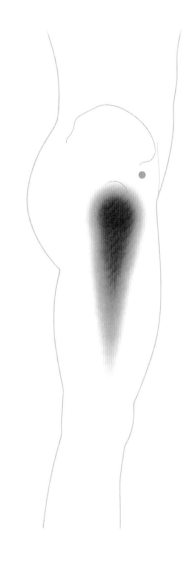

拉丁语 tendere 指伸展，fasciae 指筋膜，latae 指广阔。

阔筋膜张肌位于臀部外侧、臀大肌前方。

起点

髂嵴外侧唇前部；髂前上棘外表面。

止点

在股骨大转子下方融入髂胫束。

功能

屈曲、外展和内旋髋关节。使阔筋膜紧张从而稳定膝关节。对臀大肌产生的力进行重定向。

神经

臀上神经，L4，L5，S1。

基本的功能性运动

实例：行走。

牵涉性痛模式

从股骨大转子到腓骨的椭圆形区域疼痛。

概述

症状

髋关节 / 膝关节疼痛（外侧）；侧卧 / 快速行走 / 膝盖屈伸疼痛；髋关节置换术；股骨颈骨折康复；髋关节僵硬。

原因

跑步时脚内旋（纠正足部问题）；PSLE；髋关节滑囊炎；骶髂关节功能障碍；不良的仰卧起坐技术；攀登；抬高重物；超重。

鉴别诊断

转子滑囊炎。髋关节骨关节炎。骶髂关节炎。腰椎病。

关联因素

臀大肌、股外侧肌、股直肌、缝匠肌、腰方肌、髂腰肌、脊旁肌。

专业手法治疗

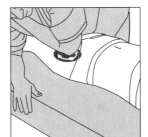

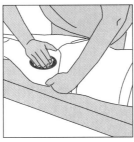

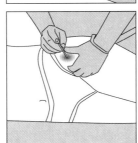

☑☑ = 喷雾与拉伸
☑☑ = 干针治疗
☑☑ = 深部按摩
☑☑ = 按压
☑☑ = 肌肉能量
☑☑ = 位置释放
☑☑ = 湿针治疗

（抑制性）按压术

1. 识别激痛点。

2. 让患者处于一个舒适的体位，并保证受影响 / 宿主肌肉可以被完全拉伸。

3. 当在受影响 / 宿主肌肉上感受到明显的阻碍时开始缓慢地增加压力。在此过程中患者会感到不适，但不会有疼痛。

4. 持续施加压力直至感觉到激痛点软化，一般需要几秒到几分钟的时间。

5. 重复上述步骤，直到感受到下一个阻碍时再缓慢地增加压力。

6. 为了获得更好的治疗效果，可以尝试在这些重复步骤中改变压力的方向。

自助治疗

建议

避免长时间的姿势（屈曲）。避免习惯性姿势（交叉腿或站立时重心在一条腿上）。睡眠时在双膝之间放置枕头。跑步姿势。步态。姿势评估。保暖。定期拉伸。

自助治疗技术

1. 根据解剖学观察肌肉纤维的方向。

2. 从骨盆上端到大腿前侧，确定并记录疼痛部位和结节。

3. 反方向进行一次。

4. 用拇指边轻按边向前滑行。

5. 在疼痛结节上停留，直到疼痛缓解，然后继续按压直到肌肉终点。

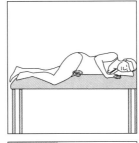

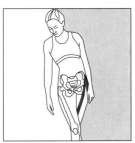

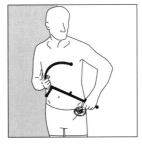

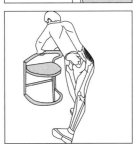

臀中肌（Gluteus Medius）

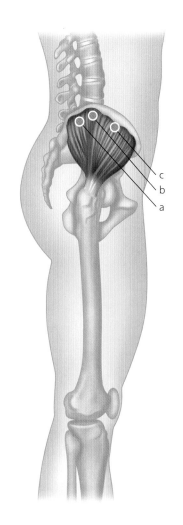

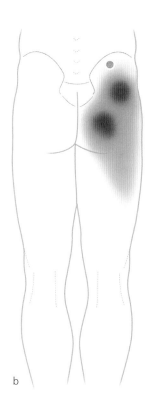

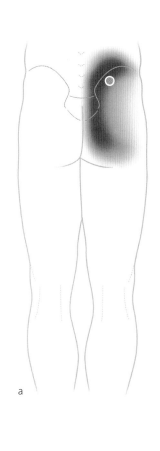

a

b

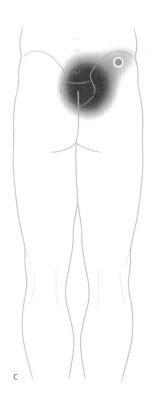

c

希腊语 gloutos 指臀部；拉丁语 medius 指内侧。

该肌肉几乎完全位于臀大肌深部，但也有部分位于臀大肌与阔筋膜张肌之间。在行走过程中，该肌肉与臀小肌一起发挥作用，防止骨盆向非负重侧下滑。

起点

髂骨下的外表面，位于臀后线和臀前线之间。

止点

股骨大转子外侧面的斜脊。

功能

外展髋关节；前部纤维内旋，有助于屈曲髋关节；后部纤维能轻微外旋髋关节。

对抗肌：侧旋肌群。

神经

臀上神经，L4，L5，S1。

基本的功能性运动

实例：从侧方跨过一个障碍物，如低栅栏。

牵涉性痛模式

腰部、臀部内侧、骶骨和髋部外侧疼痛，向大腿上方放射。

概述

症状

臀部疼痛和压痛（如抬起重物）；夜间疼痛；侧卧疼痛；臀部或脊柱手术后；坐在钱包上；PSLE；躺在床上时髋/背痛；髋关节炎；髋关节疼痛；髋部骨折/手术后；怀孕。

原因

运动损伤（网球、跑步、有氧运动、直立式自行车）；跌倒创伤；摩托车；臀部注射；单腿站立；盘腿而坐。

鉴别诊断

神经根病变（腰骶部）。骶髂关节炎。髋关节功能障碍。尾骨痛。大结节滑囊炎。机械性腰背痛。间歇性跛行。

关联因素

腰方肌、其他臀肌、耻尾肌、阔筋膜张肌、髂胫束、梨状肌、腰竖脊肌。

专业手法治疗

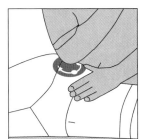

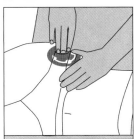

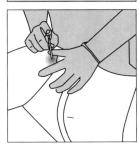

✓✓ = 喷雾与拉伸
✓✓ = 干针治疗
✓✓ = 深部按摩
✓✓ = 按压
✓✓ = 肌肉能量
✓✓ = 位置释放
✓✓ = 湿针治疗

（抑制性）按压术

1. 识别激痛点。

2. 让患者处于一个舒适的体位，并保证受影响/宿主肌肉可以被完全拉伸。

3. 当在受影响/宿主肌肉上感受到明显的阻碍时开始缓慢地增加压力。在此过程中患者会感到不适，但不会有疼痛。

4. 持续施加压力直至感觉到激痛点软化，一般需要几秒到几分钟的时间。

5. 重复上述步骤，直到感受到下一个阻碍时再缓慢地增加压力。

6. 为了获得更好的治疗效果，可以尝试在这些重复步骤中改变压力的方向。

自助治疗

建议

步态和姿势分析。膝间放枕头。习惯性姿势。拉伸技术。

自助治疗技术

1. 根据解剖学观察肌肉纤维的方向。

2. 从骨盆边缘到大腿前面，确定并记录疼痛部位和结节。

3. 用拇指边轻按边向前滑行。

4. 停留在疼痛的结节上直到疼痛消退——过程中可能需要增加压力，甚至用肘部按压。

5. 继续按压至肌肉另一端。

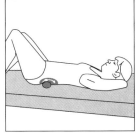

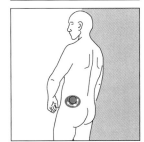

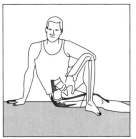

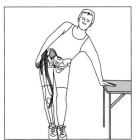

臀小肌（Gluteus Minimus）

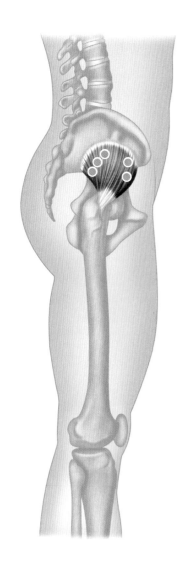

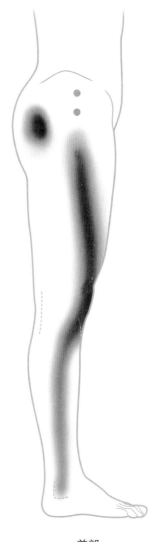

前部

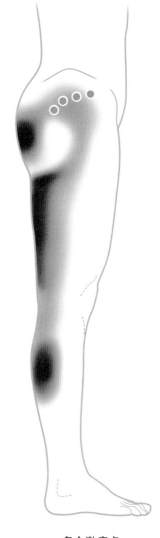

多个激痛点

希腊语 gloutos 指臀部，minimus 指最小的

臀小肌位于臀中肌前下深部，被臀中肌纤维完全覆盖。

起点

臀前线和臀下线之间的髂骨外表面。

止点

大转子前缘。

功能

外展和内旋髋关节，可协助屈髋。

对抗肌：侧旋肌群。

神经

臀上神经，L4，L5，S1。

基本的功能性运动

实例：从侧方跨过一个障碍物，如低栅栏。

牵涉性痛模式

多羽肌存在前、中、后多个激痛点群，臀下部、髋和从膝关节到脚踝及小腿外侧下肢的剧烈疼痛。

概述

症状

起立时疼痛；休息/行走/侧卧疼痛；夜间疼痛（可能醒来）；髋关节置换；坐骨神经痛；PSLE；姿势问题；睡眠时髋关节疼痛；髋关节关节炎；髋关节术后症状。

原因

坐在钱包上；运动损伤（网球、跑步、骑自行车）；跌倒产生的创伤；摩托车；单腿站立；盘腿而坐；臀部/膝盖/脚踝受伤/骨折；小腿拉伤。

鉴别诊断

神经根病（腰部）。骶髂关节炎。髋关节功能障碍。坐骨神经刺激。髋关节滑囊炎。

关联因素

阔筋膜张肌、其他臀肌、股外侧肌、髂胫束、腰方肌、腓骨肌、梨状肌、骨盆韧带。

专业手法治疗

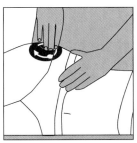
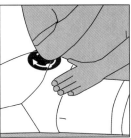
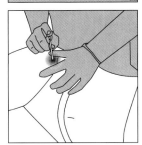

- ✓✓ = 喷雾与拉伸
- ✓✓ = 干针治疗
- ✓✓ = 深部按摩
- ✓✓ = 按压
- ✓✓ = 肌肉能量
- ✓✓ = 位置释放
- ✓☐ = 湿针治疗

收缩放松/对抗收缩（CRAC）技术

该技术是 PIR 和 RI 的组合。

1. 收缩主动肌。
2. 放松。
3. 收缩对抗肌。
4. 拉伸。
5. 原发性同心主动肌收缩和偏心对抗肌收缩。
6. 现在等长收缩同样便于使用，尤其是在痛苦区。
7. 保持拉伸 15~30 秒。
8. 重复 3 次。

自助治疗

包括坐骨神经痛在内的大部分腿部疼痛都与臀小肌和股后肌群有关。

建议

步态和姿势。习惯性姿势。过度负荷。让腿"悬挂"在床沿。

自助治疗技术

1. 根据解剖学观察肌肉纤维的方向；记住，臀小肌纤维比臀中肌更深、更细。

2. 从骨盆边缘向下按摩至髋关节。确定并记录疼痛处和结节。

3. 在疼痛的结节上停留直到疼痛消退——过程中可能需要增加压力，甚至用肘部按压。

4. 继续按摩至肌肉另一端。

5. 重复。

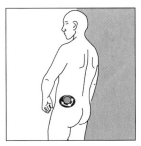
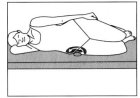
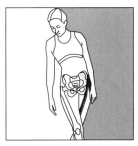
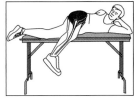

梨状肌（Piriformis）

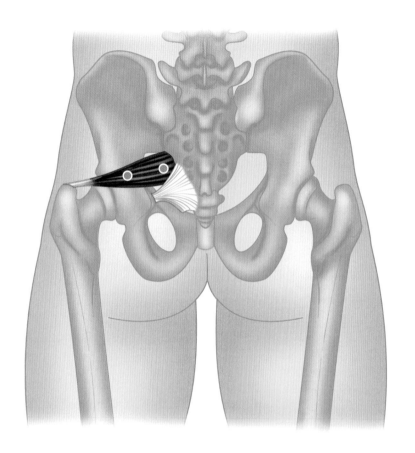
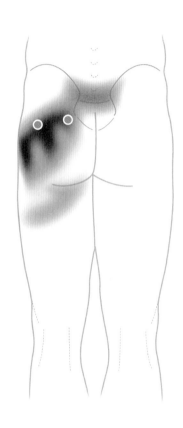

拉丁语 pirum 指梨，forma 指形状。

梨状肌穿过坐骨大孔处骨盆。

起点
骶骨内骨面。骶结节韧带。

止点
股骨大转子上缘。

功能
外旋髋关节。屈髋时外展大腿。协助保持股骨头在关节盂内。

神经
腰神经腹支，L（5）和坐骨神经，S1，S2。

基本的功能性运动
实例：从汽车内抬出一条腿。

牵涉性痛模式
两个强烈的疼痛区域：（1）尾骨外侧3～4厘米区域；（2）臀部后外侧7～10厘米区域和髋关节处。

（1）和（2）之间有弥漫性疼痛，并向大腿下方至膝盖以上部位广泛放射。

概述

症状

臀部恒定的深部痛；坐骨神经痛（假性硬化症）；血管压迫性腿；腰背 / 臀部疼痛（坐位时加重），时常在跌倒后、开车时或坐在钱包上后出现；脚 / 直肠 / 骶髂疼痛；性功能障碍（性交困难）；梨状肌综合征（坐骨神经痛、局部和盆腔疼痛）；女性多见（6倍于男性）；呈坐姿时疼痛加重。

原因

长时间驾驶；跌倒；骑自行车 / 摩托车；单腿站立；髋关节手术；盘腿坐；髋关节 / 膝关节 / 踝关节 / 骨折；高跟鞋；盆腔炎（PID）；性交体位；分娩；髋关节炎；骶髂关节功能障碍；PSLE；矫形器使用不当 / 老化。

鉴别诊断

骶髂关节炎。腰神经根病。尾骨痛。髋关节骨性关节炎。HLA（人类白细胞抗原）-B27病症。椎管狭窄。椎间盘病（腰椎）。

专业手法治疗

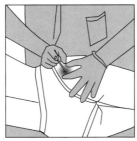

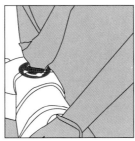

相关考虑

长短腿、臀肌、腰方肌、股后肌群附属性激痛点、孖肌、闭孔肌、股方肌、肛提肌、尾骨肌。

✓☐ = 喷雾与拉伸
✓✓ = 干针治疗
✓☐ = 深部按摩
✓✓ = 按压
✓✓ = 肌肉能量
✓✓ = 位置释放
✓✓ = 湿针治疗

等长收缩后放松（PIR）

适应证：亚急性至慢性疼痛。

1. 识别激痛点。
2. 指导患者采取一个能够让受影响 / 宿主肌肉完全拉伸的舒服姿势。
3. 让患者用 10%～25% 的力量将受影响 / 宿主的肌肉收缩至最大无痛长度，然后保持等长收缩 3～10 秒。在此过程中引导患者稳定住身体，防止肌肉缩短。
4. 让患者放松肌肉。
5. 在放松时，缓慢拉伸肌肉，使其松弛到阻力点（被动）——记录每次拉伸的长度。
6. 重复多次（通常为 3 次）。

自助治疗

梨状肌是深层肌，当它受到刺激时可能需要一些时间才能得到缓解。最好的治疗方法是拉伸，不过，球在多数情况下也有很好的辅助作用。

建议

避免习惯性姿势（例如盘腿而坐）。参考足部位置进行步态和姿势纠正。驾驶姿势（足）。自助拉伸。使用按摩工具。

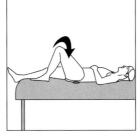

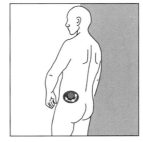

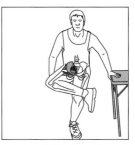

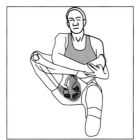

腘绳肌（Hamstrings）

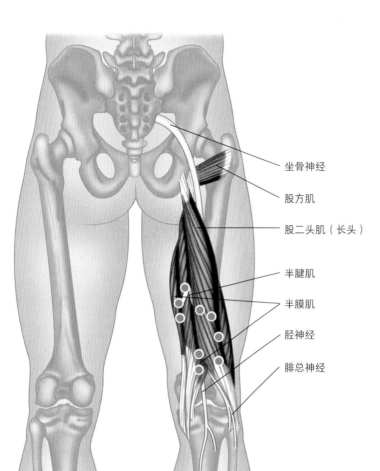

坐骨神经
股方肌
股二头肌（长头）
半腱肌
半膜肌
胫神经
腓总神经

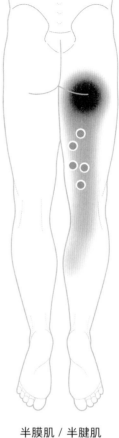

半膜肌 / 半腱肌

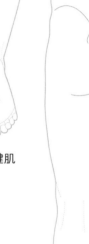
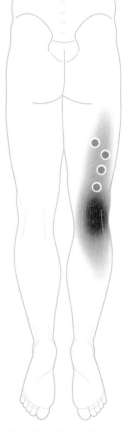

股二头肌（长头和短头）

希腊语 hamme 指腿后面；拉丁语 stringere 指握紧。

腘绳肌由 3 块肌肉组成，从内侧到外侧分别是半膜肌、半腱肌和股二头肌。

起点
坐骨结节（坐骨）；股二头肌也起源于股骨后方。

止点
半膜肌：胫骨内侧髁背部（胫骨上部）。

半腱肌：胫骨上部内侧骨面。

股二头肌：腓骨头侧面。胫骨外侧髁。

功能
屈曲膝关节，外展髋关节。

半膜肌与半腱肌在膝关节屈曲时能内旋小腿下段。

股二头肌在膝关节屈曲时能外旋小腿下段。

对抗肌：股四头肌。

神经
坐骨神经分支，L4，L5，S1，S2，S3。

基本的功能性运动
在跑步过程中，股后肌群在大腿向前摆动结束时减慢摆动速度，并防止躯干在髋关节处前屈。

牵涉性痛模式
半膜肌和半腱肌：臀沟下方 10 厘米区域强烈疼痛，伴有小腿后内侧到跟腱区的弥漫性疼痛。

股二头肌：小腿后内侧弥漫性疼痛，伴有膝关节后部 10 厘米区域强烈疼痛。

概述

症状

坐位/行走时大腿后部疼痛（晚上更严重）；小腿后部的压痛可能会导致跛行；呈坐姿时疼痛加重；背部手术；骑车/足球/篮球/网球/足球运动；股后肌群疼痛。

原因

长时间驾驶；不合适的座椅；髋关节手术；交叉腿；髋关节/膝盖/脚踝受伤或骨折；小腿拉伤；高跟鞋；PSLE；骶髂关节功能障碍；运动前后的不当拉伸。

鉴别诊断

坐骨神经痛。神经根病。肌肉撕裂。骨炎。膝关节骨性关节炎。膝关节功能障碍。腱鞘炎。

关联因素

梨状肌、腘肌、臀肌、闭孔内肌、股外侧肌、跖肌、腓肠肌、胸腰椎旁肌。

专业手法治疗

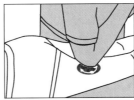
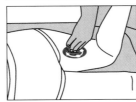
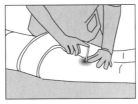
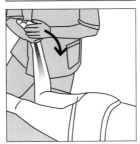

✓✓ = 喷雾与拉伸
✓✓ = 干针治疗
✓✓ = 深部按摩
✓✓ = 按压
✓✓ = 肌肉能量
✓✓ = 位置释放
✓✓ = 湿针治疗

收缩放松/对抗收缩（CRAC）技术

该技术是 PIR 和 RI 的组合。

1. 收缩主动肌。
2. 放松。
3. 收缩对抗肌。
4. 拉伸。
5. 原发性同心主动肌收缩和偏心对抗肌收缩。
6. 现在等长收缩同样便于使用，尤其是在疼痛和棘手的区域。
7. 保持拉伸 15～30 秒。
8. 重复 3 次。

自助治疗

股后肌群激痛点常由运动前后的不当拉伸引起。掌握拉伸技巧十分重要。当在家进行自助治疗时，球和泡沫辊轴可以很好地缓解疼痛和僵硬。

建议

有规律地进行冷/热拉伸。运动前进行热身，运动后进行放松。热水浴。汽车座椅位置。工作姿势。骑行姿势。

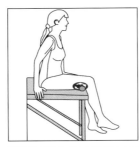
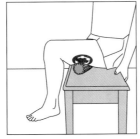
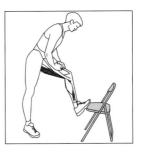
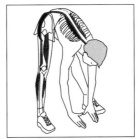

收肌（Adductors）

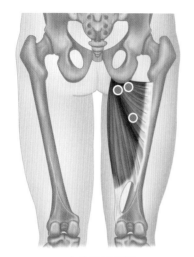

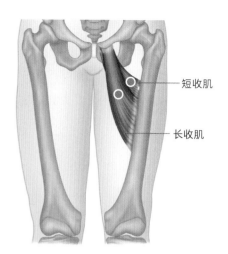

短收肌

长收肌

大收肌后视图

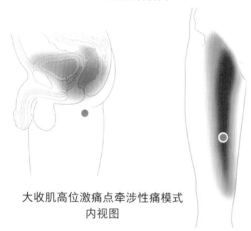

大收肌高位激痛点牵涉性痛模式
内视图

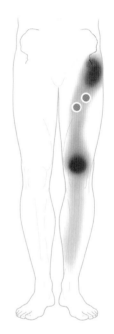

短收肌和长收肌

拉丁语 adducere 指引导，magnus 指大，brevis 指短，longus 指长。

大收肌群包括大收肌、短收肌、长收肌；其中大收肌最大，长收肌位置最浅，短收肌位于大收肌前方。长收肌上部纤维的外侧缘形成股三角的内侧界（缝匠肌形成外侧界；腹股沟韧带形成上缘）。

起点

耻骨前部。大收肌有部分纤维源于坐骨结节。

止点

全部的股骨内侧，从臀部到膝盖。

功能

内收、外旋髋关节。长收肌/短收肌也可伸腿屈腿。

神经

大收肌：闭孔神经后支，L2，L3，L4；坐骨神经的分支胫神经，L4，L5，S1。

短收肌：闭孔神经前支，（L2～L4）；有时闭孔神经后支也发出分支到短收肌。

长收肌：闭孔神经前支，L2，L3，L4。

基本的功能性运动

实例：使第二条腿进出汽车。

牵涉性痛模式

有多个牵涉性痛区域：（1）髋关节前面5～8厘米区域，膝上5～8厘米区域；（2）从腹股沟韧带到膝关节内侧之间的整个大腿前内侧；（3）髋关节与膝关节之间的大腿内侧。

概述

症状

大腿内侧深部疼痛 / 压痛；外展时髋 / 腿僵硬；髋关节负重 / 旋转疼痛；弹响髋；大腿下方灼热 / 刺痛；腹股沟拉伤；髋关节置换 / 骨折康复；肾小管性酸中毒；腿部肿胀；髋关节骨关节炎。

原因

下肢夹板 / 固定；足 / 脚踝问题；体育运动中的突然过载；足球 / 滑冰损伤；骑马；滑雪；盘腿坐。

鉴别诊断

撕裂伤。耻骨联合功能障碍。神经性病变。淋巴结肿大。疝气。膝盖疼痛（机械性）。髋关节骨关节炎。股疝。

关联因素

股后肌群、股内侧肌、髂腰肌、股外侧肌、缝匠肌（下端）。

专业手法治疗

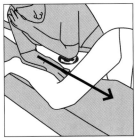
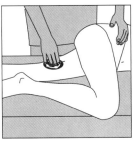
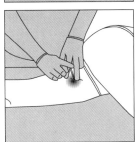

✓		= 喷雾与拉伸
✓		= 干针治疗
✓	✓	= 深部按摩
✓	✓	= 按压
✓	✓	= 肌肉能量
✓	✓	= 位置释放
✓		= 湿针治疗

等长收缩后放松（PIR）

适应证：亚急性至慢性疼痛。

1. 识别激痛点。
2. 指导患者采取一个能够让受影响 / 宿主肌肉完全拉伸的舒服姿势。
3. 让患者用 10%～25% 的力量将受影响 / 宿主肌肉收缩至最大无痛长度，然后保持等长收缩 3～10 秒。在此过程中引导患者稳定住身体，防止肌肉缩短。
4. 让患者放松肌肉。
5. 在放松时，缓慢拉伸肌肉，使其松弛到阻力点（被动）——记录每次拉伸的长度。
6. 重复多次（通常为 3 次）。

自助治疗

直接用手进行按摩，或者使用球和深部按摩杖。

建议

纠正活动方式，直至激痛点消失。家庭拉伸项目。避免过度锻炼。发现习惯性姿势。滑雪 / 骑自行车技巧。维生素 / 矿物质缺乏。

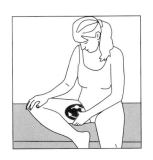
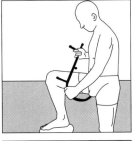
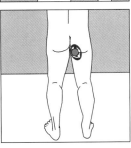
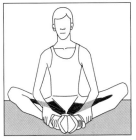
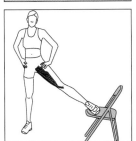

耻骨肌（Pectineus）

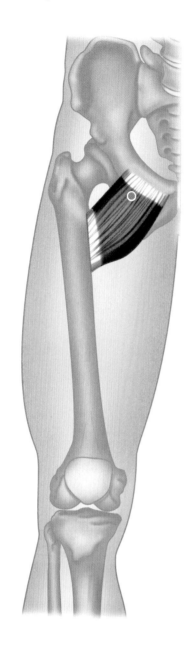

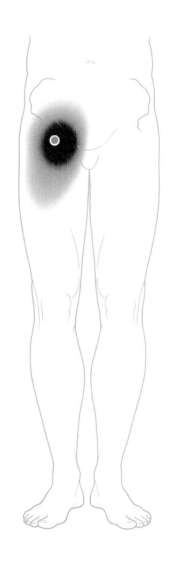

拉丁语 pectinatus 指梳状。

耻骨肌位于腰大肌与长收肌之间，三者位置呈三明治状态。

起点

位于髂腰隆起和耻骨结节之间的耻骨漏斗。

止点

小转子与股骨粗线之间的耻骨肌线。

功能

内收髋关节。屈髋关节。

神经

股神经，L2，L3，L4。

有时也接受闭孔神经分支的支配，L3。

基本的功能性运动

实例：沿直线行走。

牵涉性痛模式

腹股沟前面 8～12 厘米区域强烈疼痛，向大腿前内侧呈椭圆形放射。

概述

症状

持续的腹股沟"内部"疼痛；腹股沟拉伤；髋关节疼痛；髋关节置换术后康复；髋部骨折；妊娠期；产后；性交/健身房臀部内收训练时疼痛；髋关节骨性关节炎。

原因

下肢夹板/固定；足/脚踝问题；体育运动中的突然超载；足球/滑冰损伤；骑马；滑雪；盘腿坐。

鉴别诊断

腹股沟疝。股疝。淋巴结肿大。感觉异常性股痛。腰神经根病变。血管机能不全。

关联因素

收缩肌、短收肌、髂腰肌、长短腿。

专业手法治疗

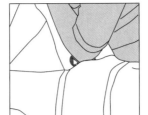

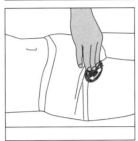

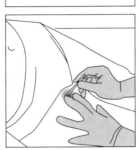

✓		= 喷雾与拉伸
✓		= 干针治疗
✓		= 深部按摩
✓	✓	= 按压
✓	✓	= 肌肉能量
✓	✓	= 位置释放
✓		= 湿针治疗

等长收缩后放松（PIR）

适应证：亚急性至慢性疼痛。

1. 识别激痛点。

2. 指导患者采取一个能够让受影响/宿主肌肉完全拉伸的舒服姿势。

3. 让患者用10%~25%的力量将受影响/宿主肌肉收缩至最大无痛长度，然后保持等长收缩3~10秒。在此过程中引导患者保持身体稳定，防止肌肉缩短。

4. 让患者放松肌肉。

5. 在放松时，缓慢拉伸肌肉，使其松弛到阻力点（被动）——记录每次拉伸的长度。

6. 重复多次（通常为3次）。

自助治疗

使用直接的手指按压、拉伸技术、球或深部按摩杖。

建议

纠正活动方式或内容，直至激痛点消失。避免重复的髋关节内收/屈曲，如瑜伽体位（莲花体位）。避免交叉腿坐。

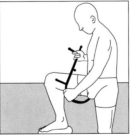

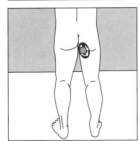

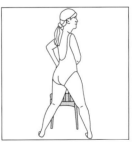

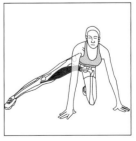

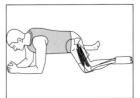

缝匠肌（Sartorius）

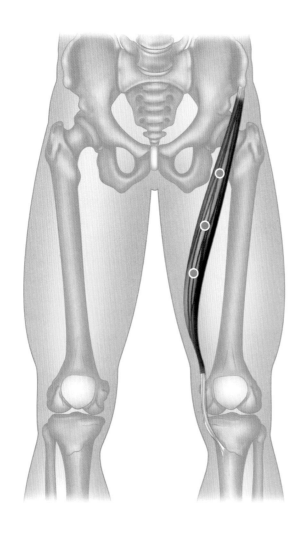

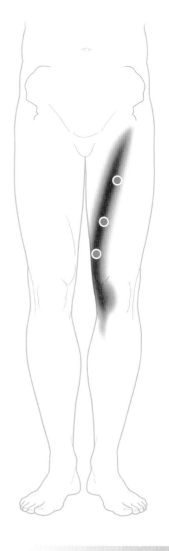

拉丁语 sartor 指裁缝。

缝匠肌是大腿前内侧最浅表的肌肉，同时也是人体最长的带状肌。

这块肌肉上三分之一的内侧边界构成了股三角的外侧边界（长收肌构成了内侧边界；腹股沟韧带形成上边界）。缝匠肌的作用是把下肢摆成裁缝的盘腿坐姿（得名于拉丁语）。

起点
髂前上棘及其下方区域。

止点
胫骨内侧面上部，靠近前缘。

功能
屈髋（行走和跑步时协助向前抬腿）；外旋和外展髋关节；屈膝关节；协助胫骨在屈曲位时内旋。这些功能可以概括为把脚跟放在对侧的膝盖上。

神经
发自股神经的两条分支，L2，L3，L（4）。

基本的功能性运动
实例：盘腿而坐。

牵涉性痛模式
自髂前上棘到大腿前内侧，再到膝关节的隐痛。

概述

症状

大腿前部疼痛；从髋关节到膝盖内侧疼痛；扭伤后疼痛。

原因

步态/姿势问题；体育运动造成的突然性超负荷；足球/滑冰损伤；骑马；滑雪；跌倒。

鉴别诊断

感觉异常性股痛。膝关节疾病。腰部神经根病变。腹股沟淋巴结疾病。血管疾病。腹股沟疝或股疝。

关联因素

股内侧肌、股二头肌、股薄肌、股后肌群、TFL。

专业手法治疗

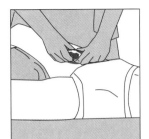
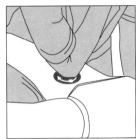
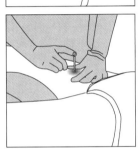

☑☑ = 喷雾与拉伸
☑☑ = 干针治疗
☑☑ = 深部按摩
☑☑ = 按压
☑☑ = 肌肉能量
☑☑ = 位置释放
☑☑ = 湿针治疗

（抑制性）按压术

1. 识别激痛点。
2. 让患者处于一个舒适的体位，并保证受影响/宿主肌肉可以被完全拉伸。
3. 当在受影响/宿主肌肉上感受到明显的阻碍时开始缓慢地增加压力。在此过程中患者会感到不适，但不会有疼痛。
4. 持续施加压力直至感觉到激痛点软化，一般需要几秒到几分钟的时间。
5. 重复上述步骤，直到感受到下一个阻碍时再缓慢地增加压力。
6. 为了获得更好的治疗效果，可以尝试在这些重复步骤中改变压力的方向。

自助治疗

自助按摩是最好的选择，因为这是一个既痛苦又略危险的区域。如果正在使用任何血液稀释药物，请小心，不要弄伤身体。

建议

步态和姿势分析。长时间盘膝而坐。习惯性姿势。可能是过度活动。继发于肥胖和（或）运动（例如用脚翻转）。伸展运动。膝间放枕头。

自助治疗技术

1. 识别肌肉。

2. 从大腿内侧开始，用滑动/按抚按摩手法进行肌肉按摩，直至找到激痛点。

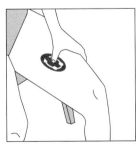
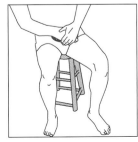

3. 在激痛点区域进行持续稳定的按压。

4. 继续按摩，直到肌肉止点处。

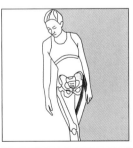
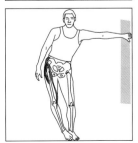

四头肌（Quadriceps）

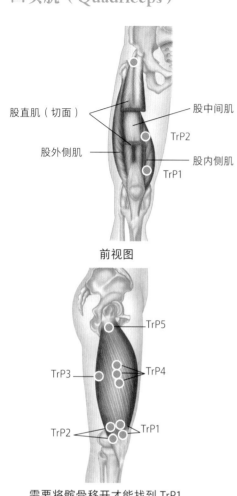

股直肌（切面）
股中间肌
股外侧肌
股内侧肌
TrP2
TrP1

前视图

TrP5
TrP3
TrP4
TrP2
TrP1

需要将髌骨移开才能找到 TrP1

股外侧肌

股外侧肌

（后视图）

（侧视图）

股外侧肌

股内侧肌

拉丁语 quadriceps 指四头的，rectus 指直的，femoris 指大腿，vastus 指大的，lateralis 指侧面的，medialis 指内侧，intermedius 指中间的。

包括：股直肌、股外侧肌、股内侧肌和股中间肌。股四头肌跨过膝关节，也跨过髋关节，并且是人体唯一有两个头的肌肉。

股四头肌在起立、行走、攀爬时可保持膝关节伸直。作为一组肌肉同时也控制坐下动作。

起点

肌群：股骨上半骨面。

股直肌：髂骨的前部（AIIS）。髋关节窝上方。

止点

髌骨，然后通过髌韧带止于胫骨上部（胫骨粗隆）。

功能

肌群：伸膝关节。股直肌：伸膝关节，曲髋关节（尤其在组合中，如踢球）。

对抗肌：股后肌群。

神经

股神经，L2，L3，L4。

基本的功能性运动

实例：上楼梯；骑行。

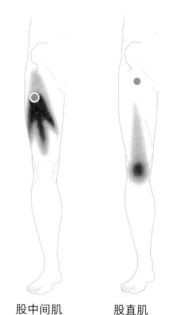

股中间肌

股直肌

牵涉性痛模式

前、中、外侧大腿疼痛。大腿外侧有很多牵涉性疼痛点。

概述

症状

　　大腿疼痛 / 虚弱；膝盖无力；夜间疼痛；伸膝疼痛；髋部骨折后 / 股骨骨折夹板固定；髋关节活动受限；负重疼痛；年轻时原因不明的膝盖疼痛；下楼时疼痛 / 无力（股直肌）；膝关节附近剧痛；膝关节不稳（股内侧肌 / 中间部）；髌骨跟踪问题——髌软骨软化症（股外侧肌）；跳远 / 跑步运动员的膝盖；不宁腿综合征；半月板疼痛。

原因

　　股后肌群问题；运动 / 健身超载或技巧不当（特别是滑雪、足球和下蹲）；足 / 脚踝的生物力学不良；孩子 / 腿上的长期压力。

鉴别诊断

　　髂胫束综合征。股膝关节功能障碍。股四头肌扩张性损伤。肌腱炎。腰神经根病变。股神经病变。膝关节问题 / 功能障碍（多羽肌）。

关联因素

　　髂腰肌、阔筋膜张肌、臀肌、缝匠肌。

专业手法治疗

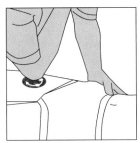

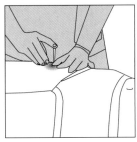

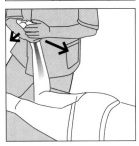

☑☑ = 喷雾与拉伸
☑☑ = 干针治疗
☑☑ = 深部按摩
☑☑ = 按压
☑☑ = 肌肉能量
☑☑ = 位置释放
☑☑ = 湿针治疗

收缩放松 / 对抗收缩（CRAC）技术

该技术是 PIR 和 RI 的组合。

1. 收缩主动肌。
2. 放松。
3. 收缩对抗肌。
4. 拉伸。
5. 原发性同心主动肌收缩和偏心对抗肌收缩。
6. 现在等长收缩同样便于使用，尤其是在疼痛和棘手的区域。
7. 保持拉伸 15～30 秒。
8. 重复 3 次。

自助治疗

　　球、泡沫轴、按摩棒都是进行股四头肌激痛点自助按摩的有用工具。

建议

　　正确的举重技术。使用弹力绷带。避免久坐不动。家庭自助拉伸。步态和姿势分析。避免健身房内过度深蹲。热湿敷，冷水浴或热水俗，然后拉伸。骑行中途休息。避免习惯性坐着（盘腿而坐）。睡觉时在膝盖之间放枕头。

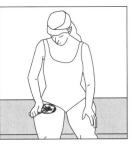

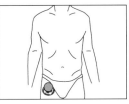

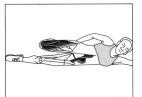

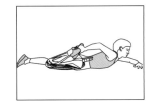

盆腔痛（Pelvic Pain）

症状

症状包括性交时的疼痛、痉挛或剧烈疼痛、骨盆内坠胀感或压力感、极度持续疼痛、间歇性疼痛、隐痛、排便疼痛和痛经。激痛点自我管理和治疗可以为患者提供有用的和非侵入性的干预。

第一步：学习相关解剖学知识，了解肌肉的纤维方向。

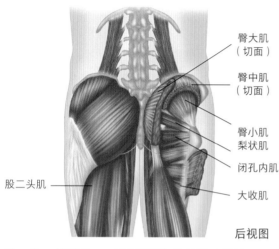

臀大肌
（切面）

臀中肌
（切面）

臀小肌
梨状肌

闭孔内肌

股二头肌

大收肌

后视图

缝匠肌
耻骨肌

前视图

第二步：俯卧位，对下列部位进行缺血性按压。

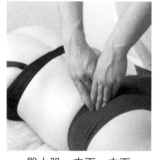

臀大肌，内下、中下

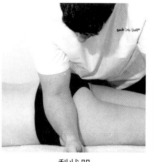

梨状肌

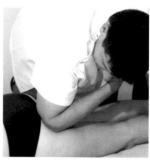

股二头肌起点

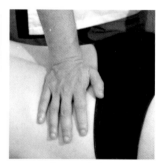

脊肌、盆底肌

第三步：侧卧位，对以下部位进行缺血性按压。

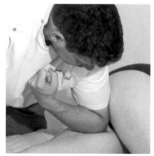

耻骨肌（受损侧）、大收肌
（起点）

第四步：仰卧位，进行彻底的缺血性按压。

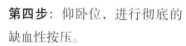

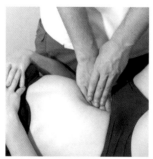

腹直肌下部（STP），如图所示：腰大肌，同时膝盖在同侧屈曲；趾短屈肌（足底）；缝匠肌肌腱（止点）；闭孔内肌 / 闭孔外肌（屈膝）。

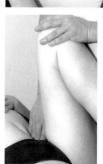

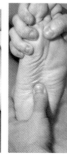

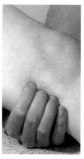

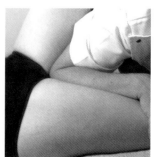

膝痛（Knee Pain）

症状

膝关节问题的症状和体征在个体中存在很大的差异。因为膝关节是一个非常复杂的关节，涉及许多骨骼、关节和软组织。再加上它在人的一生中使用的次数多，以及易受各种伤害和疾病的影响，很明显，膝关节是常见的疼痛来源。常见的损伤包括韧带拉伤、半月板损伤、滑囊炎和肌腱损伤。仔细调查疼痛的原因十分重要。但是，我发现以下治疗对于膝盖问题是普遍有效的。

第一步：学习相关解剖学知识，了解肌肉的纤维方向。

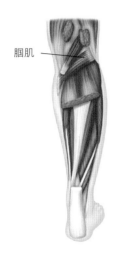

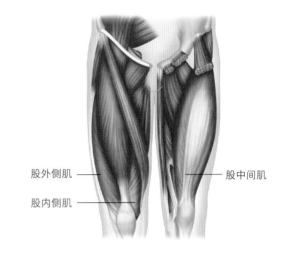

第二步：俯卧位，进行缺血性按压。

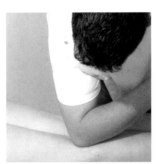

腘肌

第三步：深部按摩——只向上进行大面积的按摩。

第四步：仰卧位，膝关节微屈曲，向内侧和外侧移动膝关节。然后进行缺血性按压：股内侧肌或股外侧肌止点；股四头肌韧带——髌骨正上方；髌骨正下方的髌韧带（STP）。

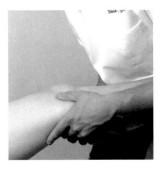
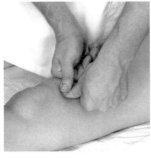
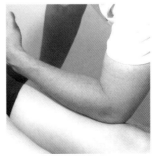
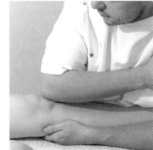

小腿、脚踝和足部疼痛的区域性激痛点

小腿前侧疼痛

胫骨前肌

长收肌

短收肌

小腿后侧疼痛

比目鱼肌

臀小肌

腓肠肌

半腱肌

半膜肌

比目鱼肌

趾长屈肌

胫骨后肌

跖肌

小腿侧面疼痛

腓肠肌

臀小肌

腓骨长肌

腓骨短肌

股外侧肌

踝关节前侧疼痛

胫骨前肌

第三腓骨肌

趾长伸肌

踇长伸肌

踝关节背面疼痛

胫骨后肌

比目鱼肌

足踝疼痛（侧面）

腓骨长肌 ⎫

腓骨短肌 ⎬ 腓骨肌群

第三腓骨肌 ⎭

踝关节内部疼痛

踇展肌

趾长屈肌

足背疼痛

趾短伸肌

踇短伸肌

趾长伸肌

踇长伸肌

踇短屈肌

骨间肌

胫骨前肌

足底疼痛

比目鱼肌

腓肠肌（内侧头）

趾长屈肌

胫骨后肌

踇展肌

骨间肌

足跟疼痛

比目鱼肌

足底方肌

踇展肌

胫骨后肌

胫骨前肌（Tibialis Anterior）

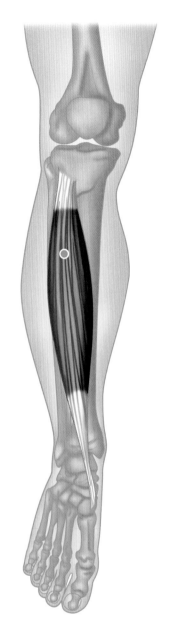

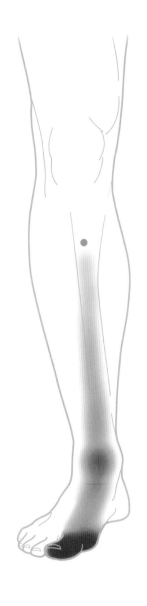

拉丁语 tibia 指管、长笛或胫骨，anterior 指前面。

起点

胫骨外侧髁。胫骨外侧面的上半部分。骨间膜。

止点

内侧楔骨的内侧和足底骨面。第一跖骨基部。

功能

踝关节背屈。翻足。

对抗肌：腓骨长肌、腓肠肌、比目鱼肌、跖肌、胫骨后肌。

神经

腓深神经，L4，L5，S1。

基本的功能性运动

实例：走路和跑步（帮助防止在脚跟着地后足拍打地面；当腿向前摆动时，抬起足离开地面）。

牵涉性痛模式

胫骨前内侧隐痛，伴有踝关节前方3～5厘米区域疼痛，以大趾痛感（全趾）最强。

概述

症状

脚踝疼痛／压痛；大脚趾疼痛；胫骨前骨间膜室综合征；足牵引；踝无力（小儿）；痛风脚趾；草皮脚趾（由脚趾伸展过度引起）；跌倒；平衡问题。

原因

直接的创伤；脚踝扭伤；靴子／鞋子不合脚；不良的矫形器；在不平坦的表面上行走；不小心踢到大脚趾；过劳（例如步行、汽车踏板）。

鉴别诊断

腰椎间盘病。脚趾关节炎。胫骨前骨间膜室综合征。小腿夹板（前面）。静脉曲张。

关联因素

㩟长伸肌、第三腓骨肌、㩟短伸肌、趾短伸肌、趾长伸肌、㩟长屈肌、第一背骨间背肌。

自助治疗

自助按摩技术十分有益。当患有静脉曲张时应多加小心。由于肌肉位于浅层，可以使用球、钩子和压力工具。

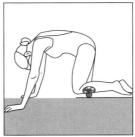

建议

避免长途驾车和长时间踩脚踏板。更换跑步的鞋子或更改场地。避免在斜坡上行走（长时间）。拉伸运动（热／温暖／冷）。调整汽车座椅。驾车时在脚后跟后方使用楔子。

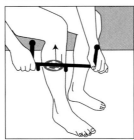

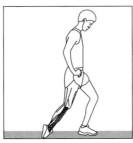

自助治疗技术

1. 回顾解剖学知识。
2. 识别激痛点。
3. 轻轻地向下进行抚触按摩。
4. 停在激痛点处，直至软化。
5. 继续按摩至肌肉另一端。
6. 重复 3 次。

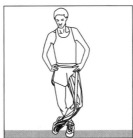

专业手法治疗

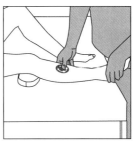

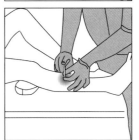

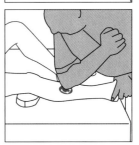

✓ ✓	= 喷雾与拉伸
✓ ☐	= 干针治疗
✓ ✓	= 深部按摩
✓ ✓	= 按压
✓ ✓	= 肌肉能量
✓ ✓	= 位置释放
✓ ☐	= 湿针治疗

（抑制性）按压术

1. 识别激痛点。
2. 让患者处于一个舒适的体位，并保证受影响／宿主肌肉可以被完全拉伸。
3. 当在受影响／宿主肌肉上感受到明显的阻碍时开始缓慢地增加压力。在此过程中患者会感到不适，但不会有疼痛。
4. 持续施加压力直至感觉到激痛点软化，一般需要几秒到几分钟的时间。
5. 重复上述步骤，直到感受到下一个阻碍时再缓慢地增加压力。
6. 为了获得更好的治疗效果，可以尝试在这些重复步骤中改变压力的方向。

趾长伸肌／跶长伸肌（Extensor Digitorum Longus/Extensor Hallucis Longus）

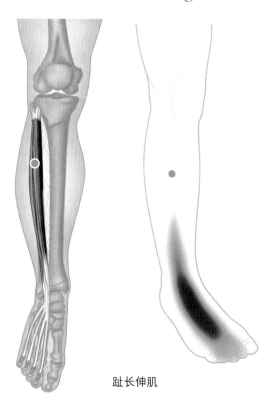

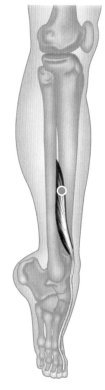

趾长伸肌

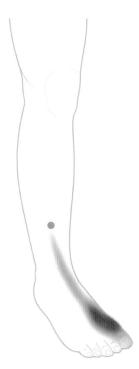

跶长伸肌

拉丁语 extendere 指向外，digitus 指脚趾，hallux 指大脚趾，longus 指长。

与手部相应的肌腱一样，趾长伸肌在足部近端趾骨的背部形成伸肌支持带。该支持带还融入了蚓状肌和趾短伸肌肌腱，但骨间肌并未加入。跶长伸肌位于胫骨前肌与趾长伸肌之间的深部。

起点

趾长伸肌：胫骨外侧髁；腓骨上三分之二骨面；骨间膜上部。

跶长伸肌：胫骨中段前表面和邻近的骨间膜。

止点

趾长伸肌：沿四趾骨的背侧面；每根肌腱均分叉附着于中节与远节趾骨的基底面。

跶长伸肌：大脚趾远端趾骨基底面。

功能

趾长伸肌：在跖趾关节处伸展脚趾。辅助伸展指间关节。协助踝关节背屈和足外翻。

对抗肌：趾长屈肌或趾短屈肌。

跶长伸肌：伸展大脚趾所有关节。踝关节背屈。协助翻足。

对抗肌：跶长屈肌或跶短屈肌。

神经

腓神经，L4，L5，S1。

基本的功能性运动

实例：上楼梯（确保脚趾踩实阶梯）。

牵涉性痛模式

趾长伸肌：脚背疼痛，延伸至中间三趾。

跶长伸肌：大脚趾背部疼痛。

概述

症状

足背痛；跖骨痛；大脚趾痛（"持续性"疼痛）；夜间痉挛；前骨筋膜室综合征；锤状趾/爪状趾。

原因

直接的创伤；脚踝扭伤；靴子/鞋子不合脚；不良的矫形器；在不平坦的表面上行走；不小心踢到大脚趾；运动（如足球、骑自行车、爬山）。

鉴别诊断

锤状趾/爪状趾。蹈囊炎。腓骨头的损伤。骨筋膜室综合征。足下垂（上运动神经元）。肌腱炎。肌腱损伤。

关联因素

腓骨肌、胫骨前肌。

专业手法治疗

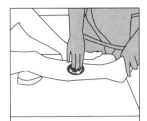

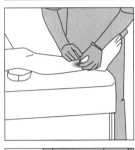

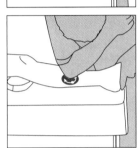

- ✓✓ = 喷雾与拉伸
- ✓✓ = 干针治疗
- ✓✓ = 深部按摩
- ✓✓ = 按压
- ✓✓ = 肌肉能量
- ✓✓ = 位置释放
- ✓ = 湿针治疗

等长收缩后放松（PIR）

适应证：亚急性至慢性疼痛。

1. 识别激痛点。

2. 指导患者采取一个能够让受影响/宿主肌肉完全拉伸的舒服姿势。

3. 让患者用10%~25%的力量将受影响/宿主肌肉收缩至最大无痛长度，然后保持等长收缩3~10秒。在此过程中引导患者稳定住身体，防止肌肉缩短。

4. 让患者放松肌肉。

5. 在放松时，缓慢拉伸肌肉，使其松弛到阻力点（被动）——记录每次拉伸的长度。

6. 重复多次（通常为3次）。

自助治疗

自助按摩技术十分有益。由于肌肉较深，无须使用球等压力工具。

6. 重复3次。

建议

鞋。步态。在驾驶/睡觉时脚的姿势。矫形。检查负重锻炼。职业姿势。

自助治疗技术

1. 回顾解剖学知识。

2. 识别激痛点。

3. 轻轻地向下进行抚触按摩。

4. 停在激痛点处，直至软化。

5. 继续按摩至肌肉另一端。

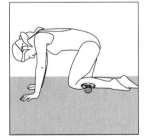

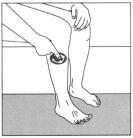

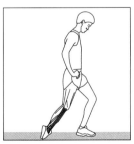

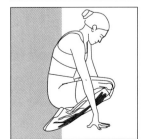

腓骨长肌 / 腓骨短肌 / 第三腓骨肌 ［Fibularis（Peroneus）Longus/Brevis/Tertius］

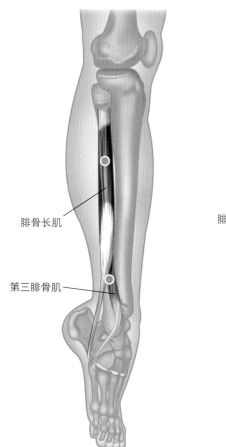

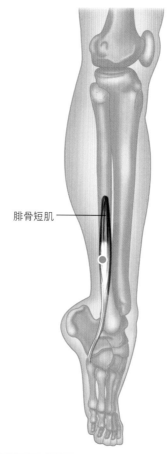

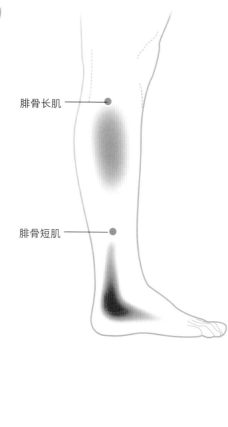

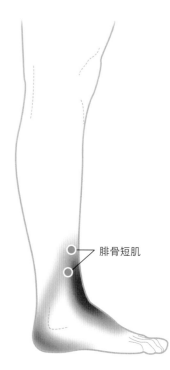

拉丁语 fibula 指腓骨，longus 指长，brevis 指短，tertius 指第三。

腓骨长肌肌腱的行止有助于保持足横弓和外侧弓的稳定。腓骨短肌有部分肌纤维与小趾伸肌肌腱融合，被称为最小趾腓骨肌。第三腓骨肌是趾长伸肌在下部外侧分出的肌束。

起点

腓骨长肌：腓骨外侧上三分之二骨面；胫骨外侧髁。

腓骨短肌：腓骨外侧下三分之二骨面；邻近的肌间隔。

第三腓骨肌：腓骨前表面和骨间膜下三分之一。

止点

腓骨长肌：内侧楔骨的外侧。第一跖骨基部。

腓骨短肌：第五跖骨基底部外侧。

第三腓骨肌：第五跖骨基部的背面。

功能

腓骨长肌：足外翻。协助踝关节跖屈。对抗肌：胫骨前肌。

腓骨短肌：踝外翻。

第三腓骨肌：踝关节背屈。足外翻。

神经

腓神经，L4，L5，S1。

基本的功能性运动

实例：步行和跑步；在不平的表面上行走。

牵涉性痛模式

主要是在外踝上方，前、后侧呈线性分布。沿足的侧面，偶尔在小腿外侧三分之一处出现隐痛。

概述

症状

足内翻；重复翻转 / 外翻伤；踝周围紧张；踝关节无力；骨折后（及石膏固定）康复；足部问题（如老茧、赘肉、神经瘤）；脚趾骨关节炎；跖骨痛；踝关节僵硬；骨筋膜室综合征。

原因

直接创伤；骨折后；脚踝扭伤；不合脚的靴子 / 鞋；不良的矫形器；在不平坦的表面上行走；夹板（铸型）；运动（如跑步、足球、骑自行车、攀岩、游泳）；鞋类（高跟鞋）；过紧的袜子；长时间双腿交叉；俯卧位睡觉。

鉴别诊断

断裂。足部骨折。第一跖骨骨折（茎突）。足部问题。腓骨头功能障碍（腓总神经）。脚趾问题。踝关节问题（关节炎）。步态功能障碍。骨筋膜室综合征（外侧）。髋关节骨性关节炎。

关联因素

阔筋膜张肌、臀小肌、趾长伸肌、趾短伸肌、踇短伸肌。

专业手法治疗

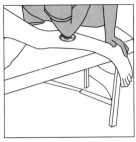

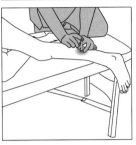

☑|☑ = 喷雾与拉伸
☑|☑ = 干针治疗
☑|☑ = 深部按摩
☑|☑ = 按压
☑|☑ = 肌肉能量
☑|☑ = 位置释放
☑|☑ = 湿针治疗

等长收缩后放松（PIR）

适应证：亚急性至慢性疼痛。

1. 识别激痛点。
2. 指导患者采取一个能够让受影响 / 宿主肌肉完全拉伸的舒服姿势。
3. 让患者用 10%～25% 的力量将受影响 / 宿主肌肉收缩至最大无痛长度，然后保持等长收缩 3～10 秒。在此过程中引导患者保持身体稳定，防止肌肉缩短。
4. 让患者放松肌肉。
5. 在放松时，缓慢拉伸肌肉，使其松弛到阻力点（被动）——记录每次拉伸的长度。
6. 重复多次（通常为 3 次）。

自助治疗

自助按摩技术十分有益。由于肌肉较浅，可以使用球等压力工具。

建议

避免高跟 / 平底鞋。有规律地进行冷 / 热拉伸。护踝装置。使用脚跟楔子和（或）矫形器。注意姿势和步态。检查鞋子。

自助治疗技术

1. 回顾解剖学知识。
2. 识别激痛点。
3. 轻轻地向下进行抚触按摩。
4. 停在激痛点处，直至软化。
5. 继续按摩至肌肉另一端。
6. 重复 3 次。

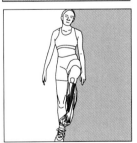

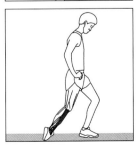

腓肠肌（Gastrocnemius）

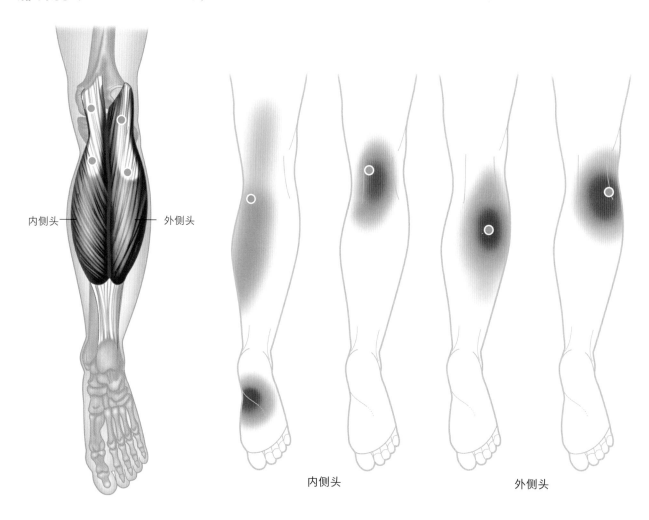

内侧头　　　外侧头

内侧头　　　　　外侧头

希腊语 gaster 指胃，kneme 指小腿。

腓肠肌是复合肌三头肌的一部分，形成了小腿的外轮廓。

三头肌包括腓肠肌、比目鱼肌和跖骨。

腘窝由腓肠肌和跖骨的腹部、股二头肌的肌腱侧向围成，外侧界是股二头肌的肌腱，内侧界为半膜肌和半腱肌的肌腱。

起点

内侧头：内侧髁上方股骨腘面。

外侧头：外侧髁和股骨后表面。

止点

跟骨后表面（通过跟腱与腓肠肌和比目鱼肌腱融合）。

功能

足跖屈曲；协助踝关节屈曲；行走和跑步的主要动力肌。

对抗肌：胫骨前肌。

神经

胫神经，S1，S2。

基本的功能性运动

实例：上楼梯。

牵涉性痛模式

各肌腹处多个激痛点，踝部附属性激痛点。最常见的 4 个激痛点在内侧头与外侧头上，见图示。

概述

症状

小腿疼痛 / 僵硬；夜间痉挛；脚痛（脚背）；进行机械活动时膝盖疼痛；平足（足弓塌陷）。

原因

直接创伤；骨折；脚踝扭伤；不合脚的靴子 / 鞋；不良的矫形器；在不平坦的表面上行走（上坡）；夹板（石膏）固定；长期驾驶；职业；（蹲）运动（如跑步、足球、骑自行车、登山、游泳）；鞋类（高跟鞋）；紧身袜子；长期腿交叉；俯卧睡觉；睡觉时小腿痉挛；生化因素（维生素 / 矿物质）；药物诱导（副作用）。

鉴别诊断

血栓性静脉炎。深静脉血栓形成（静脉曲张、间歇性跛行）。S1 神经根病。贝克囊肿。胫骨后腔室综合征。跟腱炎。重大疾病。滑囊炎。

关联因素

比目鱼肌、跖肌、胫骨前 / 后肌、趾屈肌（长）、趾伸肌。

专业手法治疗

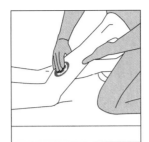

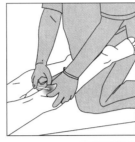

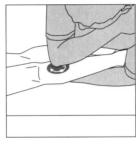

✓	✓	= 喷雾与拉伸
✓	✓	= 干针治疗
✓	✓	= 深部按摩
✓	✓	= 按压
✓	✓	= 肌肉能量
✓	✓	= 位置释放
✓		= 湿针治疗

等长收缩后放松（PIR）

适应证：亚急性至慢性疼痛。

1. 识别激痛点。
2. 指导患者取一个能够让受影响 / 宿主肌肉完全拉伸的舒服姿势。
3. 让患者用 10%～25% 的力量将受影响 / 宿主肌肉收缩至最大无痛长度，然后保持等长收缩 3～10 秒。在此过程中引导患者稳定住身体，防止肌肉缩短。
4. 让患者放松肌肉。
5. 在放松时，缓慢拉伸肌肉，使其松弛到阻力点（被动）——记录每次拉伸的长度。
6. 重复多次（通常为 3 次）。

自助治疗

自助按摩十分有效，甚至可以用另一个膝盖辅助。由于肌肉位置较浅，可以使用球等压力工具进行辅助。拉伸非常适用于腓肠肌激痛点。

建议

避免穿不合适的高跟鞋 / 平底鞋。规律拉伸。运动时热身与恢复。冷拉伸 / 暖拉伸。定期更换跑步鞋。姿势。

自助治疗技术

1. 回顾解剖学知识。
2. 识别激痛点。
3. 使用对侧膝对激痛点进行按压直至疼痛消减。

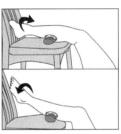

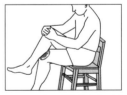

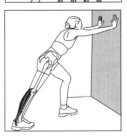

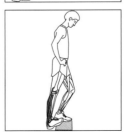

跖肌（Plantaris）

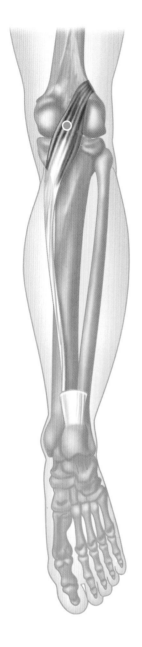

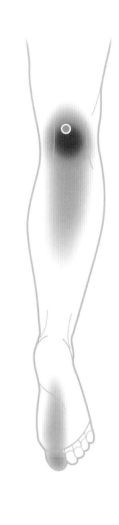

拉丁语 planta 指脚掌。

三头肌的一部分。它细长的肌腱与手臂掌长肌腱相当。

起点

股骨外侧髁下部和腘窝表面的邻近部位。膝关节腘斜韧带。

止点

跟骨的后表面（或有时进入跟腱的内侧表面）。

功能

足跖屈曲踝关节。微屈膝关节。对抗肌：胫骨前肌。

神经

胫神经，L4，L5，S1，S（2）。

基本的功能性运动

实例：足尖站立。

牵涉性痛模式

腘窝处 2～3 厘米疼痛区，向下在小腿前面有 5～10 厘米的疼痛放射区。

概述

症状

小腿／脚跟／膝盖后部疼痛；长期穿高跟鞋；扁平足（足弓塌陷）；小腿夹板固定；上坡疼痛；儿童成长痛。

原因

骨折；不良矫正；长时间驾驶；运动（如跑步、足球、骑自行车、登山、游泳）；鞋（高跟鞋）；过紧的袜子；坐时小腿搭在椅子／桌子上；PSLE。

鉴别诊断

跟腱炎。骨筋膜室综合征。血管疾病。跟骨骨刺。筋膜炎。距下关节问题。静脉泵机制。肌腱断裂。贝克囊肿。胫骨夹板。应力性骨折。腿长差异。

关联因素

腘肌、腓肠肌、胫骨后肌、足底方肌、姆展肌、臀小肌。

专业手法治疗

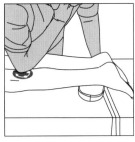
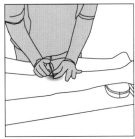
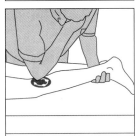
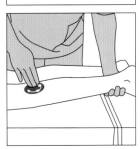

☐☐	= 喷雾与拉伸
✓☐	= 干针治疗
☐☐	= 深部按摩
✓✓	= 按压
✓✓	= 肌肉能量
✓✓	= 位置释放
☐☐	= 湿针治疗

（抑制性）按压术

1. 识别激痛点。

2. 让患者处于一个舒适的体位，并保证受影响／宿主肌肉可以被完全拉伸。

3. 当在受影响／宿主肌肉上感受到明显的阻碍时开始缓慢地增加压力。在此过程中患者会感到不适，但不会有疼痛。

4. 持续施加压力直至感觉到激痛点软化，一般需要几秒到几分钟的时间。

5. 重复上述步骤，直到感受到下一个阻碍时再缓慢地增加压力。

6. 为了获得更好的治疗效果，可以尝试在这些重复步骤中改变压力的方向。

自助治疗

由于肌肉位于深层，且有许多浅、深静脉贯穿其中，所以初学者不可使用球等压力工具。拉伸非常适用于腓肠肌激痛点。

建议

换鞋子。改变跑步技巧／跑步场地。避免穿高跟鞋。规律的拉伸。在家或工作中让脚休息。冷敷。运动后进行按摩。运动前热身，运动后放松。姿势。

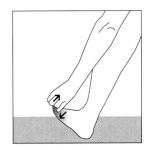
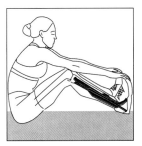
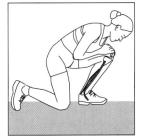

比目鱼肌（Soleus）

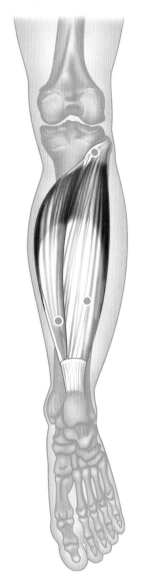
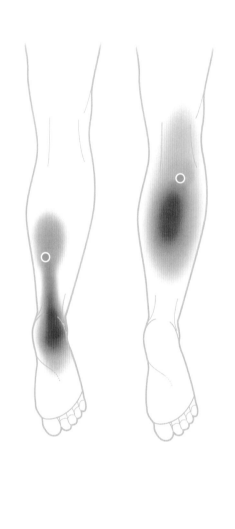
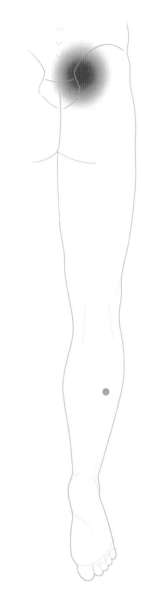

拉丁语 solea 指比目鱼。

三头肌的一部分。比目鱼肌因其形状而得名。比目鱼肌与腓肠肌肌腱融合而成的跟腱是人体内最厚最强的肌腱。

起点

腓骨头的后表面和腓骨体的上三分之一。比目鱼肌线和胫骨中三分之一内侧缘。胫骨和腓骨之间的腱弓。

止点

随着腓肠肌腱止于跟骨后表面。

功能

足跖屈曲踝关节。站立时经常收缩，防止身体在踝关节处前倾，即抵消身体重心的拉力线，有助于保持直立的姿势。

对抗肌：胫骨前肌。

神经

胫神经，L5，S1，S2。

基本的功能性运动

实例：足尖站立。

牵涉性痛模式

跟腱远端和脚跟至足后半部分的疼痛。从膝盖到跟腱以上部分的小腿疼痛。同侧骶髂关节处4~5厘米区域疼痛（较罕见）。

概述

症状

小腿/脚后跟/膝盖后部疼痛；长期穿高跟鞋；足底筋膜炎；慢性小腿挛缩；步行上楼时小腿疼痛；腰腿痛；腿部抽筋等。

原因

骨折后夹板固定；矫形不当；长时间驾驶；运动（例如跑步、足球、骑自行车、登山、滑雪、划船机）；鞋类（高跟鞋）；PSLE；长期站立的职业；直接打击或创伤；小腿受压。

鉴别诊断

跟腱炎。骨筋膜室综合征。血管疾病。跟骨骨刺。筋膜炎。距下关节问题。静脉泵机制。肌腱断裂。贝克囊肿。胫骨夹板。应力性骨折。长短腿。

关联因素

腘肌、腓肠肌、胫骨后肌、足底方肌、蹈展肌、梨状肌、偶尔会有下颌症状。

专业手法治疗

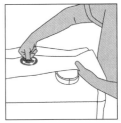
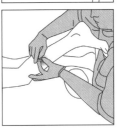
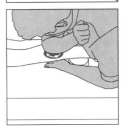

✓✓	= 喷雾与拉伸
✓☐	= 干针治疗
✓✓	= 深部按摩
✓✓	= 按压
✓✓	= 肌肉能量
✓✓	= 位置释放
☐☐	= 湿针治疗

自助治疗

自助按摩十分有效，甚至可以用另一个膝盖辅助。由于肌肉位于深层，且有许多浅、深静脉贯穿其中，所以需使用球等压力工具，但是初学者不可使用。拉伸非常适用于腓肠肌激痛点。使用泡沫轴效果也很好。

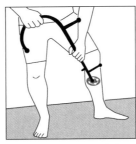
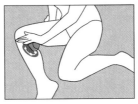
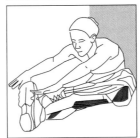
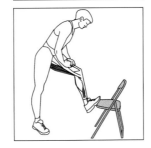

建议

换鞋子。改变跑步技巧/跑步场地。避免穿高跟鞋。规律拉伸。在家或工作中让脚休息。冷敷。运动后进行按摩。运动前热身。运动后冷静。姿势。

自助治疗技术

1. 回顾解剖学知识。
2. 识别激痛点。
3. 使用对侧膝对激痛点进行按压直至疼痛消减。

（抑制性）按压术

1. 识别激痛点。
2. 让患者处于一个舒适的体位，并保证受影响/宿主肌肉可以被完全拉伸。
3. 当在受影响/宿主肌肉上感受到明显的阻碍时开始缓慢地增加压力。在此过程中患者会感到不适，但不会有疼痛。
4. 持续施加压力直至感觉到激痛点软化，一般需要几秒到几分钟的时间。
5. 重复上述步骤，直到感受到下一个阻碍时再缓慢地增加压力。
6. 为了获得更好的治疗效果，可以尝试在这些重复步骤中改变压力的方向。

腘肌（Popliteus）

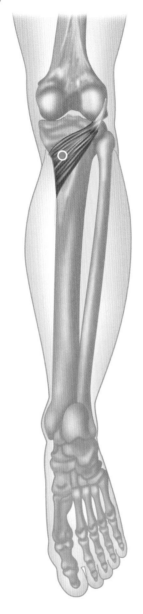

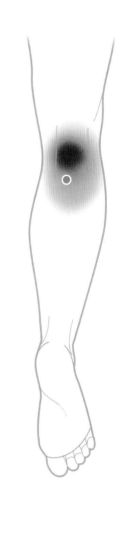

拉丁语 poples 指腘。
腘肌肌腱起点位于膝关节囊内。

起点
股骨外侧髁的外表面，腘斜韧带。

止点
胫骨后表面的上半部分，高于比目鱼肌线。

功能
当脚固定在地面上时，外旋股骨。

当小腿不负重时，内旋胫骨；协助屈膝关节（腘肌发挥解锁功能）；加强膝关节后侧韧带。

神经
胫神经，L4，L5，S1。

基本的功能性运动
实例：行走。

牵涉性痛模式
膝关节中部和后部 5~6 厘米区域局部疼痛，向四周放射，尤其是向下方。

概述

症状

蹲／走／跑时膝盖后部疼痛；上、下楼梯时膝盖后方／小腿的疼痛；被动屈伸时膝关节僵硬；足底筋膜炎；慢性小腿挛缩；腰痛；腿抽筋。

原因

骨折；夹板固定；矫形不当；长时间驾驶；运动（如足球、登山、滑雪、棒球、足球）；与许多膝盖问题有关。

鉴别诊断

撕裂伤。交叉韧带（不稳定）。贝克囊肿。骨关节炎。肌腱炎。软骨（半月板）损伤。血管（深静脉血栓形成、血栓形成）。腱鞘炎。

关联因素

股后肌群（股二头肌）、腓肠肌（髌韧带）、跖肌。

专业手法治疗

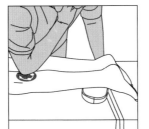

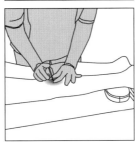

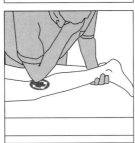

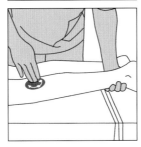

☐☐ = 喷雾与拉伸
✔☐ = 干针治疗
☐☐ = 深部按摩
✔✔ = 按压
✔✔ = 肌肉能量
✔✔ = 位置释放
☐☐ = 湿针治疗

（抑制性）按压术

1. 识别激痛点。
2. 让患者处于一个舒适的体位，并保证受影响／宿主肌肉可以被完全拉伸。
3. 当在受影响／宿主肌肉上感受到明显的阻碍时开始缓慢地增加压力。在此过程中患者会感到不适，但不会有疼痛。
4. 持续施加压力直至感觉到激痛点软化，一般需要几秒到几分钟的时间。
5. 重复上述步骤，直到感受到下一个阻碍时再缓慢地增加压力。
6. 为了获得更好的治疗效果，可以尝试在这些重复步骤中改变压力的方向。

自助治疗

自助按摩技术十分有益。由于肌肉位于深层，且有许多浅、深静脉贯穿其中，所以需使用球等压力工具，但是初学者不可使用。拉伸非常适用于腓肠肌激痛点。

建议

避免"超负荷"负重活动。矫形鞋。拉伸训练。骑行姿势。

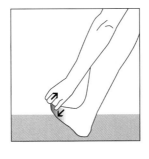

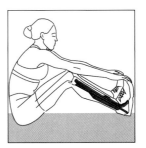

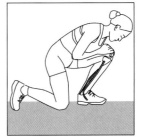

趾长屈肌／姆长屈肌（Flexor Digitorum Longus/Flexor Hallucis Longus）

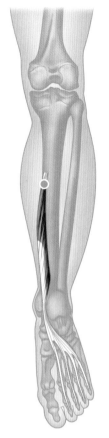

趾长屈肌

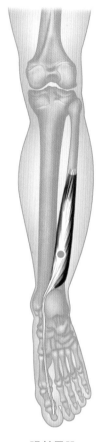

姆长屈肌

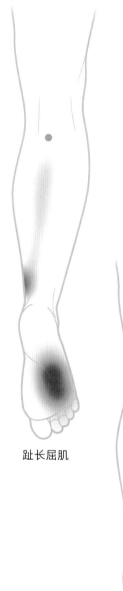

趾长屈肌

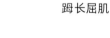

姆长屈肌

拉丁语 flectere 指屈，digitus 指脚趾，longus 指长，hallux 指大脚趾。

趾长屈肌的四条肌腱分别止于外侧四趾，类似于指深屈肌肌腱。趾长屈肌有助于保持足内侧纵弓的稳定。

起点

趾长屈肌：胫骨后表面的内侧部分，位于比目鱼肌线下方。

姆长屈肌：腓骨后表面下三分之二。骨间膜邻近的肌间隔。

止点

趾长屈肌：第二至第五趾远端趾骨的基部。

姆长屈肌：大脚趾远端趾骨基面。

功能

趾长屈肌：屈曲外侧4趾的所有关节。协助足跖屈和翻转足。

对抗肌：趾长伸肌、趾短伸肌。

姆长屈肌：伸展大脚趾的所有关节，对行走有最终的推进作用。协助趾屈曲踝关节和翻转足。

对抗肌：姆长伸肌。

神经

胫神经，L5，S1，S（2）。

基本的功能性运动

步行，行走时起推进作用（特别是赤脚在不平坦的地面上走时）。脚尖站立。

牵涉性痛模式

趾长屈肌：小腿内侧面隐隐的线性疼痛，主要症状为前脚掌疼痛。

姆长屈肌：大脚趾、足底和第一跖骨头部剧烈疼痛。

概述

症状

承重或在不平的表面上时的足部疼痛；大脚趾疼痛；腿部抽筋；大脚趾麻木。

原因

（大）脚趾关节炎；不合适的鞋类 / 矫形器；运动（如散步、慢跑、跑步）；踝关节低位畸形；扁平足；痛风脚趾。

鉴别诊断

胫骨夹板。骨筋膜室综合征。肌腱断裂。足 / 脚（内侧）踝不稳定。压力性骨折。莫顿神经瘤。锤状趾 / 爪状趾。大脚趾外翻。跖骨痛。第一跖趾关节骨性关节炎。痛风。足底筋膜炎。

关联因素

足部表面 / 深部固有肌、胫骨后肌、趾长 / 短伸肌。

专业手法治疗

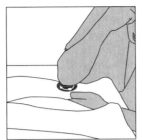
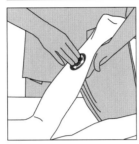
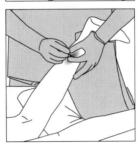

✓✓	= 喷雾与拉伸
✓	= 干针治疗
✓	= 深部按摩
✓✓	= 按压
✓✓	= 肌肉能量
✓✓	= 位置释放
	= 湿针治疗

等长收缩后放松（PIR）

适应证：亚急性至慢性疼痛。

1. 识别激痛点。
2. 指导患者取一个能够让受影响 / 宿主肌肉完全拉伸的舒服姿势。
3. 让患者用 10%~25% 的力量将受影响 / 宿主肌肉收缩至最大无痛长度，然后保持等长收缩 3~10 秒。在此过程中引导患者保持身体稳定，防止肌肉缩短。
4. 让患者放松肌肉。
5. 在放松时，缓慢拉伸肌肉，使其松弛到阻力点（被动）——记录每次拉伸的长度。
6. 重复多次（通常为 3 次）。

自助治疗

拉伸可有效消除小腿肌肉中的激痛点。游泳是一项能很好地训练脚趾肌的运动。

建议

检查 / 更换鞋子。步态和姿势分析。规律的拉伸。学习跑步技巧（如在平地上跑步）。

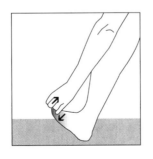
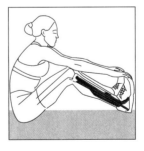
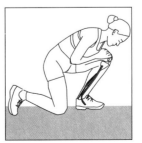

胫骨后肌（Tibialis Posterior）

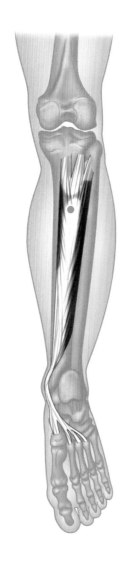

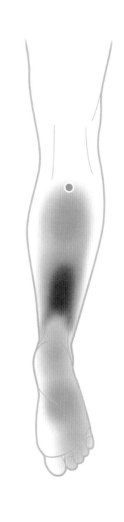

拉丁语 tibia 指胫骨，posterior 指后。

胫骨后肌是小腿后部位置最深的肌肉，可帮助保持足弓的稳定。

起点

胫骨后表面的外侧部分；腓骨后上三分之二的骨面；骨间膜大部分。

止点

舟状结节；通过纤维扩张到支撑距骨、三楔形骨、长方体以及第二、第三和第四跖骨的基部。

功能

翻足。协助踝关节跖屈。

对抗肌：胫骨前肌。

神经

胫神经，L（4），L5，S1。

基本的功能性运动

实例：足尖站立；踩下汽车踏板。

牵涉性痛模式

小腿隐隐作痛，沿着跟腱向脚后跟／脚底逐渐增强。

概述

症状

跟腱炎；小腿／足跟疼痛；足底筋膜炎；在不平坦表面上跑步／走路时疼痛；莫顿神经瘤；跖骨周围的足部麻木；趾部痉挛；锤状／爪状趾；踝管综合征。

原因

脚趾关节炎；不合适的鞋（高跟鞋）或矫形器；运动（如步行、慢跑、跑步、冲刺）；踝关节低位畸形；扁平足；长时间驾驶（踏板）。

鉴别诊断

胫骨夹板。胫骨后骨间膜室综合征（深）。肌腱断裂。腱鞘炎。心血管疾病。跟腱炎。深静脉血栓形成。

关联因素

趾长屈肌、腓骨肌、蹬长屈肌、足部力学。

专业手法治疗

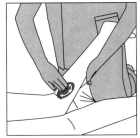

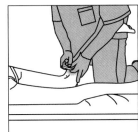

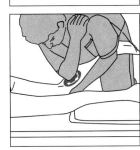

✔	✔	= 喷雾与拉伸
		= 干针治疗
✔		= 深部按摩
✔	✔	= 按压
✔	✔	= 肌肉能量
✔	✔	= 位置释放
		= 湿针治疗

（抑制性）按压术

1. 识别激痛点。

2. 让患者处于一个舒适的体位，并保证受影响／宿主肌肉可以被完全拉伸。

3. 当在受影响／宿主肌肉上感受到明显的阻碍时开始缓慢地增加压力。在此过程中患者会感到不适，但不会有疼痛。

4. 持续施加压力直至感觉到激痛点软化，一般需要几秒到几分钟的时间。

5. 重复上述步骤，直到感受到下一个阻碍时再缓慢地增加压力。

6. 为了获得更好的治疗效果，可以尝试在这些重复步骤中改变压力的方向。

自助治疗

拉伸能有效消除小腿肌肉中的激痛点。游泳是锻炼胫骨后肌的好方法，因为这块肌肉位于深部，且有大量毛细血管，因此不推荐使用自助按压或压力工具。

建议

足弓支撑或矫形器。更换跑步鞋／更改跑步场地。家庭拉伸项目。冷敷或拉伸。

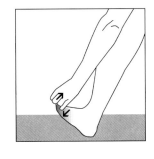

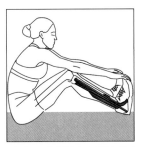

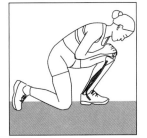

足部表层肌肉（Superficial Muscles of the Foot）

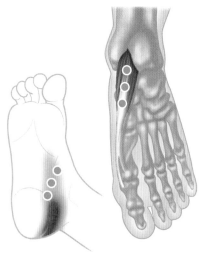

姆展肌

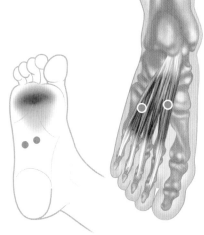

趾短屈肌

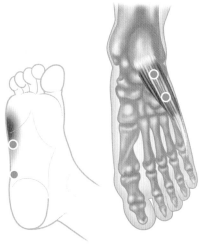

小趾展肌

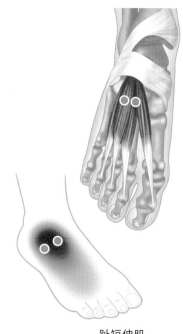

趾短伸肌

拉丁语 abducere 指离开，hallux 指大脚趾，flectere 指屈曲，digitus 指趾，short 指短，minimi 指最小，extendere 指伸。

包括：姆展肌、趾短屈肌、小趾展肌、趾短伸肌。

起点

姆展肌：跟骨结节；屈肌支持带；足底腱膜。

趾短屈肌、小趾展肌：跟骨结节；足底腱膜；邻近的肌间隔。

趾短伸肌：跟骨前部上、下表面；距跟外侧韧带；次级伸肌支持带。

止点

姆展肌：大脚趾近节趾骨基底部内侧。

趾短屈肌：第2～第5趾中趾骨。

小趾展肌：第五趾近节趾骨基底部的外侧面。

趾短伸肌：大脚趾近节趾骨基底面；第2～第4趾趾长伸肌肌腱外侧。

功能

姆展肌：跖趾关节处外展和屈曲大脚趾。

对抗肌：姆收肌。

趾短屈肌：屈曲外侧4趾，除了远端趾间关节。

对抗肌：趾长伸肌，趾短伸肌。

小趾展肌：外展第5趾。

对抗肌：小趾屈肌。

趾短伸肌：伸内侧4个脚趾的关节。

对抗肌：趾长屈肌，趾短屈肌。

神经

姆展肌、趾短屈肌：足底内侧神经，L4，L5，S1。

小趾展肌：足底外侧神经，S2，S3。

趾短伸肌：腓深神经（腓神经），L4，L5，S1。

基本的功能性运动

实例：推进步行；步行和跑步时协助保持稳定和提供力量；通过大脚趾取物。

牵涉性痛模式

姆展肌：足跟内侧痛，沿足内侧缘放射。

趾短屈肌：第2、第3和第4跖骨头下足底疼痛。

小趾展肌：第5跖骨头下足底疼痛。

趾短伸肌：足背部外踝正下方椭圆形区域（4～5厘米）强烈疼痛。

概述

症状

足部疼痛（背部/足底）；行走时"疼痛"和休息时"酸痛"；踮脚尖/负重/初始站立时疼痛；长期穿高跟鞋；莫顿神经瘤；脚趾痉挛；锤状/爪状趾；足部麻木。

鉴别诊断

茎突撕脱性骨折。大脚趾外翻。扁平足。大脚趾僵硬或过度活动。跖骨痛。锤状趾/爪状趾。跟骨骨刺。压力（行军）性骨折。骨筋膜室综合征。足内翻和外翻。

原因

脚趾关节炎；不合适的鞋（高跟鞋）或矫形器；运动（如游泳、散步、慢跑、跑步、冲刺）；踝关节低位畸形；爪状趾；创伤。

关联因素

足底骨间肌、足底方肌、踇收肌、趾长/短屈肌、趾短/长伸肌、髋/膝关节/足踝力学、踇长伸肌、踇展肌。

专业手法治疗

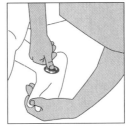

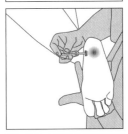

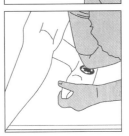

☑☑ = 喷雾与拉伸
☑☐ = 干针治疗
☑☐ = 深部按摩
☑☑ = 按压
☑☑ = 肌肉能量
☑☑ = 位置释放
☐☐ = 湿针治疗

自助治疗

由于这些肌肉处于较浅位置，对压力反应良好，建议使用自助按压和（或）压力工具。

建议

步态和姿势分析。鞋。矫形。使用高尔夫球棍、网球拍或擀面杖进行家庭拉伸。使用小的脚跟楔。保暖和拉伸。

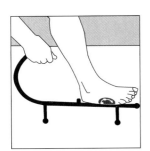

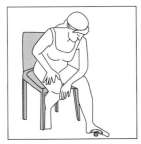

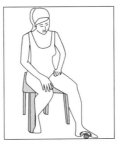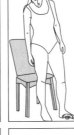

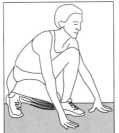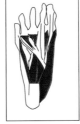

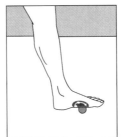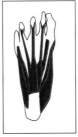

（抑制性）按压术

1. 识别激痛点。

2. 让患者处于一个舒适的体位，并保证受影响/宿主肌肉可以被完全拉伸。

3. 当在受影响/宿主肌肉上感受到明显的阻碍时开始缓慢地增加压力。在此过程中患者会感到不适，但不会有疼痛。

4. 持续施加压力直至感觉到激痛点软化，一般需要几秒到几分钟的时间。

5. 重复上述步骤，直到感受到下一个阻碍时再缓慢地增加压力。

6. 为了获得更好的治疗效果，可以尝试在这些重复步骤中改变压力的方向。

足部深层肌肉（Deep Muscles of the Foot）

拉丁语 quadratus 指方肌，planta 指足底，adducere 指离开，hallux 指大脚趾，flectere 指屈曲，brevis 指短，dorsum 指背，interosseus 指骨间。

包括：足底方肌、蹋收肌、蹋短屈肌、骨间背侧肌、骨间足底肌。

起点

足底方肌：内侧头——跟骨的内侧面；外侧头——跟骨下表面外侧缘。

蹋收肌：斜头——第二、第三和第四跖骨基底部。腓骨长肌腱鞘；横头——足底第三、四、五趾的跖趾韧带。跖骨横韧带。

对抗肌：蹋展肌。

蹋短屈肌：骰骨掌面内侧部。外侧楔形骨的邻近部分。胫骨后肌肌腱。

对抗肌：蹋长伸肌。

骨间背侧肌：近端趾骨的基底部。

对抗肌：骨间足底肌。

骨间足底肌：第三、第四、第五跖骨的基部和内侧面。

对抗肌：骨间背侧肌。

止点

足底方肌：趾长屈肌肌腱外侧缘。

蹋收肌：大脚趾近节趾骨基底部外侧。

蹋短屈肌：中间部——大脚趾近端趾骨基底部内侧面；大脚趾的近端趾骨；外侧部——大脚趾近节趾骨基底部的侧面。

骨间背侧肌：近端趾骨基底部：第一骨间背肌——第二趾近端趾骨的内侧；第2～第4骨间背侧肌——第二趾至第四趾的近节趾骨外侧。

骨间足底肌：同趾近端趾骨基底部的内侧。

功能

足底方肌：屈曲第二至第五趾的远端趾骨。调整趾长屈肌肌腱的斜拉线，使其与足长轴保持一致。

蹋收肌：内收和协助屈曲大脚趾的跖趾关节。

蹋短屈肌：屈曲大脚趾的跖趾关节。

骨间背侧肌：外展（分散）脚趾。屈跖趾关节。

骨间足底肌：内收（聚拢）脚趾。屈跖趾关节。

神经

足底方肌、蹋收肌、骨间背侧肌、骨间足底肌：足底外侧神经，S1，S2。

蹋短屈肌：足底内侧神经，L4，L5，S1。

基本的功能性运动

实例：在脚趾和脚掌之间夹一支铅笔；用大脚趾帮助收集脚下的材料；在大脚趾和相邻脚趾之间形成一个空间；方便行走。

牵涉性痛模式

足底方肌——足跟痛；蹋收肌——前掌痛；趾短屈肌——第1跖趾关节周围疼痛；足底/足背骨间肌——第二趾疼痛（前后方）。

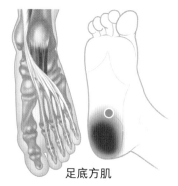

足底方肌

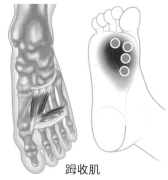

蹋收肌

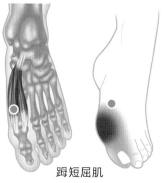

蹋短屈肌

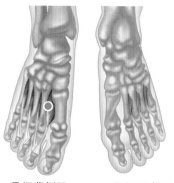

骨间背侧肌　　　　骨间足底肌

足底视图　　　　骨间背侧肌

概述

症状

足部 / 足跟疼痛；第一跖趾关节疼痛；蹞囊炎；蹞外翻；第二趾疼痛；前足疼痛；组织僵硬（不能使用矫形支持）；步行问题；脚部麻木；髋 / 膝 / 踝关节疼痛；足跟骨刺；足底筋膜炎（足底方肌）。

原因

脚趾关节炎；不合适的鞋（高跟鞋）或矫形器；运动（如游泳、散步、跑步、冲刺）；踝关节低位畸形；爪状趾；创伤；湿袜子 / 冷水。

鉴别诊断

莫顿神经瘤。跖骨痛。足底筋膜炎。跟骨骨刺。应力性骨折。关节功能障碍。籽骨受伤。腰神经根病（足下垂）。大脚趾外翻。跟骨筋膜室综合征。痛风。关节炎。

关联因素

髋 / 膝 / 踝关节问题；趾短屈肌。

专业手法治疗

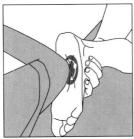

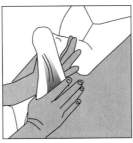

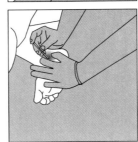

☑☑ = 喷雾与拉伸
☑☐ = 干针治疗
☑☑ = 深部按摩
☑☑ = 按压
☑☑ = 肌肉能量
☑☑ = 位置释放
☑☐ = 湿针治疗

（抑制性）按压术

1. 识别激痛点。
2. 让患者处于一个舒适的体位，并保证受影响 / 宿主肌肉可以被完全拉伸。
3. 当在受影响 / 宿主肌肉上感受到明显的阻碍时开始缓慢地增加压力。在此过程中患者会感到不适，但不会有疼痛。
4. 持续施加压力直至感觉到激痛点软化，一般需要几秒到几分钟的时间。
5. 重复上述步骤，直到感受到下一个阻碍时再缓慢地增加压力。
6. 为了获得更好的治疗效果，可以尝试在这些重复步骤中改变压力的方向。

自助治疗

由于这些肌肉对压力反应良好，建议使用自助按摩和（或）压力工具。可以使用带橡皮擦的铅笔。

建议

冷 / 热拉伸。检查鞋码。治疗所有的关节功能障碍。伸展运动 / 家庭拉伸，可使用网球 / 高尔夫球。正确的矫形器。步态和姿势分析。

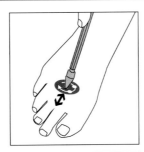

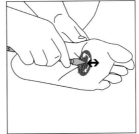

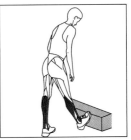

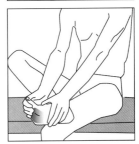

脚踝痛（Ankle Pain）

症状

反复性翻转和外翻、肌腱炎、踝管综合征、关节炎。

第一步：学习相关解剖学知识，了解肌肉的纤维方向。

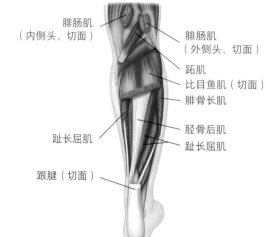

腓肠肌
（内侧头，切面）

腓肠肌
（外侧头，切面）

跖肌

比目鱼肌（切面）

腓骨长肌

趾长屈肌

胫骨后肌

趾长屈肌

跟腱（切面）

第二步：翻转和外翻踝关节。

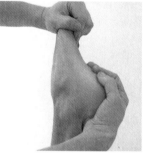
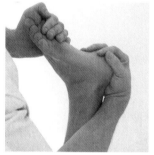

第三步：俯卧位，对下列部位进行缺血性按压。

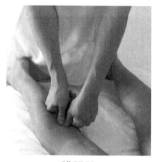

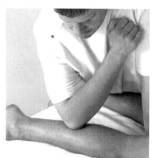
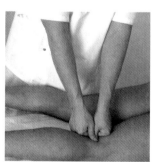

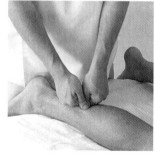

腓肠肌　　　　　　　比目鱼肌　　　　　　腓骨肌　　　　　　胫骨后肌

第四步：侧卧，对腓骨肌群进行抚触按摩。

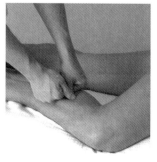

仰卧位，进行彻底的
缺血性按压：

趾短伸肌；

趾长伸肌（STP）；

前方距小腿关节。

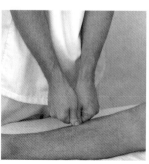
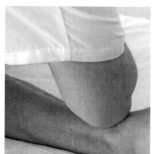

足部疼痛（Foot Pain）

症状

足跟痛；跖骨痛；足底筋膜炎；肌痛；籽骨炎；根骨骨刺痛；行走时疼痛和休息时酸痛。

第一步：学习相关解剖学知识，了解肌肉的纤维方向。

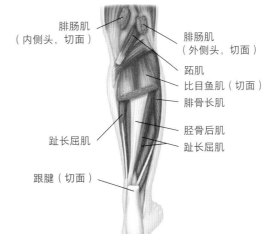

腓肠肌（内侧头，切面）
腓肠肌（外侧头，切面）
跖肌
比目鱼肌（切面）
腓骨长肌
胫骨后肌
趾长屈肌
趾长屈肌
跟腱（切面）

第二步：侧卧位，进行缺血性按压。

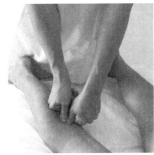
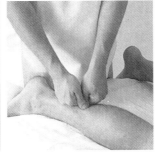

腓肠肌（内侧头）　　比目鱼肌（下游激痛点）

第三步：按摩按压过的区域。

第四步：俯卧位，进行缺血性按压。

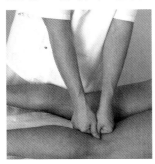

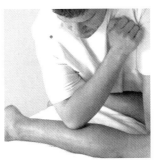

胫骨后肌　　　　趾长屈肌（STP）

第五步：仰卧位，进行彻底的缺血性按压。

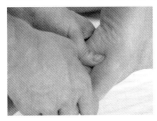
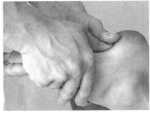
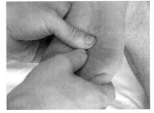

足底筋膜，从脚跟和足部小型肌肉开始；跟骨骨刺周围常能感觉到软骨和硬结，因此将缺血性按压应用于这些结节。

解剖学词汇表

Abduction	外展	远离中线的运动（与内收相对）。
Adduction	内收	向中线移动（与外展相对）。
Anatomical position	解剖学姿势	身体直立，掌心向前。
Anterior	前部	朝向身体或器官的前部或腹侧（与后部相对）。
Circumduction	环转	骨的远端沿圆周运动，而近端保持稳定。
Contralateral	对侧的	相对侧。
Coronal plane	冠状面	与矢状面成直角的垂直面，将身体分为前后两部分。也被称为前平面。
Deep	深部的	远离表面（与浅表相对）。
Depression	按压	将身体上抬高的部位向下按压至原来的位置。
Distal	远端	离身体中心较远或离肢体附着点较远（与近端相对）。
Dorsal	背侧	与背部或后部有关的（与腹部相对）。
Elevation	提	在冠状面上，将身体的部分向上提。
Eversion	外翻	脚底向外翻转的运动（与内翻相对）。
Extension	伸展	在关节处的运动导致两个腹侧表面进一步分离（与屈曲相对）。
Flexion	屈曲	运动时关节两腹侧面靠近（与伸展相对）。
Horizontal plane	水平面	与矢状面和冠状面相互垂直，将人体分为上、下两部的平面。
Inferior	下	下面，或离头部最远的地方。
Inversion	内翻	脚底向内转动的运动（与外翻相对）。
Ipsilateral	同侧	在同一边。
Lateral	外侧	位于身体或器官中线之外（与内侧相对）。
Lateral decubitus	侧卧位	侧躺。
Medial	内侧	靠近或位于身体或器官中线（与外侧相对）。
Median	中间	位于中央或身体中部。
Opposition	对指	拇指鞍状关节的运动，使拇指可以触摸到同一只手其他手指指尖。
Palmar	掌的	与手掌相关。
Plantar	跖的	与脚底有关的。
Posterior	后部	朝向身体或器官的背部或背侧（与前面相对）。
Pronation	旋前	旋转手掌使其朝下或远离解剖学姿势。
Prone	俯卧	腹侧面朝下的体位（与仰卧位相对）。
Protraction	前伸	身体的一部分在水平面上向前移动。
Proximal	近端的	靠近身体中心或肢体附着点的。
Retraction	后收	身体的一部分在水平面上向后移动。
Rotation	旋转	绕固定轴运动。
Sagittal plane	矢状面	前后向延伸的垂直面，将身体分为左右两部分。
Superficial	浅表的	在表面或表面附近（与深部相对）。
Superior	上	在头部以上，或最靠近头部。
Supination	旋后	旋转手掌使其朝向天花板或朝向解剖学姿势。
Supine	仰卧	腹侧面朝上的体位（与俯卧相对）。
Ventral	腹侧的	与前面或前面部分（与背侧相对）有关的。

参考文献

1. Anderson, D.M. (chief lexicographer). *Dorland's Illustrated Medical Dictionary, 30th edn.* Philadelphia: Saunders, 2003

2. Bengtsson, A., Henrikkson, K., & Larsson, J. Reduced High Energy Phosphate Levels in the Painful Muscles Patients With Primary Fibromyalgia. In: *Arthritis and Rheumatism.* 1986. 29:817-821

3. Bezerra Rocha, C.A.C., Ganz Sanchez, T, & Tesseroli de Siqueira, J.T. Myofascial Trigger Point: A Possible Way to Modulating Tinnitus. In: *Audiol Neurotol.* 2008. 13:153-160

4. Brostoff, J. *Complete Guide to Food Allergy.* London: Bloomsbury, 1992

5. Burke, D., & Gandeva, S.C. Peripheral Motor System. In: Paxines, G. *The Human Nervous System.* San Diego: Academic Press, 1990. 1-133

6. Caillet, R. *Shoulder Pain.* Philadelphia: F.A. Davis, 1991

7. Chaitow, L. *The Acupuncture Treatment of Pain.* Rochester, VT: Inner Traditions, 1996

8. Chaitow, L., & DeLany, J. *Clinical Applications of Neuromuscular Techniques.* Edinburgh: Churchill Livingstone, 2000

9. Chaitow, L., & Fritz, S. *A Massage Therapist's Guide to Understanding, Locating and Treating Myofascial Trigger Points.* Edinburgh: Churchill Livingstone, 2006

10. Clemente, C.M. (ed.) *Gray's Anatomy of the Human Body, 30th edn.* Philadelphia: Lea & Febiger, 1985

11. Davies, C. *The Trigger Point Therapy Workbook, 2nd edn.* Oakland, CA: New Harbinger, 2004

12. deJong, R.N. *The Neurological Examination, 2nd and 3rd edns.* New York: Harper & Row, 1967

13. Doggweiler-Wiygul, R. Urologic Myofascial Pain Syndromes. In: *Curr Pain Headache Rep.* 2004. 8:445-451

14. Dommerholt, J. Dry Needling in Orthopaedic Physical Therapy Practice. In: *Orth Phys Ther Pract.* 2004. 16(3): 15-20

15. Dommerholt, J., Bron, C., & Franssen, J. Myofascial Trigger Points: An Evidence-Informed Review. In: *J Man Manip Ther.* 2006. 14(4):203-221

16. Dommerholt, J., & Issa, T. Differential Diagnosis: Myofascial Pain. In: Chaitow, L. (ed.) *Fibromyalgia Syndrome: A Practitioner's Guide to Treatment.* Edinburgh: Churchill Livingstone, 2003. 149-177

17. Ferguson, L.W., & Gerwin, R. *Clinical Mastery of Treatment of Myofascial Pain.* Philadelphia: Lippincott Williams & Wilkins, 2004

18. Ferner, H., & Staubesand, J. *Sabotta Atlas of Human Anatomy, Vol. 10.* Baltimore, MD: Lippincott Williams & Wilkins, 1984

19. Fishbain, D.A., Goldberg, M., Meagher, B.R., et al. Male and Female Chronic Pain Patients Categorized by DSM-III Psychiatric Diagnostic Criteria. In: *Pain.* 1986. 26:181-197

20. Foerster. O., & Bumke, O. (eds) *Handbuch der Neurologie, Vol. V.* Breslau: Publisher unknown, 1936

21. Friction, J.R., Kroening, R., Haley, D., et al. Myofascial Pain Syndrome of the Head and Neck: A Review of Clinical Characteristics of 164 Patients. In: *Oral Surg.* 1985. 60:615-623

22. Frohlich, D., & Frohlich, R. Das Piriformiss Syndrom: Eine Haufige Differential Diagnose des Lumboglutaalen Schmerzez (Piriformis Syndrome: A Frequent Item in the Differential Diagnosis of Lumbogluteal Pain). In: *Manuelle Medizin.* 1995. 33:7-10

23. Funt, L.A., & Kinnie, B.H. *Anatomy of a Headache: The Kinnie-Funt System of Referred Pain.* St. Paul, MN: European Orthodontic Products, Inc., 1984

24. Garland, W. Somatic Changes in Hyperventilating Subject. Presentation at the Respiratory Function Congress, Paris , 1994

25. Gee, D. Fatal Pneumothorax Due to Acupuncture. In: *BMJ.* 1984. 288(6411):114

26. Gerwin, R.D. A Study of 96 Subjects Examined Both for Fibromyalgia and Myofascial Pain (abstract). In: *J Musculoskel Pain.* 1995. 3(1):121

27. Gerwin, R.D., & Dommerholt, J. Treatment of Myofascial Pain Syndromes. In: Boswell, M.V., & Cole, B.E. (eds), *Weiners Pain Management: A Practical Guide for Clinicians.* Boca Raton, FL: CRC Press, 2006. 477-492

28. Gerwin, R.D., Dommerholt, J. & Shah, J.P. An Expansion of Simons' Integrated Hypothesis of Trigger Point Formation. In: *Curr Pain Headache Rep.* 2004. 8:468-475

29. Good, M.G. The Role of Skeletal Muscle in the Pathogenesis of Diseases. In: *Acta Medica Scand.* 1950. 138:285-292

30. Grinnel, A.D., Chen Kashani, A., Lin, J., et al. The Role of Integrins in the Modulation of Neurotransmitter Release from Motor Nerve Terminals by Stretch and Hypertonicity. In: *J Neurocytol.* 2003. 32(5-8):489-503

31. Gunn, C. Radiculopathic Pain: Diagnosis and Treatment of Segmental Irritation or Sensitisation. In: *J Musculoskel Pain.* 1997. 5:119-134

32. Harris, R., & Piller, N. Three Case Studies Indicating Effectiveness of MLD on Patients with Primary and Secondary Lymphedema. In: *J Bodywork Movement Ther.* 2004. 7(4):213-222

33. Haymaker, W., & Woodhall, B. *Peripheral Nerve Injuries, 2nd edn.* Philadelphia: W.B. Saunders Co., 1953

34. Hecker, H.-U., Steveling, A., Peuker, E., et al. *Color Atlas of Acupuncture.* Stuttgart, Germany: Thieme, 2001

35. Hodges, P., Heinjnen, I., & Gandevia, S. Postural Activity of the Diaphragm is Reduced in Humans When Respiratory Demand Increases. In: *J Physiol.* 2001. 537(3):999-1008

36. Hong, C.-Z. Pathophysiology of the Myofascial Trigger Point. In: *J Formosan Med Assoc.* 1996. 95(2):93-104

37. Hong, C.-Z., Chen, Y.-N., Twehous, D., & Hong, D. Pressure Threshold for Referred Pain by Compression on the Trigger Point and Adjacent Areas. In: *J Musculoskel Pain.* 1996. 4:61-79

38. Hubberd, D.R. Chronic and Recurrent Muscle Pain: Pathophysiology and Treatment and Review of Pharmacologic Studies. In: *J Musculoskel Pain.* 1996. 4:123-143

39. Hunt, V. *Infinite Mind: Science of the Human Vibrations of Consciousness*. Malibu, CA: Malibu Publishing, 1997

40. Huxley, A.F., & Niedergerke, R. Structural Changes in Muscle During Contraction: Interference Microscopy of Living Muscle Fibres. In: *Nature*. 1954. 173:971-973

41. Janda, V. Evaluation of Muscular Imbalance. In: Leibenson, C. (ed.), *Rehabilitation of the Spine*. Baltimore, MD: Lippincott Williams & Wilkins, 1996

42. Janda, V. Muscles and Cervicogenic Pain Syndromes. In: Grant, R. (ed.), *Physical Therapy of the Cervical and Thoracic Spine*. Edinburgh: Churchill Livingstone, 2002

43. Janda, V. Muscle Weakness and Inhibition in Back Pain Syndromes. In: Boyling, J.D., & Jull, G.A., *Grieve's Modern Manual Therapy: The Vertebral Column, 3rd edn*. Edinburgh: Churchill Livingstone, 2005, 197-201

44. Jarmey, C. *The Concise Book of Muscles, 2nd edn*. Chichester, UK / Berkeley, CA: Lotus Publishing / North Atlantic Books, 2008

45. Jarmey, C. *The Atlas of Musculoskeletal Anatomy*. Chichester, UK / Berkeley, CA: Lotus Publishing / North Atlantic Books, 2004

46. Jarmey, C. *The Concise Book of the Moving Body*. Chichester, UK / Berkeley, CA: Lotus Publishing / North Atlantic Books, 2006

47. Juhan, D. *Job's Body*. Barrytown, NY: Station Hill Press, 1987

48. Kawakita, K., Itoh, K., & Okada, K. The Polymodal Receptor Hypothesis of Acupuncture and Moxibustion, and Its Rational Explanation of Acupuncture Points. In: *International Congress Series: Acupuncture - Is There a Physiological Basis?* 2002. 1238:63-68

49. Kendall, F.P., & McCreary, E.K. *Muscles, Testing & Function, 3rd edn*. Baltimore, MD: Lippincott Williams & Wilkins, 1983

50. Knopf, K. *Foam Roller Workbook*. Berkeley: Ulysses Press, 2011

51. Knott, M., & Voss, D. *Proprioceptive Neuromuscular Facilitation: Patterns and Techniques, 2nd edn*. New York: Harper & Row, 1968

52. Kraft, G.H., Johnson, E.W., & LeBan, M.M. The Fibrositis Syndrome. In: *Arch Phys Med Rehabil*. 1968. 49:155-162

53. Kraus, H. The Use of Surface Anaesthesia in the Treatment of Painful Motion. In: *JAMA*. 1941. 16:2582-2583

54. Kuchera, W., & Kuchera, L. *Osteopathic Principles in Practice*. Dayton, OH: Greyden Press, 1994

55. Lewis, C., Khan, A., Souvlis, T., & Sterling, M. A Randomised Controlled Study Examining the Short-Term Effects of Strain-Counterstrain Treatment on Quantitative Sensory Measures at Digitally Tender Points in the Low Back. In: *Manual Therapy*. 2010. 15(6):536-541

56. Lewis, C., Souvlis, T., & Sterling, M. Strain-Counterstrain Therapy Combined with Exercise Is Not More Effective Than Exercise Alone on Pain and Disability in People with Acute Low Back Pain: A Randomised Trial. In: *J Physiother*. 2011. 57(2):91-98

57. Lewit, K. Muskelfazilitations- und inhibitions- techniken in der Manuuellen Medizin. Teil II. Post isometrische Musklerelaxation. In: *Manuelle Med.* 1981. 19:12-22

58. Lewit, K. *Manipulative Therapy in Rehabilitation of the Locomotor System. 3rd edn.* London: Butterworth Heineman, 1999

59. Lowe, J., & Honeyman-Lowe, G. Facilitating the Decrease in Fibromyalgic Pain During Metabolic Rehabilitation. In: *J Bodywork Movement Ther.* 1998. 2(4):208-217

60. Mark, A.L., Victor, R.G., Nerhed, C., & Wallin, B.G. Microneurographic Studies of the Mechanisms of Sympathetic Nerve Responses to Static Exercise in Humans. In: *Circ Res.* 1985. 57:461-469

61. McGill, S., Sherratt, M., & Seguin, J. Loads on Spinal Tissues During Simultaneous Lifting and Ventilatory Challenge. In: *Ergonomics.* 1995. 38(9):1772-1792

62. Melzack, R. Pain and the Neuromatrix in the Brain. In: *J Dent Educ.* 2001. 65(12):1378-1382

63. Melzack, R., Stillwell, D.M., & Fox, E.J. Trigger Points and Acupuncture Points for Pain: Correlations and Implications. In: *Pain.* 1977. 3(1):3-23

64. Meyers, R.A. Anatomy and Histochemistry of Spread-Wing Posture in Birds. In: *J Morphol.* 1999. 233(1):67-76

65. Mills, S. Exeter University, Lecture Series, Complementary Health Studies. 2005

66. Mitchell, J.H., & Schmidt, R.F. Cardiovascular Reflex Control by Afferent Fibers from Skeletal Muscle Receptors. In: Shepherd, J.T., et al. (eds), *Handbook of Physiology.* Bethesda, MA: American Physiological Society, 1983. Sect. 2, Vol. III, Part 2, 623-658

67. Myers, T. *Anatomy Trains: Myofascial Meridians for Manual and Movement Therapists, 3rd edn.* Edinburgh: Elsevier Science, 2013

68. Myklebust, B.M., Gottlieb, G.L., Penn, R.D., & Agarwal, G.C. Reciprocal Excitation of Antagonistic Muscles as a Differentiating Feature in Spasticity. In: *Annals Neurol.* 2004. 12(4):367-374

69. Nakamura, H., Konishiike, J., Sugamura, A. & Takeno, Y. Epidemiology of Spontaneous Pneumothorax in Women. In: *Chest J.* 1986. 89(3):378-382

70. Norris, C. *Sports Injuries: Diagnosis and Management, 2nd edn.* London: Butterworth, 1998

71. Oschman, J. The Connective Tissue and Myofacial Systems. Privately published manuscript, 1981

72. Oschman, J. How Does the Body Maintain Its Shape? A series of three articles that appeared in *Rolf Lines*, the news magazine for Rolf Institute members, Boulder, CO, ending with 18(1):24-25. 1989-90

73. Oschman, J. Sensing Solutions in Soft Tissues. In: *Guild News* (Guild for Structural Integration, Boulder, CO) 1994. 3(2):22-25

74. Oschman, J.L. *Energy Medicine in Therapeutics and Human Performance.* Edinburgh: Butterworth Heinemann, 2003

75. Penfield, W.G., & Jasper, H.H. *Epilepsy and the Functional Anatomy of the Human Brain.* Boston, MA: Little Brown. 1954

76. Plotnikoff, G.A., & Quigley, J.M. Prevalence of Severe Hypovitaminosis D in Patients with Persistent, Nonspecific Musculoskeletal Pain. In: *Mayo Clinic Proc.* 2003. 78(12):1463-70

77. Qerama, E., Kasch, H., & Fuglsang-Frederiksen, A. Occurrence of Myofascial Pain in Patients with Possible Carpal Tunnel Syndrome: A Single Blinded Study. In: *Eur J Pain*. 2008. 13(6):588-591

78. Quintner, J., & Cohen, M. Referred Pain of Peripheral Nerve Origin: An Alternative to the Myofascial Pain Construct. In: *Clinical J Pain*. 1994. 10:243-251

79. Ramachandran, V.S., & Blakeslee, S. *Phantoms in the Brain: Probing the Mysteries of the Human Mind*. New York: Harper Perennial, 1999

80. Reitinger, A., Radner, H., Tilscher, H., et al. Morphologische Untersuchung an Triggerpunkten. In: *Manuelle Medizin*. 1996. 34:256-262

81. Romanes, G.J. (ed.) *Cunningham's Textbook of Anatomy, 11th edn*. London: Oxford University Press. 1972

82. Schaible, H. Peripheral and Central Mechanisms of Pain Generation. In: *Handbook Exp Pharmacol*. 2006. 177:3-28

83. Schleip, R. Fascial Plasticity: A New Neurobiological Explanation. In: *J Bodywork Movement Ther*. 2003. 7(1):11-19 and 7(2):104-116

84. Schultz, R., & Feitis, R. 1996. *The Endless Web - Fascial Anatomy & Physical Reality*. Berkeley, CA: North Atlantic Books. 1996

85. Shah, J., Phillips, T., Danoff, J., & Gerber, L. A Novel Microanalytical Technique for Assaying Soft Tissue Demonstrates Significant Quantitative Biochemical Differences in Three Clinically Distinct Groups: Normal, Latent and Active. In: *Archives Phys Med*. 2003. 84:9

86. Shah, J.P., Phillips, T.M., Danoff, J.V., & Gerber, L.H. An In Vivo Microanalytical Technique for Measuring the Local Biochemical Milieu of Human Skeletal Muscle. In: *J Appl Physiol*. 2005. 99(5):1977-1984

87. Shankland, W. *TMJ - Its Many Faces: Diagnosis of TMJ and Related Disorders, 2nd edn*. A N a D E M Inc. 1996

88. Sharkey, J. *The Concise Book of Neuromuscular Therapy: A Trigger Point Manual*. Chichester, UK / Berkeley, CA: Lotus Publishing / North Atlantic Books, 2008

89. Simons, D. Myofascial Pain Syndromes: Where Are We, Where Are We Going? In: *Arch Phys Med Rehabil*. 1988. 69: 207-212

90. Simons, D. Muscular Pain Syndromes. In: *Adv Pain Res Ther*. 1990. 17:1-41

91. Simons, D.G., Hong, C.-Z., & Simons, L.S. Endplate Potentials Are Common to Mid-fiber Myofascial Trigger Points. In: *Am J Phys Med Rehabil*. 2002. 81:212-222

92. Simons, D.G., Travell, J.G., & Simons, L.S. *Travell and Simons' Myofascial Pain and Dysfunction: The Trigger Point Manual, Vol. 1, 2nd ed*. Baltimore, MD: Lippincott Williams & Wilkins, 1998

93. Skelly, M., & Helm. A. *Alternative Treatments for Fibromyalgia & Chronic Fatigue Syndrome*. Alameda, CA: Hunter House, 1999

94. Skootsky, S.A., Jaeger. B., & Oye, R.K. Prevalence of Myofascial Pain in General Internal Medicine Practice. In: *West J. Med*. 1989. 151(2):157-160

95. Spaleholz, W. Hand Atlas of Human Anatomy, *Hand Atlas of Human Anatomy, Vols. II and III, 6th edn*.

London: J.B. Lippincott, (date unknown)

96. Starlanyl, D.J., & Copeland, M.E. *Fibromyalgia and Chronic Myofascial Pain: A Survival Manual, 2nd edn*. Oakland, CA: New Harbinger Publications, 2001

97. Starlanyl, D., & Sharkey, J. *Healing through Trigger Point Therapy: A Guide to Fibromyalgia, Myofascial Pain and Dysfunction*. Chichester, UK / Berkeley, CA: Lotus Publishing / North Atlantic Books, 2013

98. Teachey, W.S. Otolaryngic Myofascial Pain Syndromes. In: *Curr Pain Headache Rep*. 2004. 8(6):457-462

99. Thelen, M.D., Dauber, J.A., & Stoneman, P.D. The Clinical Efficacy of Kinesio Tape for Shoulder Pain: A Randomized, Double-Blinded, Clinical Trial. In: *J Orthopaed Sports Phys Ther*. 2008. 38(7):389-396

100. Travell, J.G., & Simons, D.G. *Myofascial Pain and Dysfunction: The Trigger Point Manual, Vol. 2*. Baltimore, MD: Lippincott Williams & Wilkins, 1992.

101. Waldrop, M.M. *Complexity: The Emerging Science at the Edge of Order and Chaos*. Englewood Cliffs, NJ: Simon & Schuster: Englewood Cliffs, 1992

102. Wang, F., & Audette, J. Electrophysiological Characteristics of the Local Twitch Response with Active Myofascial Pain of Neck Compared with a Control Group with Latent Trigger Points. In: *Am J Phys Med Rehabil*. 2000. 79:203

103. Weis, J.T., Niel-Asher, S., Latham, M., et al. A Pilot Randomised Placebo Controlled Trial of Physiotherapy and Osteopathic Treatment for Frozen Shoulder. In: *British J Rheumatol*. 2003. 42(Suppl. 1):146

104. Wilmore, J.H., & Costill, D.L. *Physiology of Sport and Exercise*. Champaign, IL: Human Kinetics, 1994

105. Zinc, J. The Posterior Axillary Folds - A Gateway for Osteopathic Treatment of the Upper Extremities. In: *Osteopathic Annals*. 1981. 9(3):81-88

106. Zohn, D., & Mennell, J.M. *Musculoskeletal Pain: Diagnosis and Physical Treatment, 2nd edn*. Baltimore, MD: Lippincott Williams & Wilkins, 1987